COMER BIEN PARA NO DEPRIMIRSE

GUILLAUME FOND

COMER BIEN PARA NO DEPRIMIRSE

La dieta de la microbiota para cuidar
tu salud mental

Traducción de Lara Cortés

Salud natural

DIANA

Obra editada en colaboración con Editorial Planeta – España

Título original: *Bien manger pour ne plus déprimer (Le régime microbiote pour la santé mentale)* de Dr. Guillaume Fond

© Odile Jacob, 2022
© de la traducción, Lara Cortés, 2024
Maquetación: Realización Planeta

© 2024, Editorial Planeta, S. A. – Barcelona, España

Derechos reservados

© 2025, Editorial Planeta Mexicana, S.A. de C.V.
Bajo el sello editorial DIANA M.R.
Avenida Presidente Masarik núm. 111,
Piso 2, Polanco V Sección, Miguel Hidalgo
C.P. 11560, Ciudad de México
www.planetadelibros.com.mx

Primera edición impresa en España: mayo de 2024
ISBN: 978-84-1119-150-0

Primera edición impresa en México: enero de 2025
ISBN: 978-607-39-2226-5

No se permite la reproducción total o parcial de este libro ni su incorporación a un sistema informático, ni su transmisión en cualquier forma o por cualquier medio, sea este electrónico, mecánico, por fotocopia, por grabación u otros métodos, sin el permiso previo y por escrito de los titulares del *copyright*.

La infracción de los derechos mencionados puede ser constitutiva de delito contra la propiedad intelectual (Arts. 229 y siguientes de la Ley Federal del Derecho de Autor y Arts. 424 y siguientes del Código Penal Federal).

Si necesita fotocopiar o escanear algún fragmento de esta obra diríjase al CeMPro (Centro Mexicano de Protección y Fomento de los Derechos de Autor, http://www.cempro.org.mx).

Impreso en los talleres de Corporación en Servicios
Integrales de Asesoría Profesional, S.A. de C.V.
Calle E # 6, Parque Industrial
Puebla 2000, C.P. 72225, Puebla, Pue.
Impreso y hecho en México / *Printed in Mexico*

ÍNDICE

Introducción. La microbiota no es ciencia ficción 15

Primera parte
LAS INTERACCIONES ENTRE LA MICROBIOTA, LOS INTESTINOS Y EL CEREBRO: UN SORPRENDENTE HALLAZGO

1. La microbiota: un nuevo continente por explorar 21
   El descubrimiento de la microbiota. 21
   La microbiota a lo largo de la evolución 27
   La microbiota a lo largo de la vida. 30
       El nacimiento y la primera infancia 30
       Obesidad, maternidad y microbiota 32
       La infancia y la adolescencia. 32
       Antibióticos y microbiota. 33
       Los efectos secundarios de los antibióticos en los niños (34)
       Diferencias entre sexos 37
       Los efectos de la menopausia sobre la microbiota (37)
2. Todo sobre el funcionamiento de la microbiota. 39
   Del nervio vago al alma 39
   La neurosinfonía del estrés 41

Las tres barreras intestinales 43
    Primera barrera: los jugos digestivos 44
    E. coli, una bacteria sobradamente conocida (44) – Un estafilococo beneficioso (44)
    Segunda barrera: mucosa y azúcares complejos 45
    El proceso de aparición de las enfermedades inflamatorias (45) – Intestinos y sistema inmunitario (45)
    Tercera barrera: la pared intestinal 46
El elixir de la vida que produce la microbiota.......... 47
    El butirato (48)
Microbiota y cerebro 50
    La barrera hematoencefálica (50)
La microbiota: ese *dealer* que nos proporciona
serotonina y endocannabinoides 51
    Serotonina, dopamina, lactobacilos y ansiedad (51)
3. Cuando la microbiota entona una triste canción 55
    La depresión: la pandemia del siglo XXI............. 55
    Las cifras de la depresión (55)
La salud mentestinal................................... 56
El azúcar y la grasa, mis enemigos 58
    Depresión y déficit de determinadas bacterias (58)
Microbiota y trastorno bipolar 59
Fuego en los intestinos: la microbiota inflamatoria....... 59
    Inflamación y estrés postraumático (61)

Segunda parte
COMER BIEN PARA SER FELICES Y POTENCIAR NUESTRA SALUD MENTAL

4. Cómo proteger tu microbiota...................... 67
    La dieta de la microbiota 67
    La aclamada dieta mediterránea (69)
¿Adiós a la aspirina? La dieta antiinflamatoria 70

Algunos sencillos consejos para poner en práctica
la dieta antiinflamatoria 72
Aumentar las proteínas: ¿cómo y cuánto? 73
La dieta rica en proteínas (74) – El caso específico de los atletas (75)
¿Quién le teme a las proteínas? 75
Aumentar las proteínas vegetales. 76
Productos ultraprocesados e inflamación 78
La cara oculta de los productos ultraprocesados (79)
Añadir prebióticos a nuestros platos 81
Prebióticos y alimentos integrales (81)
Alcohol, tabaco, microbiota e inflamación 82
Los efectos duraderos del alcohol sobre la microbiota (82)
Una aplicación para orientarse 84
5. Esas dietas de las que tanto se habla: ¿cuáles funcionan
y cuáles no? 85
La dieta cetogénica: ¿eficaz en caso de ansiedad
o depresión? 85
¿Dieta sin azúcares o dieta sin grasas? (86) – Dieta cetogénica y epilepsia (87) – La dieta cetogénica: nunca en caso de embarazo (88)
La dieta paleolítica: ¿la nueva moda del *Homo sapiens*? . . . 89
Tras la colina 90
La polivalente colina (91) – El huevo: una buena fuente de colina (92)
¿Los FODMAP nos vuelven más amables? 93
¿Dónde se esconden los FODMAP? (94) – Las frutas y verduras que contienen FODMAP (95) – La dificultad de evaluar los efectos de una dieta sin FODMAP (97)
¿Alguien dijo «gluten»? 98
Gluten, patologías neurológicas y depresión (100)
Ayuno intermitente, ayuno interminable. 102
El mecanismo del ayuno (103) – Los riesgos demostrados de ayunar durante demasiado tiempo (104) – Los efectos del

ayuno intermitente y de la restricción calórica sobre el riesgo de desarrollar enfermedades cardiovasculares (107) – Mecanismo del ayuno terapéutico y riesgos en caso de que no se aplique bajo supervisión médica (109)

Comer bien para moverse bien 111
Ejercicio físico moderado para reforzar la diversidad de la microbiota (112) – ¿Mejoran los probióticos la recuperación después de un ejercicio físico intenso? (113)

Comer bien para dormir bien 114
Tomar demasiada azúcar por la noche altera el sueño (115)

6. La importancia de la hidratación 117
Hidratación y salud mental 117
Hidratarnos para que nuestro cerebro funcione bien (117)
¿Qué es mejor, el agua de la llave o el agua embotellada? . 119
¿Agua de la llave enriquecida con litio? (120)
¿Es necesario filtrar el agua? 121
¿Refrescos o jugos? 121
¿Té o café? 122

Tercera parte
COMPLEMENTOS ALIMENTICIOS BENEFICIOSOS PARA LA MICROBIOTA Y EL CEREBRO

7. ¿Es necesario tomar complementos alimenticios? 125
¿Alimentación natural o complementos alimenticios? (126) – La utilidad de ciertos nutrientes para el tratamiento de los trastornos mentales (127)

8. Alfa y omega(-3) 129
Los omega-3: los grandes campeones de los complementos alimenticios 129
Para profundizar un poco más: las funciones de los omega-3 (129) – Los efectos positivos de los omega-3 de acuerdo con las autoridades sanitarias europeas (130) – Fuentes vegetales de omega-3 (131)

La eficacia de los omega-3 en el caso de la depresión..... 132
 Los beneficios de los omega-3 contra la depresión y la inflamación (133)

La eficacia de los omega-3 en el caso de los trastornos de ansiedad.................................. 133
 Omega-3 y trastornos de ansiedad (134)

La eficacia de los omega-3 en el caso de la agresividad.... 134

La eficacia de los omega-3 para el rendimiento cognitivo . 134

La eficacia de los omega-3 en el caso de los trastornos bipolares................................. 135

La eficacia de los omega-3 en el caso de las esquizofrenias 135
 Omega-3 y esquizofrenia (135)

La eficacia de los omega-3 en neurología 136

Omega-3 y embarazo................................ 136
 La importancia de los aceites ricos en EPA (136)

9. Vitaminas y minerales............................ 139

La vitamina D: ¿una cuestión de fe? 139
 El papel de la vitamina D en nuestro organismo (140) – Consumir alimentos ricos en vitamina D (142) – La vitamina D mejora la microbiota intestinal (142) – Vitamina D y depresión (144) – La vitamina D no previene la depresión (144)

¿Debemos tomar probióticos durante toda la vida?...... 145
 Los principios activos de los probióticos (146) – Por qué los probióticos no acaban de convencer (147)

¿Qué probióticos tomar en caso de depresión? 148
 Combinaciones de cepas de probióticos interesantes (148) – La función de los lactobacilos (150) – La etiqueta «psicobiótico» (151) – La acción de los prebióticos (152)

Aminoácidos para todo............................. 153

La N-acetilcisteína (NAC) 153
 ¿Qué es la N-acetilcisteína? (153) – Dosis de N-acetilcisteína recomendadas (154)

El caso del triptófano 155
 ¿Es útil el triptófano para el tratamiento de la depresión? (155)

Otros aminoácidos interesantes para el cerebro 157
Una pizca de folato. 158
   Los buenos resultados de la vitamina B9 (159)
¿Hongos para acelerar la psicoterapia?............... 160
Lo que sí funciona en caso de depresión 161
   Los resultados de los estudios sobre la suplementación para tratar la depresión (163)

Cuarta parte
ADOPTAR UN ESTILO DE VIDA ANTIINFLAMATORIO

10. Mantener un estilo de vida antiinflamatorio en el día a día 169
    El tiempo, el dinero y el estilo de vida antiinflamatorio ... 173
    «No tengo tiempo para comprar productos frescos» 175
    Una cuestión de presupuesto. 176
    Consejos para los estudiantes. 178
    Recomendaciones para los restauradores 179
11. Recomendaciones para los niños. 181
    Los estudios sobre la alimentación infantil (181) – El desarrollo cerebral durante los mil primeros días de vida (182) – Trastorno por déficit de atención, con o sin hiperactividad (183) – La alimentación más adecuada para el desarrollo del cerebro (183) – Estudios estadounidenses sobre los omega-3 para niños (185)
    ¿Lactancia materna o artificial? 186
       Lactancia y microbiota del bebé (187)
    Autismo y microbiota. 188
       La microbiota de los niños con trastornos del espectro autista (189) – Agentes contaminantes bajo sospecha (191) – El papel de la contaminación en el desarrollo de las enfermedades (191) – Los pesticidas y los disruptores endocrinos problemáticos (192)
    ¿Alguien dijo otra vez «gluten»? Sí, y caseína... 194

¿Una dieta sin gluten ni caseína para los niños con autismo? (194)
¿Es necesario administrar complementos alimenticios
a los niños con autismo? 196
    ¿Es necesario proporcionar suplementos de NAC a las personas con trastornos del espectro autista? (196) – Omega-3 y autismo (197) – Vitaminas con efectos beneficiosos para el autismo (198) – Efectos de la vitamina B12 sobre el autismo (199) – Efectos de los probióticos en el autismo (202) – Terapias para tratar la microbiota de los niños con TEA (202)
¿Es necesario administrar complementos alimenticios
para tratar la hiperactividad?............................. 204
    Los detalles de los estudios (205) – Dosis de omega-3 probadas en los estudios sobre el TDAH o el TDA (206) – Combinaciones de micronutrientes en el tratamiento del TDAH o el TDA (207)

12. Consejos para las personas mayores 209
    Alzhéimer y microbiota 209
        La oxidación de la microbiota: un proceso aún por explicar (210)
    Comer bien para envejecer bien 210
    ¿Es necesario tomar complementos alimenticios para evitar la demencia?... 212
        ¿Es necesario tomar vitamina B para prevenir el alzhéimer? (213) – Probióticos y alzhéimer (216)

Conclusión 219

Recomendaciones 223
Anexos 225
Notas.. 277

INTRODUCCIÓN

La microbiota no es ciencia ficción

En 2013, después de realizar varios estudios acerca del ayuno terapéutico y la toxoplasmosis, decidí lanzarme a trabajar sobre la microbiota* intestinal. Por aquel entonces empezaban a proliferar los descubrimientos en torno a la metagenómica, una nueva técnica que permite analizar la microbiota, aunque en ese momento todavía se aplicaba exclusivamente a los modelos animales. Cierto día en el que estaba contando estos hallazgos a mis compañeros, uno de ellos exclamó, incrédulo: «¡Pero eso es ciencia ficción!». Varios colegas malintencionados comenzaron entonces a burlarse de mí a escondidas: «¡Guillaume Fond quiere tratar la esquizofrenia* con aspirinas, yogures y espárragos!».

Es cierto que en mi época de estudiante de Medicina —entre 2000 y 2006—, el metabolismo de la microbiota intestinal y el del cerebro no aparecían en los planes de estudio. En nuestras clases apenas se nos hablaba de los efectos de los omega-3 y de los antioxidantes, y la mayoría de los médicos que conocí entonces consideraban los probióticos* como meros placebos. Solo oí mencionar la vitamina D en reumatología, cuando abordamos el tratamiento de la osteoporosis. No fue hasta 2012 —por aquella época yo era un joven médico, profesor e investiga-

---

* Todas las palabras que aparecen acompañadas de un asterisco se explican en el apartado «Anexos», a partir de la página 225.

dor universitario que había acabado su tesis hacía tan solo dos años— cuando empezó a surgir el interés por este ámbito desconocido.

Hoy en día sabemos que la microbiota no es ciencia ficción.

La microbiota intestinal humana constituye un conjunto de alrededor de un kilo de bacterias y otros gérmenes que recubren nuestros intestinos. Se trata del principal regulador de las interacciones entre nuestra alimentación y nuestro cuerpo. La comunidad científica admite ya que los microbios pueden influir en nuestra mente y en nuestra salud e incluso desencadenar múltiples enfermedades. Aún no se comprenden bien los mecanismos por los que actúan, y nuestra idea acerca del proceso completo que se pone en marcha cuando hay una dolencia sigue siendo ambigua, pero cada vez se tiene más claro que estos microbios son de una importancia crucial.

Hoy en día me llegan desde toda Francia —y a veces incluso también desde el extranjero— multitud de preguntas a las que quiero dar respuesta en este libro: «¿Existe una relación entre mi depresión y mi síndrome del intestino irritable?», «¿Los probióticos son adecuados en mi caso?», «¿Está la esquizofrenia ligada a la alergia al gluten?», «¿Deberían los niños autistas seguir una alimentación especial?», «Mi hijo es hiperactivo. ¿Es posible que su actitud esté relacionada con lo que come?», «Tengo miedo de desarrollar alzhéimer como mi madre. ¿Convendría que tomara complementos alimentarios para prevenirlo?».

En este libro expondré lo que la ciencia sabe hoy acerca de las relaciones que existen entre las bacterias de nuestros intestinos y nuestro cerebro y acerca del modo en que la alimentación puede influir en nuestro estado mental. Cualquier deportista es consciente de que elegir bien su dieta es fundamental para su rendimiento físico y para su nivel de concentración. Y la vida cotidiana no es sino una carrera de fondo, sobre todo en estos tiempos, en los que a menudo vamos a mil por hora.

Este libro está repleto de datos científicos. Un dato científico no debe entenderse como una verdad absoluta, grabada para siempre en mármol. De hecho, es precisamente por eso por lo que es científico: se puede refutar y evoluciona a medida que se hacen nuevos descubrimientos. Aquí presentaré una síntesis del conocimiento disponible en el momento en que escribo estas líneas. También explicaré mi praxis, porque periódicamente recibo mensajes de hombres y mujeres que quieren saber si conozco a algún psiquiatra que ejerza su profesión desde la misma perspectiva que yo y tenga su consultorio cerca de donde viven ellos (la respuesta, desgraciadamente, es «no»).

Espero que este manual, que aborda la psiconutrición, es decir, el estudio de la influencia de la alimentación y de los complementos alimenticios en la salud mental y el rendimiento cognitivo, sirva de referencia para todas aquellas personas que buscan información precisa acerca de trastornos concretos.

Algunas advertencias antes de empezar

Primum non nocere: seleccionar los alimentos de manera drástica y rígida puede desencadenar, especialmente en la infancia y en la adolescencia, trastornos de la conducta alimentaria y carencias graves.

Las afirmaciones que aparecen en este libro no son aplicables a determinadas patologías crónicas (hipertensión, diabetes, enfermedades renales...), en las que siempre será indispensable consultar a un médico antes de modificar la dieta.

La ansiedad y la depresión no dependen solo de la alimentación: también son importantes la actividad física, el sueño, la luz y unas interacciones sociales armoniosas.

No se deben abandonar los tratamientos conocidos como «convencionales», es decir, los psicotropos, como los antidepresivos o los antipsicóticos, que yo mismo enseño a recetar a mis estudiantes de la Facultad de Medicina: estos productos salvan cada día la vida de millones de personas y les evitan los ingresos hospitalarios.

En esta obra no abordaré la fitoterapia, que requeriría un volumen aparte.

El contenido de este libro se basa en las publicaciones científicas internacionales más recientes y de mayor calidad. No tengo ningún conflicto de intereses relacionado con los datos que expongo en esta obra.

Para facilitar la lectura, el contenido de carácter más divulgativo aparece en letra de tamaño normal, mientras que la información más técnica o pormenorizada —dirigida a aquellos lectores que quieren profundizar en el tema, sobre todo a los pacientes, las personas de su entorno y sus cuidadores— figura en letra de tamaño más pequeño.

Las definiciones de los términos se reúnen, en forma de anexo, al final de este libro.

PRIMERA PARTE

Las interacciones entre la microbiota, los intestinos y el cerebro: un sorprendente hallazgo

En esta primera parte del libro, que será un tanto técnica, descubriremos cómo interactúa la microbiota con nuestro organismo, en general, y con nuestro cerebro, en particular.

Los lectores que estén más interesados en las aplicaciones prácticas pueden ir directamente a la segunda parte u hojear rápidamente estas primeras páginas.

CAPÍTULO 1

La microbiota: un nuevo continente por explorar

El descubrimiento de la microbiota

Copérnico demostró que la Tierra no es el centro del universo, Darwin probó que el ser humano es pariente del mono y ahora nos estamos enterando de que nuestro cuerpo no es tal y como creíamos. Ese cuerpo limitado por la piel, en el que nos vemos a nosotros mismos como capitanes al frente de un navío, no existiría si se le aislara de su entorno. Sabemos que necesitamos agua y alimentos para vivir, igual que un coche necesita combustible para funcionar. Pero hoy sabemos también que las bacterias que habitan en nuestro interior y sobre la superficie de nuestra piel desempeñan un papel fundamental en los múltiples procesos que nos protegen.

El ser humano es un ecosistema simbiótico de límites cambiantes. El concepto de «yo-piel» —es decir, de un yo delimitado y contenido del mismo modo que la piel delimita y contiene al cuerpo— está estallando en mil pedazos. Todo es interdependiente y nada puede existir por separado. Este descubrimiento abre una brecha en las teorías higienistas del siglo XIX: después de habernos dedicado durante décadas a luchar contra los amenazantes gérmenes, ahora resulta que debemos cuidar de nuestros mejores aliados, es decir, de las bacterias y las levaduras que nos protegen y que dependen de nosotros. Estos gérmenes intestinales son lo que denominamos la «microbiota intestinal», un paquete de entre quinientos gramos y un kilo y medio que recubre la mayor parte de nuestra mucosa intestinal e interactúa constantemente con nuestro organismo.

Tras la secuenciación del genoma de nuestra especie en 2003, la humanidad se lanzó a secuenciar la microbiota intestinal entre 2007 y 2008. En aquel momento se pusieron en marcha dos proyectos simultáneos.

El primero era la iniciativa MetaHit, financiada por la Unión Europea y en la que se contó con la participación de científicos chinos, daneses, franceses, alemanes, italianos, neerlandeses, británicos y españoles. El primer estudio que se realizó en el marco de este proyecto consistió en el análisis de las microbiotas de 124 individuos de Dinamarca y España, con una comparación entre los obesos y los que presentaban un peso normal. En total, más de 576 000 millones de pares de bases de ADN, es decir, 3.3 millones de genes, lo que representa 150 veces el genoma humano.[1]

Entre esos genes, más de 500 000 se encuentran presentes en todas las personas, y el 40 % de ellos aparece en una de cada dos. Gracias a este proyecto, se identificaron 1 150 especies bacterianas hasta entonces desconocidas y 170 especies que viven en todos los individuos. Entre las 19 000 funciones halladas en los genes bacterianos, 6 000 figuran en todas las personas, por lo que constituyen la «microbiota funcional mínima» del ser humano.

El segundo proyecto era el Human Microbiome Project (Proyecto Microbiota Humana), que contaba con 170 millones de dólares de financiamiento de los National Institutes of Health (Institutos Nacionales de Salud de Estados Unidos, NIH por sus siglas en inglés). El objetivo en este caso era comprender el papel que desempeña la microbiota humana en la aparición y el mantenimiento de numerosas patologías, así como identificar los microorganismos que viven en asociación con los seres humanos. El proyecto incluía dos fases: en la primera se establecería qué es lo que se considera una microbiota sana, mientras que en la segunda se analizaría cómo es la microbiota en tres situaciones particulares (el embarazo y el nacimiento prematuro, las enfermedades inflamatorias intestinales crónicas y la prediabetes).

En aquella época, yo era médico residente. Un día, uno de mis jefes en el hospital me comentó: «¿Te das cuenta de que, a pesar de todo lo que se está moviendo en el mundo de la psiquiatría biológica ahora mismo, todavía hay psiquiatras que siguen dedicando su tiempo a discurrir sobre la forclusión del nombre del padre?». Se estaba refiriendo al psicoanálisis, un método que en la época en la que se creó resultó innovador, pero que en el transcurso del siglo XX se fue haciendo más y más rígido, se apoyó en teorías pseudocientíficas y contribuyó al atraso de la psiquiatría francesa en el terreno de la investigación (aunque es cierto que en los últimos diez años esta disciplina ha conseguido recuperar el tiempo perdido gracias a la neurociencia y a los avances en el conocimiento de la biología humana).

Por aquel entonces, mis pacientes o sus familiares me planteaban a diario preguntas a las que yo no sabía dar respuesta. «¿De dónde viene la esquizofrenia de mi hijo?», «¿Por qué ha engordado treinta kilos desde que empezó a seguir este tratamiento?», «¿Se curará algún día?», «¿Por qué no tiene ganas de nada?». La psiquiatría se había quedado muy atrasada. Por eso me prometí a mí mismo que, cada vez que se me brindara la oportunidad, participaría en la innovación y en los descubrimientos y contribuiría a modificar esa imagen de la película *Atrapado sin salida* que ha ensuciado el prestigio de esta especialidad médica durante décadas.

Tres años más tarde, el documental francés *Le mur* supuso una nueva mancha en la reputación del mundo de la psiquiatría infantil y del tratamiento del autismo* al mostrar a una serie de médicos que revelaban, con toda la tranquilidad del mundo, que no hacían nada por sus pacientes autistas menores de edad y sugerían que a quien había que tratar, en realidad, era a sus madres. Todo ello ya se había hecho constar en *El libro negro del psicoanálisis*, publicado en 2005, pero el documental sacudió las conciencias y provocó un cuestionamiento de las terapias que estaba ofreciendo el sistema de salud francés. Aquel fue uno de los motivos por los que decidí orientarme hacia la psiquiatría adulta: en ese contexto, tratar a niños me parecía excesivamente delicado, ya que la infancia es la base de todo, como veremos más adelante en este libro.

En 2011, un artículo de la revista *Nature* causó un enorme revuelo en la comunidad científica.[2] En él se hablaba de un estudio en el que se habían analizado 39 microbiotas de individuos procedentes de cuatro países (concretamente, de Francia, Dinamarca, Italia y España, cuyos análisis se cotejaron con los de varios participantes de Estados Unidos y Japón). Los investigadores identificaron entonces tres grandes tipos de microbiota, que denominaron «enterotipos», y descubrieron que esos tipos no dependían ni del continente del que era originario el participante ni tampoco de su peso, su edad o su sexo. Los científicos replicaron estos resultados en dos grupos de voluntarios más amplios y confirmaron que las microbiotas no variaban en un *continuum*, pero podían clasificarse en categorías muy diferenciadas.

Las cosas, sin embargo, no son tan sencillas: no basta con calcular el número de especies bacterianas que componen la microbiota, sino que también hay que determinar qué función cumple cada una de ellas. La microbiota intestinal es un ecosistema vivo y cualquier especie, incluso las que proporcionalmente son poco importantes, puede ejercer un impacto considerable en ella. Los autores del estudio identificaron doce genes de la microbiota cuya expresión se modula según la edad del huésped y tres cuya expresión cambia con el peso.

Por aquella época yo era médico, profesor e investigador universitario y dirigía un departamento de psiquiatría adulta. Cada semana moderaba una sesión en la que mis compañeros y yo repasábamos la prensa científica. En esos encuentros, comprobé que ninguno de mis colegas se había interesado por aquel descubrimiento. A menudo, las revoluciones de la ciencia son silenciosas.

En 2012, los investigadores de aquel equipo identificaron la microbiota humana y establecieron cuáles son sus variaciones normales. Sus resultados preliminares sugerían que existen ciertos genes bacterianos que son necesarios para nuestra supervivencia y que no siempre es la misma especie bacteriana la que se encarga de digerir las grasas.

Decidí entonces «irme a la capital» para incorporarme a un equipo de investigación de vanguardia. Necesitaba aprender más a través del contacto con otros investigadores, aunque eso me exigiera cambiar el sol del sur de Francia por el metro de París. Varios compañeros y amigos trataron de disuadirme, pero finalmente acepté un puesto de coordinador nacional de una red de centros especializados en la esquizofrenia y empecé a trabajar en el tema de la inflamación. Cada vez existía más interés por este ámbito, como demuestran dos documentales realizados en aquel momento: uno, sobre el ayuno terapéutico; el otro, sobre la relación entre la microbiota y diversos hallazgos médicos.

Me incorporé a un equipo que aspiraba a promover el acercamiento entre médicos y científicos de lo que se conoce como «investigación básica», es decir, los profesionales que trabajan con los ratones o los tubos de ensayo. Unos años más tarde, aquel grupo logró publicar varios artículos en revistas tan prestigiosas como *Nature*.

En Francia, el público en general tomó conciencia de la posible importancia de la microbiota intestinal en 2015, cuando se publicó la obra *La digestión es la cuestión*, que yo también leí (aunque mucho tiempo después), porque sentía curiosidad por saber cómo se podía escribir un libro a partir de los escasos descubrimientos que se habían publicado por aquel entonces. Descubrí, estupefacto, que en la obra se abordaban muchos ámbitos sobre los que yo estaba trabajando, como la inflamación y el parásito *Toxoplasma gondii*, cuyo funcionamiento llevaba cinco años estudiando. Me encantó constatar la velocidad con la que se difunden los nuevos hallazgos. Sin embargo, me di cuenta también de que el público en general estaba más interesado en el tema que mis propios compañeros. Hay que reconocer que los estudios de medicina no alientan a los alumnos a abrirse a lo nuevo y a ser curiosos, y eso es algo que intento corregir cuando les hablo a mis estudiantes del principio de serendipia.

En 2016 se puso en marcha una tercera iniciativa. El equipo GenomeAsia100K anunció el proyecto 100 000 Genomas Asiáticos, cuyo objetivo era secuenciar el genoma de 100 000 individuos procedentes de diecinueve países de Asia (30 000 voluntarios eran de la India) y también el de su microbiota. Se trataba de una respuesta al proyecto británico 100 000 Genomas, que David Cameron había anunciado en 2012, pero que no incluía ningún capítulo específico sobre la microbiota.

Aquel mismo año presenté en el Congreso Francés de Psiquiatría los estudios que demostraban la importancia de la microbiota para el tratamiento de las enfermedades mentales. Después de mi ponencia, una de mis compañeras se acercó a mí exclamando: «¡Guillaume! ¡Una paciente ingresada en mi hospital psiquiátrico me había hablado ya de la microbiota! ¡Y yo que pensaba que estaba delirando!».

Por aquel entonces, en algunos comités encargados de asignar financiación para la investigación se decía a menudo aquello de «¡Aquí están otra vez los de la microbiota!» o «¡Pero si ya se sabe de sobra que eso no funciona!»... Aquella actitud de negación me parecía inconcebible.

En 2018, la Unión Europea había financiado ya 216 proyectos —por un importe total de casi 500 millones de euros— encaminados a fomentar el análisis de la microbiota mediante una técnica denominada «metagenómica». En el marco del Horizonte 2020, los nuevos programas de trabajo de la Unión Europea en materia de salud y alimentación fueron aún más lejos, ya que aspiraban a ampliar el conocimiento acerca de la relación entre la microbiota, la nutrición y la salud y la enfermedad de los diversos huéspedes de los microbios, así como a encontrar nuevos campos de aplicación de este saber.

El objetivo de esos proyectos era intervenir a largo plazo en la salud y en las patologías a través de la microbiota y la alimentación. En el momento en el que escribo estas líneas ya se han identificado más de mil especies de bacterias y se han determinado sus efectos positivos y negativos sobre los organismos que las hospedan. Así pues, la investigación sobre la microbiota y la alimentación está dejando de ser un terreno marginal, aislado y despreciado para convertirse en un ámbito de esperanza, con un enorme potencial para el tratamiento y la curación.

> **En resumen**
>
> En la última década se han puesto en marcha varios proyectos internacionales que aspiran a explorar la microbiota intestinal y a descubrir cómo interacciona con el organismo. Ahora ha llegado el momento de aplicar estos nuevos datos al terreno de la salud mental con el fin de cuidar nuestra mente y prevenir sus trastornos.

La microbiota a lo largo de la evolución

Tenemos mucho que aprender de nuestro organismo. Hoy en día hay infinidad de pruebas de la eficacia de las intervenciones sobre la microbiota para el tratamiento de las enfermedades mentales, como constataremos en la segunda parte de este libro. Pero primero vamos a descubrir cómo funciona la microbiota intestinal y cuál es su relación con nuestro cerebro.

¿Cómo es posible que existan genes de la serotonina —la hormona del estado de ánimo, del apetito y del sueño— tanto en las bacterias de nuestros intestinos como en nuestro cerebro? ¿Es posible que las bacterias de nuestro tubo digestivo dieran a nuestros antepasados una mayor ventaja a la hora de desarrollar su sistema nervioso central?

La medicina evolutiva es una desconocida y apasionante rama de la medicina. Se ocupa de explicar las paradojas darwinianas, es decir, de determinar por qué siguen existiendo en nuestra especie ciertas enfermedades que limitan la reproducción, pese a que lo lógico sería que hubieran desaparecido bajo la presión de la selección natural. También trata de reconstruir la historia de la vida a través de las ramificaciones de la genética y de aspectos sorprendentes, como la microbiota que habita en nuestros intestinos.

Empecé a interesarme por la medicina evolutiva gracias a Michel Raymond, investigador en Montpellier, cuyo laboratorio estudiaba, entre otras cosas, las paradojas darwinianas que suponen la homosexualidad masculina y la menopausia. Y probablemente no es casualidad que su equipo analizara también las relaciones entre la alimentación y el éxito reproductivo. De hecho, consiguieron demostrar que las personas que consumen más azúcares refinados presentan un rostro más atractivo (aunque hay que tener en cuenta que estos azúcares también incrementan el riesgo de miopía entre las mujeres jóvenes y de demencia entre los individuos ancianos). El equipo también estudió cómo el cáncer puede modificar nuestra alimentación (sí, lo has leído bien: el cáncer puede transformar los hábitos alimentarios de su huésped). Pero volvamos ahora a los vínculos entre microbiota y cerebro.

La transferencia horizontal de genes es un proceso que ha moldeado la historia de la evolución desde los orígenes de la vida en el planeta Tierra. Consiste en un intercambio de material genético entre dos seres vivos. Se descubrió en Japón en los años cincuenta, aunque en Occidente se tardó más de diez años en admitir su existencia. Este tipo de transferencia es fundamental para las bacterias: por ejemplo, provoca resistencia a los antibióticos y se utiliza también para la terapia génica o la creación de los famosos organismos modificados genéticamente (OMG).

Varios estudios han evidenciado que entre los hongos parásitos y sus huéspedes —incluidos los moluscos, las plantas y los pulgones— se produce un traspaso de genes, que podría tener lugar a través de mecanismos aún muy desconocidos, como bacterias o virus gigantes (los mimivirus).

Una posible explicación de la estrecha relación que existe entre nuestros intestinos y nuestro cerebro es la siguiente:[3] las primeras células que, con el paso del tiempo, dieron lugar a los animales, los hongos y los vegetales incorporaban al principio determinadas enzimas de bacterias, que quizá son las antepasadas de nuestras mitocondrias (las fábricas de energía de nuestras células). Estas enzimas eran capaces de modificar los aminoácidos, que son el material básico de las proteínas y, por tanto, la estructura de los organismos. Así pues, nuestras células ancestrales habrían utilizado esos aminoácidos modificados como mensajeros.

Según algunas hipótesis evolucionistas, las transferencias se produjeron después de que se separaran la rama de los animales, por una parte, y la de los hongos, por otra. No en vano, la enzima que regula las fluctuaciones diarias de la síntesis de la melatonina (la hormona que induce el sueño) en los vertebrados se encuentra codificada también en los genomas de las levaduras y de diversas bacterias, pero, por lo que parece, no en los de las plantas, los gusanos o las moscas.[3] Esta enzima está presente, en formas muy variadas, entre las bacterias, lo que lleva a pensar que estas últimas podrían ser su fuente primigenia.

Las enzimas que sintetizan y degradan la serotonina, la dopamina (la hormona que facilita el despertar y nos proporciona energía) y la noradrenalina (la hormona que nos mantiene en estado de alerta) poseen secuencias de genes muy móviles en las bacterias, que se habrían podido transferir en varias ocasiones a lo largo de la evolución. Es posible que también la enzima implicada en el metabolismo de la dopamina y de la noradrenalina proceda de un conjunto de genes de bacterias. En cambio, la aparición de las enzimas que permiten la síntesis de la melatonina y de la adrenalina es más enigmática: podría deberse a verdaderas innovaciones que surgieron en los animales provistos de sistema nervioso.

Nuestras microbiotas siguen adaptándose al entorno en el que nos encontramos. Por ejemplo, las bacterias de las microbiotas de los japoneses poseen una capacidad única para digerir la pared de las algas, facultad que no aparece en otras poblaciones, lo cual lleva a pensar que la microbiota continúa su evolución incluso dentro de la humanidad.

En resumen

Las teorías evolucionistas proponen atractivos modelos para explicar cómo nuestro sistema nervioso central ha conseguido utilizar genes bacterianos para su propio desarrollo en el transcurso de la evolución, lo que podría ser el origen de las semejanzas y los estrechos vínculos que existen entre la microbiota y el cerebro.

La microbiota a lo largo de la vida

La relación entre la microbiota y el cerebro ha ido tomando forma en el transcurso de la evolución, pero ¿va cambiando también a lo largo de la vida de un individuo?

El nacimiento y la primera infancia

Todas las familias buscan información para saber cuál es la alimentación más adecuada para sus bebés. ¿Es preferible la lactancia natural? ¿Cuándo conviene proceder a dejar de amamantar? ¿Cómo se deben ir introduciendo los nuevos alimentos? Todas estas preguntas están directamente ligadas a la microbiota y a su evolución a lo largo de los mil primeros días de vida.

La relación entre la microbiota y el organismo va cambiando a lo largo de la vida: la microbiota y su huésped se modifican mutuamente desde el momento mismo del nacimiento. En el parto, los intestinos del bebé todavía son, en principio, estériles, aunque algunos datos muy provisionales y aún no confirmados sugieren que ciertas bacterias de la madre pueden pasar a través del cordón umbilical y también llegar al líquido amniótico del que se nutre periódicamente el feto. En los primeros días de vida del recién nacido se produce, de forma explosiva, la colonización de los intestinos.

La diversidad bacteriana y funcional aumenta rápidamente en los primeros años (para referirse a esta etapa se suele hablar de los «mil primeros días»). Hay muchos factores que influyen en la colonización bacteriana, como el nacimiento prematuro, el tipo de parto (por vía vaginal o por cesárea), las condiciones sanitarias del hospital y del domicilio familiar, el tipo de alimentación, el consumo de antibióticos o la presencia de hermanos o animales domésticos en el entorno del bebé. La microbiota se estabiliza hacia los dos o tres años de edad. Por su parte, en los dos primeros años de vida el cerebro pasa del 36 al 90 % del volumen total que alcanzará en el futuro.

Durante el embarazo, la microbiota vaginal de la madre experimenta una serie de modificaciones importantes, que pueden interpretarse como una preparación para la colonización del tracto intestinal del futuro recién nacido, que en el tercer trimestre será muy diferente de como era en el primero. En las mujeres embarazadas sanas, la diversidad y la riqueza de la microbiota vaginal se reducen para dar paso a un predominio de las especies de lactobacilos. La composición de la microbiota de la madre es importante y depende de su alimentación y de su estado de salud (por ejemplo, en caso de diabetes u obesidad presentará alteraciones).

Parece que los partos por cesárea limitan la riqueza y la diversidad bacterianas y reducen la presencia de lactobacilos y bifidobacterias, que se consideran bacterias sanas en los recién nacidos. Los bebés alumbrados por cesárea suelen adquirir sus bacterias intestinales a través de la piel de su madre y del entorno (por ejemplo, del personal del hospital o de otros miembros de la familia).

Durante un tiempo, los científicos pensaban que los lactantes que nacían de este modo tendían a desarrollar enfermedades inmunitarias en mayor medida que los paridos por vía vaginal, y que esa diferencia podría explicarse por su microbiota intestinal. Sin embargo, un estudio publicado en *Nature Medicine* ha puesto en tela de juicio esta hipótesis, ya que en él no se ha detectado diferencia alguna entre las microbiotas de los niños nacidos por cesárea y las de aquellos nacidos por vía vaginal.[4]

Otros dos estudios de ámbito nacional (uno sueco y otro británico) tampoco encontraron relación entre la cesárea y el autismo. Así pues, actualmente no existen motivos para recomendar la práctica de la siembra vaginal, que consiste en pasar por la nariz y el ano del recién nacido una gasa untada con el flujo vaginal de su madre. Por ahora no se ha demostrado que esta práctica sea eficaz, ni tampoco que sea inocua. De hecho, incluso podría transmitir enfermedades infecciosas, como las causadas por el estreptococo del grupo B, o enfermedades de transmisión sexual, como herpes, gonorrea o infección por clamidia.

Obesidad, maternidad y microbiota

La microbiota de los hijos de madres obesas presenta una menor cantidad y biodiversidad de bifidobacterias.[5] No en vano, la obesidad favorece la inflamación, la cual, a su vez, reduce la diversidad de la microbiota intestinal y podría incluso modificar la microbiota de la vagina y de la leche materna. La obesidad es también una de las patologías físicas que suelen asociarse con mayor frecuencia a enfermedades mentales como la depresión, el trastorno bipolar* y la esquizofrenia.

Además, se ha observado que existe una relación entre una alimentación rica en grasas por parte de las madres y una disminución de las bacterias del género *Bacteroides* en la microbiota de los niños lactantes de seis semanas de vida, lo cual podría tener efectos sobre su capacidad para extraer energía de los alimentos y sobre el desarrollo de su cerebro y su sistema inmunitario. De hecho, estas bacterias producen ácidos grasos de cadena corta, como el butirato, y estimulan la secreción de una citoquina antiinflamatoria, denominada IL-10.

En resumen

Nuestra microbiota se forma a lo largo de los mil primeros días de vida, un periodo crucial para la alimentación y el neurodesarrollo del bebé. La técnica de la siembra vaginal, que consiste en impregnar las vías respiratorias del recién nacido por cesárea con la microbiota vaginal de su madre, no ha demostrado ser eficaz y, de hecho, no se recomienda practicarla.

La infancia y la adolescencia

La diversidad de la microbiota intestinal va aumentando a lo largo de la primera infancia y se estabiliza a la edad de cinco años. Durante ese periodo se observa un aumento de determinadas bacterias (Firmicutes) y una disminución de otras (Bacteroidetes), sobre todo en el caso de las niñas, que presentan también una mayor colonización de lactobacilos y bifidobacterias. Esta particular colonización podría mejorar la disponibilidad de los nutrientes y las funciones de su barrera intestinal en esta fase temprana y crítica del desarrollo del cerebro, lo que explicaría que los trastornos del neurodesarrollo se den más entre los niños (como ocurre en el caso del autismo, que es cuatro veces más frecuente en ellos).

Durante la infancia, la composición de la microbiota se mantiene estable, pero es menos diversa que en la edad adulta. De hecho, la diversidad bacteriana y funcional de la microbiota no alcanza un nivel comparable al de los adultos hasta la edad de entre siete y doce años.

En resumen

Existen diferencias entre la microbiota de las niñas y la de los niños, que podrían explicar la diversa proporción que se observa en los trastornos del neurodesarrollo entre ambos sexos.

Antibióticos y microbiota

Fue Ernest Duchesne quien, a finales del siglo XIX, descubrió el primer antibiótico. En una época en la que un simple arañazo en la cara provocado por las espinas de una rosa podía desembocar en una septicemia mortal, este médico militar francés intuyó las posibles aplicaciones terapéuticas de sus hallazgos acerca del efecto antagonista de los mohos de *Penicillium glaucum* y las bacterias.

Sin embargo, habría que esperar treinta y dos años para que un doctor británico, especializado en medicina de laboratorio y farmacología, redescubriera la acción del *Penicillium*, aunque también hay que decir que en un principio su trabajo apenas tuvo eco en la comunidad científica: no fue hasta 1945 cuando la penicilina empezó a producirse en grandes cantidades y de manera estable, lo que permitió salvar millones de vidas en la última fase de la Segunda Guerra Mundial y también después de ella. En ese mismo año se concedió el Premio Nobel a Alexander Fleming.

Es importante recordar esta historia ahora que tanto se demonizan los antibióticos. Estos fármacos salvan vidas, aunque, por supuesto, hay que utilizarlos con precaución, porque hoy sabemos que al destruir bacterias podemos alterar nuestra valiosa microbiota y generar resistencias.

De hecho, el consumo de antibióticos da lugar, en determinadas circunstancias, a patologías infecciosas e impacta profundamente en la microbiota intestinal, sobre todo en el caso de los niños. Se ha demostrado que algunos de estos productos interfieren en el proceso de colonización y provocan cambios duraderos en la composición y en la actividad metabólica de la microbiota. En un estudio neozelandés, por ejemplo, se observó que el uso de antibióticos durante el primer año de vida (antibióticos administrados al bebé, y no a la madre) está ligado a un incremento de los problemas cognitivos y del índice de depresión en menores de hasta once años.[6]

Los efectos secundarios de los antibióticos en los niños

Se ha planteado la hipótesis de que el empleo de antibióticos en los niños conlleva, entre otras consecuencias, un aumento de la producción de protóxido de nitrógeno por parte de la bacteria *Pseudomonas aeruginosa*. Este gas es un contaminante atmosférico que podría alterar el desarrollo cerebral a través de la síntesis de péptidos opioides endógenos.

En los adultos, sin embargo, los antibióticos no parecen provocar el mismo efecto. La microbiota tiene la capacidad de regenerarse tras sufrir una agresión, del mismo modo que una herida se cicatriza: apenas seis semanas después de la exposición a antibióticos presenta ya una composición parecida a la original.[7] Sin embargo, puede conservar una cicatriz de esta lesión: es posible, de hecho, que algunas especies no vuelvan a aparecer.

Los investigadores aún no conocen muy bien los mecanismos por los que actúa esta resiliencia, pero cabe pensar que la resistencia de las bacterias a los antibióticos está relacionada con ella. Es probable que después de varias alteraciones o de una exposición a diversos factores, como el estrés, la ingesta de antibióticos, la contaminación, el consumo de alcohol o tabaco o una dieta con abundantes azúcares rápidos y grasas saturadas, el funcionamiento de la microbiota quede alterado.

¡Pero cuidado! Hay casos en los que los beneficios que aportan los antibióticos son superiores a los riesgos que entrañan. No se trata de oponerse sistemáticamente al uso de estos medicamentos. Por ejemplo, la minociclina es un antibiótico que puede mejorar los síntomas de la esquizofrenia.

Sin embargo, cada vez es más frecuente que, después de una intervención quirúrgica que requiere que el paciente siga un tratamiento de antibióticos, se le receten también probióticos o levaduras para que recupere rápidamente la riqueza de su microbiota intestinal y evite el riesgo de las enfermedades oportunistas.

Llegados a este punto, es importante diferenciar entre la diversidad taxonómica (la diversidad de las bacterias) y la diversidad funcional (la diversidad de las funciones que cumplen esas bacterias). De hecho, aunque en los niños solo están presentes alrededor de un 40% de las especies que existen en los adultos, las funciones que desempeñan esas especies equivalen al 90% de las que encontramos en las personas mayores de edad. Esto significa que no existe una «microbiota ideal» en la infancia, lo que explica que sea tan difícil establecer un estándar para las pruebas de laboratorio y los diagnósticos.

La composición de la microbiota de los menores es diferente de la de los adultos: cuenta con más especies que participan en la síntesis de vitaminas para el desarrollo, mientras que la microbiota adulta dispone de más funciones ligadas con la inflamación, la obesidad y el aumento de peso. La composición de la microbiota de los niños también depende del entorno: los lactantes que tienen hermanos mayores presentan una composición microbiana distinta de la de aquellos que no los tienen. De todas formas, los miembros de una familia muestran más semejanzas en sus microbiotas cutánea, oral e intestinal que las personas que no conviven entre sí.

Un estudio ha demostrado que los bebés cuyos padres limpian los chupones metiéndoselos en la boca y chupándolos ellos mismos sufren menos asma y menos eccemas y poseen una microbiota salival diferente de la de los hijos de padres que no recurren a esta técnica.[8]

Otro estudio realizado con más de trescientos niños en el marco del proyecto finlandés FinnBrain identificó en ellos tres tipos de microbiotas: *Bifidobacterium/Enterobacteriaceae, Bacteroides* y *V. dispar*.[9] Los menores del primer grupo presentaban mejores resultados a la hora de regular su temperamento. Además, en la investigación se constataron diferencias entre sexos en la relación entre microbiota y carácter. Por otra parte, las emociones positivas eran más frecuentes en aquellos niños cuya microbiota contaba con más cantidad de bifidobacterias y estreptococos. En cambio, cuanto menor era la diversidad de la microbiota, más aumentaban las emociones negativas.

La exposición repetida a traumas psíquicos también puede tener un impacto en la microbiota al llegar a la edad adulta. Por ejemplo, las mujeres embarazadas que han sufrido abusos o estrés crónico durante su infancia presentan más *Prevotella* que otras embarazadas.[10] Por tanto, la prevención de los abusos y otros tipos de maltrato en los niños es también fundamental para que dispongan de una buena microbiota en la edad adulta.

En resumen

Existen diferencias entre la microbiota de los niños y la de los adultos. La de estos últimos, de hecho, podría favorecer la inflamación, mientras que la de los primeros parece presentar una mayor sensibilidad frente a los antibióticos.

Diferencias entre sexos

Hay pocos estudios sobre las diferencias de microbiota que van apareciendo entre los sexos a lo largo de la adolescencia. Lo cierto es que tanto en hombres como en mujeres la diversidad va aumentando lentamente hasta la edad adulta, aunque en ellas se mantiene un poco por encima de la de ellos. De todas formas, los grandes estudios que se han llevado a cabo con la población en general no evidencian distinciones importantes en cuanto a la diversidad, la complejidad o la composición de la microbiota de personas adultas de ambos sexos.

La diversidad en los dos casos se mantiene constante hasta la edad de setenta años. Aun cuando el uso de anticonceptivos orales o la extirpación de los ovarios modifiquen la microbiota, en general esta sigue siendo estable a lo largo del ciclo menstrual en el caso de las mujeres sanas.

Los efectos de la menopausia sobre la microbiota

La menopausia es una verdadera revolución hormonal, que puede ir acompañada de sofocos y cambios en el estado de ánimo. ¿Es posible que estas molestias procedan de nuestra microbiota?

La verdad es que la menopausia provoca una reducción de las bacterias que producen ácidos grasos de cadena corta. No en vano, los géneros *Prevotella*, *Ruminococcus* y *Roseburia*, que fabrican estos ácidos grasos, dependen del sexo y de las hormonas. La terapia hormonal sustitutiva basada en estrógenos que se administra a algunas mujeres durante la menopausia aumenta la cantidad de lactobacilos en la vagina y protege así contra las infecciones. Algunos estudios, aún preliminares, han indicado que esta terapia también podría tener efectos en el estado de ánimo y la cognición.

En resumen

Se observan diferencias entre la microbiota de los niños y la de las niñas, aunque se van atenuando en la edad adulta. Más adelante, en la tercera edad, se producen modificaciones hormonales y una disminución progresiva de la diversidad de la microbiota. Estas diferencias podrían tener un peso fundamental en la aparición de determinados trastornos derivados de la microbiota.

CAPÍTULO 2

Todo sobre el funcionamiento de la microbiota

Del nervio vago al alma

Existen varios caminos que conectan la microbiota con el cerebro. ¿Qué vías toman las bacterias de nuestros intestinos para actuar sobre él?

La primera es la vía anatómica, la más evidente: la del nervio vago. El vago es el nervio más largo de nuestro organismo. Se trata de una extensa red que parte del cerebro y envuelve las vísceras, sobre todo el corazón, los pulmones y el intestino delgado (pero no el grueso). Su activación no depende de nuestra voluntad: es automática.

El nervio vago es el pacificador de nuestro organismo, el director de orquesta que indica que debemos ir *piano piano*. Se activa cuando nos encontramos en reposo, es decir, cuando nuestro organismo no está en alerta. Favorece la digestión y la movilidad de los intestinos, gracias a la cual los alimentos avanzan a lo largo de nuestro tubo digestivo. Por eso las personas que sufren estrés padecen en ocasiones estreñimiento o el fenómeno contrario: diarrea. Se debe a que sus intestinos se desajustan por la alteración del nervio vago. Entre mis pacientes suelo identificar a los que padecen ansiedad porque a menudo presentan trastornos digestivos.

El 80 % de la información del nervio vago circula desde los intestinos hacia el cerebro, donde se procesa de manera no consciente (por suerte para nosotros, porque así podemos concentrarnos en otras cosas). Esto significa que nuestro cerebro registra a cada instante nuestro estado interno y responde a él.

El mecanismo por el que las bacterias intestinales activan el nervio vago aún no está suficientemente estudiado. Por ahora se sabe que las fibras del nervio vago no están en contacto directo con la cavidad de los intestinos, sino que reciben el influjo de los compuestos que liberan las bacterias o bien de la interacción con las células locales productoras de hormonas. Estas células, que pueden secretar infinidad de moléculas activas cuando los intestinos se llenan de hidratos de carbono, proteínas o lípidos, se ubican en puntos de vigilancia clave para hacer saltar las alarmas en caso de un ataque al aparato digestivo, como ocurre, por ejemplo, cuando se sufre una gastroenteritis.

El nervio vago cuenta con receptores que le permiten reconocer un compuesto de la pared de las bacterias y se convierte en una señal cuando la barrera intestinal es objeto de una agresión.

Además, dispone de un sistema antiinflamatorio basado en el neurotransmisor acetilcolina, capaz de regular la permeabilidad intestinal y probablemente también de influir en la composición de la microbiota. El estrés inhibe la actividad del nervio vago, lo que altera la microbiota. Por eso puede acabar dando lugar a brotes de dolencias crónicas inflamatorias de los intestinos, como la enfermedad de Crohn.

En el cerebro, el nervio vago está indirectamente conectado con la corteza prefrontal, la parte de este órgano que se sitúa por encima de nuestros ojos y que es la última en madurar (de hecho, lo hace alrededor de los veintiún años). La corteza prefrontal está vinculada a numerosos trastornos psiquiátricos, ya que condiciona nuestra reacción ante el estrés, nuestra manera de percibir el mundo y también la aparición de emociones negativas. El nervio vago está conectado igualmente con el hipotálamo, una zona de control del «eje del estrés» (véase el capítulo siguiente, página 55).

La Food and Drug Administration (la agencia nacional estadounidense encargada de la regulación de los alimentos y los medicamentos) ha reconocido el papel fundamental que desempeña el nervio vago en este sentido, ya que ha autorizado su estimulación como tratamiento de la depresión en aquellos pacientes que no responden adecuadamente a los antidepresivos. La técnica en cuestión consiste en el uso de un neuroestimulador para activar las fibras del nervio vago, lo cual podría reducir los efectos del estrés. Este método ya ha dado resultados prometedores en varias patologías inflamatorias crónicas, como la enfermedad de Crohn o la poliartritis reumatoide.

Así pues, cabe pensar que, si se estimula la microbiota con una buena alimentación y, llegado el caso, con probióticos o incluso con un trasplante completo de microbiota, se podría estimular el nervio vago sin necesidad de recurrir a una carcasa externa, como se hace hoy en día en los hospitales* en el marco de este tratamiento. De ese modo se curarían ciertas depresiones resistentes que no responden a los antidepresivos convencionales.

En resumen

El nervio vago es una vía anatómica por la que circula información. El 80% de ella se mueve desde los intestinos hasta el cerebro. Aunque aún no se haya esclarecido por completo cuáles son los mecanismos exactos por los que se produce la interacción entre la microbiota y este nervio, es probable que el vago desempeñe una función importante en la comunicación intestinos-cerebro.

La neurosinfonía del estrés

Sabemos qué es el estrés y qué efectos produce en nuestro cuerpo: unos efectos a veces beneficiosos, pero también desagradables. Todos hemos sentido alguna vez que las manos se nos humedecen an-

---

* Esta carcasa se le implanta en el hospital al paciente, que después puede volver a su casa y solo tiene que regresar al centro hospitalario para las visitas de control.

tes de un examen o hemos sufrido palpitaciones antes de algún examen de ingreso a la universidad. Lo que conocemos peor es el mecanismo por el que se desencadena este fenómeno.

Desde el punto de vista cerebral, el eje del estrés conecta tres glándulas: el hipotálamo, la hipófisis (ambas situadas bajo el cerebro) y las glándulas suprarrenales (que, como su propio nombre indica, se encuentran por encima de los riñones). Cuando este sistema se activa, secreta cortisol, la hormona del estrés. No obstante, las respuestas frente al estrés no se circunscriben de forma exclusiva a este eje, sino que también accionan otros sistemas a los que se conoce con el poético término de la «neurosinfonía del estrés».

El cortisol se combina con la adrenalina y la noradrenalina con el fin de preparar al cuerpo para la defensa o la huida en caso de peligro. Se suele producir en ciclos de veinticuatro horas y alcanza su punto más elevado en la hora que sigue al despertar matutino. Pero además de esta producción básica, el cortisol también se secreta para responder ante estímulos estresantes, ya sean internos o externos, en picos que suelen ser breves.

El eje del estrés se desarrolla desde la gestación y concluye su maduración en los seis primeros meses de vida. En varias pruebas de laboratorio se ha conseguido demostrar que existen importantes variaciones en la respuesta al estrés de cada niño, dependiendo de su edad, de la naturaleza del estímulo y de su nivel de exposición al estrés durante el embarazo y la primera infancia. Hoy en día se da ya por sentado que el maltrato infantil puede alterar el desarrollo de este eje y dar lugar a trastornos psiquiátricos en la edad adulta, relacionados con una activación deficiente del eje en sí o con fallos en la regulación emocional, como el autismo, la depresión y la esquizofrenia.

Aunque tradicionalmente la ciencia se ha centrado sobre todo en el sentido descendente del eje del estrés (es decir, el que va del cerebro a los intestinos), en realidad, la comunicación cerebro-intestinal es bidireccional. Hace ya tiempo que se sabe que la exposición al estrés genera una activación de la corteza prefrontal que, en forma de cascada, libera y difunde cortisol en la sangre a través del par hipotálamo-

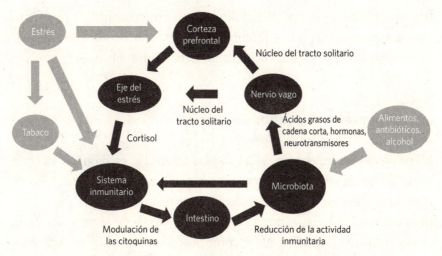

Figura 1. El circuito microbiota-intestinos-cerebro

hipófisis, lo que reduce la movilidad del colon y, en consecuencia, se traduce en un estancamiento y, por tanto, en una alteración de la microbiota.

En resumen

Existe una interacción bilateral entre los intestinos y el cerebro a través del eje del estrés. El cerebro puede provocar una liberación de hormonas del estrés, que aumentarán la permeabilidad intestinal, mientras que la microbiota interactúa con el sistema inmunitario modulando una serie de moléculas que tendrán un impacto sobre el cerebro. Comprender estos mecanismos constituye un reto determinante para la salud mental.

Las tres barreras intestinales

Nuestra microbiota desempeña un papel fundamental como «cortafuegos» en nuestra barrera intestinal, es decir, nos protege de los ataques de los agentes agresivos presentes en nuestra alimentación. Esta barrera constituye una entidad dinámica, formada por tres elementos cuya función es filtrar los alimentos para extraer de ellos la energía y los nutrientes que nuestro organismo necesita para funcionar.

Primera barrera: los jugos digestivos

La primera barrera consta de la bilis, los ácidos del estómago y del páncreas —que digieren las bacterias y sus productos— y las bacterias comensales, que secretan sustancias antimicrobianas. Nuestra microbiota puede destruir directamente los patógenos mediante la producción de endotoxinas. Es lo que se conoce como la «resistencia a la colonización».[1]

E. coli, una bacteria sobradamente conocida
E. coli, que se encuentra muy presente en nuestros intestinos, secreta, entre otras sustancias, una toxina que impide que otra bacteria parecida, aunque patógena (denominada «enterohemorrágica»), los colonice.

La resistencia a la colonización se da en todas nuestras mucosas. Uno de los ejemplos más conocidos es el de los lactobacilos de la mucosa vaginal, que, al reducir la acidez local, evitan que los patógenos proliferen.

Un estafilococo beneficioso
Staphylococcus epidermidis, que es un estafilococo muy abundante en nuestra piel, produce sustancias antimicrobianas que impiden que otro estafilococo, *Staphylococcus aureus*, forme una biopelícula dañina.

Así pues, una alteración de la primera barrera intestinal puede debilitar la resistencia a la colonización y provocar así una proliferación microbiana en el intestino delgado. Por ejemplo, si disminuye la acidez gástrica o pancreática, se facilita el crecimiento anómalo de bacterias en la zona. Esas bacterias comenzarán el proceso de fermentación, que en realidad debería tener lugar en el colon, y, en consecuencia, generarán hinchazón y, en ocasiones, diarrea o estreñimiento.

Segunda barrera: mucosa y azúcares complejos

La segunda barrera intestinal está formada por una barrera física que se compone de una capa de agua estancada, un conjunto de azúcares fijados a lípidos y una capa de moco. Entre este cortafuegos y la microbiota existe una zona «desmilitarizada» que nos permite convivir armoniosamente con nuestras bacterias. En ella también hay anticuerpos, encargados de impedir que los microorganismos se adhieran a la pared intestinal.

El proceso de aparición de las enfermedades inflamatorias

Esta segunda barrera, que es más gruesa en el colon que en el intestino delgado y presenta un tamaño similar al de las vellosidades intestinales, interactúa constantemente con nuestra microbiota. En condiciones patológicas, se produce un daño en el cortafuegos y en la zona desmilitarizada, lo que conlleva la aparición de enfermedades crónicas de los intestinos.

La microbiota es una verdadera maestra que instruye a nuestro sistema inmunitario acerca de la inmunotolerancia. Sus discípulos son tanto el sistema inmunitario innato (que es el que nos proporciona nuestras defensas básicas) como el adaptativo (que es el que nos protege frente a una infección en particular).

Intestinos y sistema inmunitario

El 70% de nuestras células inmunitarias se hallan en nuestros intestinos e interactúan con los microbios que se encuentran en ellos. La microbiota es capaz de modular el sistema inmunitario a través de la regulación de las citoquinas, unas pequeñas moléculas relacionadas con la inflamación, que son un producto de nuestro sistema inmunitario y que circulan por la sangre. Se trata de una especie de llaves mágicas que, cuando se introducen en las cerraduras apropiadas (los receptores), desencadenan o inhiben la inflamación.

Pero este papel inmunoestimulante de la microbiota no se da solo en el intestino: de hecho, tiene efectos sobre todo nuestro organismo. En un metaanálisis* publicado en 2015 en la revista *Cochrane*, que incluía doce ensayos controlados aleatorizados y 3 720 participantes, se concluyó que los probióticos (cápsulas que contienen cepas bacterianas) son más eficaces que el placebo a la hora de reducir las infecciones agudas de las vías aéreas altas (resfriados y bronquitis), la duración promedio de un episodio infeccioso, la necesidad de antibióticos y el absentismo escolar ligado a las bajas temperaturas.[2]

Otro metaanálisis ha confirmado la eficacia de los probióticos para el tratamiento de las gastroenteritis de origen vírico, lo que prueba que son capaces de estimular el sistema inmunitario.[3] También las bifidobacterias o la levadura *Saccharomyces boulardii* han demostrado su utilidad como protectoras de la barrera intestinal.

Los antiinflamatorios no esteroideos, como el ibuprofeno, pueden provocar patologías en los intestinos, ya que inhiben la secreción de moco. Además, los emulsionantes a base de ácidos grasos, que se encuentran en ciertos aditivos empleados en la industria agroalimentaria, como el E471, el E473 o el E475, pueden alterar la mucosidad, que en tal caso deja de cumplir su función de segunda barrera.[4]

Tercera barrera: la pared intestinal

La tercera barrera es la propia pared de los intestinos, cuyas células pueden defenderse por sí mismas en caso de agresión bacteriana. Estas células están unidas entre sí a través de diferentes tipos de conexiones, que, si se modifican, darán lugar a un incremento de la permeabilidad intestinal.

Pues bien, se ha observado que el nivel de gravedad de la depresión en adolescentes no tratados[4] y en adultos está relacionado con una mayor permeabilidad.[5] El embarazo, la actividad física que exige un esfuerzo prolongado de resistencia (como un maratón) y el estrés son otros factores que la incrementan.

Para reparar o fortalecer la barrera intestinal, lo primero que se recomienda es reintroducir los microbios intestinales a través de probióticos, retirar de la dieta los alimentos problemáticos (por ejemplo, el gluten, el azúcar y la leche) y sustituirlos por otros que irriten menos los intestinos (como los alimentos fermentados: el chucrut, el plato coreano *kimchi*, el yogur, el kéfir o los pepinillos encurtidos). A pesar de estas restricciones, es importante seguir manteniendo una dieta variada. Por último, también se puede recurrir a determinados complementos que ayudan a proteger o reparar la barrera intestinal, como la L-glutamina, el colecalciferol, el zinc y los ácidos grasos omega-3, que veremos en la tercera parte de este libro.

En resumen

Los intestinos nos protegen a través de tres barreras: los jugos digestivos, la mucosa intestinal –cuyo grosor es similar al de las vellosidades de esta región del organismo– y, por último, la propia pared de los intestinos. Hay diferentes fenómenos que pueden alterar estas tres barreras, como una dieta inflamatoria, el consumo de antibióticos, la absorción de emulsionantes alimentarios o ciertas patologías crónicas. Es necesario adaptar la alimentación de cada persona al nivel de vulnerabilidad de sus barreras para prevenir los trastornos.

El elixir de la vida que produce la microbiota

Ya estarás empezando a comprender la importancia de nuestra microbiota intestinal. Pero, aparte de lo que hemos visto, hay que saber también que estas bacterias secretan un elixir de la vida, denominado «ácidos grasos de cadena corta» (en inglés, *short chain fatty acids*, SCFA), unos productos de la fermentación de la microbiota a partir de la fibra alimentaria (que se encuentra en la lechuga, las verduras, las frutas y las legumbres). Por eso es tan importante incluir este componente en nuestra dieta.

Uno de esos ácidos, el butirato (del latín *butyrum*, «mantequilla»), es un combustible fundamental, que proporciona el 70% de la energía de las células del intestino grueso. De hecho, cuando estas células no tienen acceso al butirato, empiezan a devorarse entre ellas. Por eso, un déficit de butirato provoca una destrucción de la barrera intestinal. El butirato, además, protege frente al cáncer de colon, la cuarta causa de mortalidad por cáncer más frecuente en el mundo. Por otra parte, al igual que otros ácidos grasos de cadena corta, posee propiedades hipocolesterolemiantes, antidiarreicas y antiinflamatorias e interviene en la estimulación y la organización de las células inmunitarias del colon y en la termogénesis a través de las mitocondrias. Podría ser eficaz igualmente para tratar la diabetes tipo 2 y la obesidad, así como para favorecer la acción de la microbiota sobre el nervio vago que ya hemos visto (página 39).

El butirato

El butirato es un eficaz inhibidor de la histona desacetilasa. En los ratones ha demostrado efectos antidepresivos similares a tratamientos farmacológicos como el Prozac. Mantiene el ADN de una forma relajada que facilita la producción de neurotrofinas, una especie de abono para las neuronas, que las ayuda a sobrevivir y a multiplicarse.

En 2018 se publicó un estudio coreano que demostraba que existe una relación entre la diversidad de la microbiota y los rasgos de la personalidad: después de analizar las variables edad, sexo, índice de masa corporal e ingesta de nutrientes, se constató que las personas que presentaban índices más elevados de neuroticismo (es decir, una predisposición a la ira, la ansiedad y la depresión) disponían de más gammaproteobacterias, mientras que las que tenían menor nivel de conciencia contaban con más proteobacterias.[6] En cambio, el grupo con un mayor nivel de conciencia se caracterizaba por presentar un nivel más alto de determinadas bacterias productoras de butirato.

Entre los factores de crecimiento, en 1989 se identificó el *brain-derived neurotrophic factor* (BDNF) o factor neurotrófico derivado del cerebro, uno de los fertilizantes fundamentales para el crecimiento de las neuronas. Actúa sobre el hipocampo, la corteza y la parte basal del cerebro anterior, zonas cruciales para el aprendizaje, la memoria a largo plazo y la cognición. También se encuentra en numerosos tejidos, como los de la retina, los riñones, la próstata o los músculos esqueléticos, así como en las neuronas motoras y la saliva. Además, el BDNF inhibe las citoquinas inflamatorias y aumenta la síntesis de glutatión, un potente antioxidante del cerebro. Se ha observado que los ratones que presentan síntomas de estrés crónico expresan más BDNF que los ratones calificados de resilientes.

La microbiota contiene una serie de enzimas de las que nuestras células están desprovistas. Algunos de los productos de estas enzimas, como los indoles, permiten reducir el estrés oxidativo, una verdadera tempestad de electrones que deteriora nuestras células y acelera el envejecimiento. Estas moléculas también limitan la inflamación intestinal, mejoran las secreciones hormonales y protegen la barrera mucosa de los intestinos. Además, combaten la colonización por parte del hongo *Candida albicans*.

Una buena manera de fomentar la síntesis de butirato por parte de nuestra microbiota es añadir a nuestros platos almidones resistentes, unas cadenas de azúcares complejos que no podemos digerir porque carecemos de las enzimas necesarias para ello y que, en consecuencia, sirven de alimento para las bacterias de nuestro colon. Se encuentran en las papas crudas, que se deben consumir únicamente en pequeñas cantidades, y en los plátanos verdes, que se pueden batir para preparar un *smoothie* o espolvorear como condimento sobre otras recetas (aumentando poco a poco la dosis para evitar la aparición de gases y molestias digestivas, y sin superar nunca los 60 miligramos diarios). También podemos obtener almidones resistentes cociendo las papas y el arroz y, a continuación, enfriándolos. Para empezar a notar sus beneficios, hay que esperar entre dos y cuatro semanas... No hay más remedio que tener paciencia.

Microbiota y cerebro

Nuestra microbiota también podría desempeñar un papel importante en la protección de nuestro cerebro, contribuyendo a la integridad de su recubrimiento. A menudo se etiqueta a este órgano como un «santuario inmune» porque por él circula tan solo una cantidad muy limitada de células inmunitarias. Esta situación de «privilegio inmune» es posible gracias a la presencia de una barrera vascular especializada que limita el paso de las grandes moléculas y células de la sangre al cerebro.

La barrera hematoencefálica

La barrera hematoencefálica está formada por células endoteliales, que construyen una red de estrechas uniones entre las células.

Recientemente se ha descubierto que la microbiota intestinal actúa como reguladora de la integridad de esta barrera del cerebro en los fetos de ratones y también en los ratones adultos. De hecho, los ejemplares adultos que carecen de una microbiota intestinal normal presentan un recubrimiento del cerebro más permeable y una desorganización de dos tipos de uniones: las uniones estrechas y las claudinas.[5]

Sin embargo, es posible revertir esta permeabilidad inoculándoles la microbiota de otros ratones libres de agentes patógenos y también favoreciendo una monocolonización por parte de alguna bacteria que sintetice ácidos grasos de cadena corta (como el butirato, el acetato o el propionato). En cualquier caso, aún no se conocen bien los mecanismos por los que estos ácidos grasos mejoran la barrera del cerebro.

Lo cierto es que una parte de las personas que padecen trastornos mentales presentan una barrera hematoencefálica más permeable, por lo que la microbiota podría abrir las puertas a una terapia inédita que permita proteger mejor sus cerebros.

En resumen

La microbiota sintetiza ácidos grasos de cadena corta, metabolizados por el cerebro, que podrían desempeñar un papel crucial en el neurodesarrollo. Estos ácidos grasos, además, sirven de alimento para la pared del colon. Es posible que intervengan en las patologías intestinales que acaban dando lugar a dolencias crónicas inflamatorias y a ciertas enfermedades mentales.

La microbiota: ese *dealer* que nos proporciona serotonina y endocannabinoides

La fórmula del elixir de la vida que produce la microbiota no solo incluye ácidos grasos de cadena corta. También sintetiza una cantidad de hormonas y neurotransmisores tan elevada que existe toda una disciplina (la endocrinología microbiana) que se ocupa de estudiarlos.

Las pruebas del impacto de estas secreciones sobre su huésped se acumulan: los modelos animales han demostrado que la microbiota intestinal proporciona al cerebro serotonina, pero también dopamina, GABA, acetilcolina, noradrenalina y endocannabinoides; en definitiva, todos los neurotransmisores que permiten a nuestras neuronas comunicarse entre sí. Sin embargo, hasta ahora no se ha probado que ocurra lo mismo en los seres humanos. En cualquier caso, estos neurotransmisores controlan las emociones, las capacidades cognitivas y la movilidad intestinal, entre otros elementos.

Serotonina, dopamina, lactobacilos y ansiedad

La serotonina es una hormona cuyos niveles se reducen bastante en las depresiones, los trastornos de ansiedad y los problemas del sueño. Participa en la termorregulación, en la regulación de la agresividad, el dolor y los comportamientos alimentarios y sexuales y en el control de los movimientos. La serotonina de la madre tiene un gran peso en el desarrollo del embrión. Además, el 50% de los casos de muerte súbita del lactante se explican por un desequilibrio de esta hormona.

En el colon (al que no llega el nervio vago), las bacterias comensales producen metabolitos, que envían señales a las células enterocromafines del intestino grueso, que a su vez producen la serotonina que estimula el sistema nervioso intestinal. La dopamina, que constituye uno de los principales neurotransmisores implicados en los comportamientos guiados por la recompensa, es un precursor de la noradrenalina y de la adrenalina. Tradicionalmente, la noradrenalina se ha conocido por su papel en el despertar, la vigilia, el comportamiento, la memoria, el aprendizaje y la atención.

Existen varias especies de nuestra microbiota que producen dopamina y noradrenalina. De hecho, las bacterias del tubo digestivo no solo son capaces de fabricar neurotransmisores, sino también de responder a ellos. Un incremento de la dopamina o de la noradrenalina en esta región del organismo puede favorecer el crecimiento de agentes patógenos, facilitar la formación de biopelículas y aumentar su agresividad. Parece que la noradrenalina se utiliza como una molécula de señal entre las bacterias.

Los lactobacilos o *E. coli* de nuestra microbiota pueden sintetizar a partir del glutamato el ácido gamma-aminobutírico (GABA), un aminoácido de cuatro carbonos que se ha mantenido a lo largo de toda la evolución, desde las bacterias hasta los vertebrados. Se le considera el mensajero de la comunicación «entre reinos», es decir, entre las plantas, los hongos, las bacterias y los animales. Se encuentra presente en al menos el 30% de las sinapsis de nuestro cerebro y en todo el organismo de los insectos. Además, favorece el crecimiento de determinadas neuronas. Las plantas lo sintetizan en caso de estrés celular y es el inhibidor más potente de todos los que producen el cerebro humano, el cerebro del resto de los mamíferos y el de los pájaros. Sin embargo, el GABA no atraviesa la barrera que rodea el cerebro, así que no se puede obtener directamente de la alimentación o de la microbiota. Unos niveles anormalmente bajos de GABA constituyen un signo de ansiedad o depresión.

En 2011 se publicó un estudio que levantó un verdadero revuelo: en él se demostraba que el probiótico *Lactobacillus rhamnosus* podía modular el GABA en el cerebro de las ratas.[7] Esta misma cepa, tomada sola o junto con otros productos, probó su eficacia en varios ensayos controlados aleatorizados con pacientes que sufrían depresión.[8] A partir de las conclusiones de estos trabajos se podrían desarrollar nuevos tratamientos para la ansiedad y la depresión. Por otra parte, en 2016 se identificó por vez primera la bacteria intestinal KLE1738, que se alimenta exclusivamente del GABA que secreta nuestro cerebro.

En 2020, otro estudio llamó poderosamente la atención porque señalaba que una alteración de la microbiota provoca una alteración del metabolismo de los ácidos grasos poliinsaturados (los omega-3) y que, si se administra en ratones una determinada cepa de lactobacilos, es posible incrementar la cantidad de cannabinoides endógenos, lo que sirve para contrarrestar los efectos de un estrés crónico leve.[9]

La microbiota también puede influir en los niveles de otros neurotransmisores, principalmente la histamina, los gasotransmisores, los neuropéptidos y los esteroides. En los últimos veinte años se han multiplicado los hallazgos sobre las múltiples propiedades de la microbiota, que siguen sorprendiéndonos.

En resumen

La microbiota es capaz de sintetizar las moléculas del cerebro que resultan alteradas en los casos de enfermedad mental. Hoy en día aún no se ha demostrado que esas moléculas sintetizadas se puedan integrar directamente en el cerebro humano, pero sí se ha conseguido probarlo en otras especies animales.

En las siguientes páginas veremos qué es lo que ocurre en nuestros intestinos cuando sufrimos una depresión.

CAPÍTULO 3

Cuando la microbiota entona una triste canción

La depresión: la pandemia del siglo xxi

La Organización Mundial de la Salud (OMS) ha descrito la enfermedad de la depresión como una crisis mundial. Esta dolencia, que puede afectar tanto a jóvenes como a ancianos, es una de las más frecuentes y a menudo aparece acompañada de otras graves patologías. De acuerdo con la OMS, la depresión fue en 2004 la tercera causa de discapacidad y también la tercera fuente de los gastos por enfermedad, y se espera que para el año 2030 ocupe ya el primer puesto.

Las cifras de la depresión

Se calcula que en la actualidad unos 350 millones de personas en todo el mundo padecen esta enfermedad, lo que constituye un problema sanitario y económico de primer orden. En 2016, la diabetes tipo 2 era la primera fuente de invalidez, muy por delante de los accidentes isquémicos y hemorrágicos, de las cardiopatías hipertensivas, del alzhéimer, de los cánceres y del virus de inmunodeficiencia humana (VIH). Pues bien, la diabetes tipo 2 aumenta considerablemente el riesgo de desarrollar una depresión, y esta última es responsable a su vez de la pérdida, en todo el mundo, del 48.7% de los años de vida en buen estado de salud debido a los trastornos mentales y las drogodependencias. Esta cifra es una señal de alarma: los científicos deben ocuparse urgentemente de esta enfermedad planetaria no transmisible. La pandemia de la COVID-19 también provocó un incremento de los casos de depresión.

La depresión es una enfermedad heterogénea: en algunos pacientes se manifiesta a través del insomnio; en otros, a través de la somnolencia; algunos afectados sienten cansancio; otros, tensión; algunos padecen un profundo sufrimiento psíquico y otros descubren que sus emociones se anestesian por completo y pierden su capacidad para experimentar placer. En una medicina de precisión, es posible que para mejorar el tratamiento de la depresión sea necesario diferenciar entre subgrupos más concretos. No en vano, la definición actual de la depresión que da el *DSM-5* (el manual diagnóstico y estadístico estadounidense más reciente de las enfermedades mentales) engloba 1 500 combinaciones de síntomas que pueden servir de base para el diagnóstico de esta enfermedad. Por otra parte, solo el 74% de las depresiones responden a los tratamientos que se recomiendan hoy en día para abordar esta patología.

Este elevado índice de falta de respuesta y de recaída se explica probablemente por el hecho de que los fármacos actuales se basan de manera prioritaria en la hipótesis monoaminérgica, según la cual la depresión se debe básicamente a un déficit de tres neurotransmisores en el cerebro: la serotonina, la noradrenalina y la dopamina. Casi todos los antidepresivos que existen en la actualidad se centran en resolver las carencias de serotonina y algunos de ellos se ocupan de la noradrenalina e, indirectamente, de la dopamina, pero sin dirigirse al origen de este déficit. Es posible que esa sea la razón de los elevados niveles de recaída y de la cronificación de la enfermedad.

La salud mentestinal

Doce millones de franceses padecen el síndrome del intestino irritable, veintiocho millones sufren trastornos digestivos y un 10% presentan depresión grave. En vista de la situación, en mi equipo decidimos hacer un metaanálisis de todos los estudios mundiales que existen acerca de la ansiedad, la depresión y los trastornos intestinales. Sus conclusiones son incontestables. En 2014 conseguimos demostrar que existe una relación entre los problemas intestinales y el incremento de la ansiedad y la depresión, relación que otros investigadores confirmaron también en 2019.[1]

La depresión y los trastornos intestinales se están extendiendo por todo el mundo en proporciones epidémicas, al mismo tiempo que también crecen la obesidad, la diabetes, el cáncer y los problemas del neurodesarrollo. En la mayoría de los casos, estas dolencias se tratan administrando a los pacientes moléculas con las que se pretende corregir sus disfunciones, pero rara vez se busca identificar y prevenir las causas.

Hace casi treinta años se puso en evidencia por primera vez la importancia de los factores prenatales en el origen del desarrollo de las enfermedades en la edad adulta. Los primeros estudios se llevaron a cabo en el marco de grandes proyectos cardiológicos y mostraron que el bajo peso al nacer constituía un factor de riesgo para la aparición de patologías cardiacas e isquemia en los adultos. Este concepto se amplió después con el análisis de lo que ocurría tras el nacimiento. Hoy en día se sabe ya que la interacción entre la genética y el entorno es fundamental para explicar la salud y la enfermedad, incluidas las dolencias mentales como la depresión y la esquizofrenia. A esta interacción crucial se añade ahora otro factor de peso: la microbiota intestinal.

Una de las pruebas más ilustrativas del papel que desempeña la microbiota en la salud mental es la aparición, en los animales estudiados, de una serie de síntomas relacionados con una enfermedad psiquiátrica después de que se les inocule la microbiota de un ser humano afectado por esa patología. Es lo que se ha demostrado en el caso de la depresión, la esquizofrenia o la ansiedad asociada al síndrome del intestino irritable, así como en el autismo y el párkinson.

El azúcar y la grasa, mis enemigos

Hoy en día son muchos los elementos que indican que las personas afectadas por trastornos mentales suelen presentar un consumo excesivo de materias grasas y de alimentos con un alto contenido en azúcar y que su dieta tiene un aporte nutricional insuficiente cuando se le compara con la de la población general.

En la actualidad existe ya un amplio consenso acerca de la importancia de la alimentación para la salud física y se conoce el evidente impacto que tienen los factores de riesgo alimentarios sobre las enfermedades cardiovasculares, el cáncer y la mortalidad prematura. Lo que se ha descubierto hace poco —aunque en la actualidad se trata ya de una idea aceptada— es que la dieta también tiene efectos sobre nuestro bienestar y nuestra salud mental.

La relación entre una mala alimentación y una enfermedad mental se mantiene, incluso cuando se tienen en cuenta otros factores como el aislamiento social o la obesidad, y no se debe a una causalidad inversa, es decir, al hecho de que la enfermedad mental provoque trastornos alimentarios específicos. Aun cuando los efectos secundarios metabólicos y hormonales de los medicamentos psicotropos puedan afectar el consumo de alimentos, lo cierto es que los trastornos nutricionales existen antes del inicio de estos tratamientos.

Por ejemplo, en el caso de la depresión, una dieta incorrecta precede a la aparición de la enfermedad y actúa como factor de riesgo de esta patología mental. En los trastornos psicóticos también se han detectado déficits nutricionales en los pacientes antes de que comenzaran a tomar la medicación correspondiente.

Depresión y déficit de determinadas bacterias

Recientemente se han publicado una serie de estudios que indican que los pacientes que padecen depresión presentan microbiotas menos abundantes y diversas que las personas con una buena salud mental.[2] En general, la microbiota de los adultos sanos se compone en un 90% de los filos Bacteroidetes y Firmicutes. Las investigaciones con enfermos de depresión y modelos animales han revelado alteraciones en la cantidad de varias especies de estos grupos, así como en la de Proteobacteria y Actinobacteria.[3]

Microbiota y trastorno bipolar

Aún no disponemos de datos específicos sobre el trastorno bipolar, pero en estos momentos hay varios estudios en marcha sobre este tema. Algunas investigaciones preliminares han señalado diferencias entre las microbiotas de los pacientes con depresión bipolar y los pacientes con depresión unipolar (es decir, no bipolar),[4,5] así como un incremento de la permeabilidad intestinal en el caso de las personas afectadas por la patología bipolar.[6]

En resumen

Las personas deprimidas presentan alteraciones en su microbiota parecidas a las de ciertas patologías intestinales que incrementan el riesgo de desarrollar un cuadro depresivo. Centrarse en estas alteraciones podría ayudar a mejorar el estado de los afectados por determinadas depresiones.

Fuego en los intestinos: la microbiota inflamatoria

Las alteraciones de la microbiota que vimos en el capítulo anterior provocan una inflamación en la sangre, que es la primera línea de defensa de nuestro sistema inmunitario frente a los agentes externos. Esa inflamación puede tener consecuencias en la salud mental: este es uno de los resultados más importantes que ha obtenido en los últimos veinte años la investigación en el terreno de la psiquiatría.

Todo comenzó al comprobar que el interferón —un tratamiento para la hepatitis— podía desencadenar depresión en más de la mitad de los pacientes. La prueba experimental con humanos para determinar el papel de la inflamación como desencadenante de la depresión provocó una explosión en un nuevo campo de investigación, denominado «inmunopsiquiatría».

Las personas deprimidas presentan niveles más elevados de marcadores de inflamación en la sangre. Los procesos inflamatorios pueden dar lugar a un «comportamiento de enfermedad», es decir, a una respuesta adaptativa que incluye pérdida de apetito, fatiga y limitación de la vida social, estos elementos que se parecen mucho a los síntomas característicos de la depresión. Así pues, ciertas depresiones podrían ser, en realidad, inflamaciones ocultas. Por eso, todos los pacientes deprimidos deberían hacerse unos análisis que permitan determinar su grado de inflamación.

La inflamación incluso podría desempeñar un importante papel socioemocional al modificar nuestra sensibilidad hacia las demás personas, en concreto nuestra capacidad para sentir emociones cuando vemos la fotografía de un ser querido ausente, por ejemplo, o nuestra capacidad para sentirnos agredidos ante un rostro que expresa emociones negativas. Un estudio de laboratorio ha demostrado que, si se inyecta a una persona una determinada toxina bacteriana, se genera una inflamación en la sangre que, a su vez, origina una sensación de desconexión social y acaba desembocando en depresión.

Aun cuando pueda parecernos sorprendente que la actividad del sistema inmunitario afecte a nuestra sensibilidad hacia los demás, esta improbable combinación podría constituir, en realidad, una ventaja para nuestra supervivencia. No en vano, cuando un organismo se encuentra en un estado «enfermo», se halla en una posición de vulnerabilidad única. Así, en el caso de los seres humanos y de las demás especies sociales, la inflamación puede llevar al individuo a evitar a los seres extraños (a los que percibe como una posible amenaza) y a acercarse a los seres queridos, capaces de proporcionarle cuidados y apoyo. Por tanto, las personas que sufren una inflamación tienden a aislarse socialmente, aunque siguen reaccionando de manera intensa frente a cualquier mala noticia que afecte a la gente de su entorno cercano. En todas las familias hay una tía que sufre de poliartritis y que cada Nochebuena se queja de que las cosas nunca están como deberían y de que nadie le presta atención... Los pacientes con esquizofrenia —uno de cuyos principales síntomas es el repliegue sobre sí mismos y la manía persecutoria, es decir, la paranoia— también presentan trastornos relacionados con la inflamación.

En el estudio señalado hay un aspecto particularmente interesante: los participantes que se expusieron a un agente inflamatorio mostraron una mayor vulnerabilidad específica ante los estímulos sociales amenazantes (como las caras que expresan ira), pero no ante otros estímulos peligrosos, aunque no sociales (como las imágenes de serpientes). También manifestaban mayor deseo de estar junto a sus seres queridos y mostraban una activación neuronal más marcada cuando veían fotografías de sus allegados. En cambio, eran menos sensibles a otros estímulos positivos de carácter no social, como el dinero.

En estos individuos, la inflamación producía exactamente lo mismo que encontramos en las personas que padecen soledad. De hecho, estar solo va unido a una mayor inflamación y a una sensibilidad acrecentada frente a las experiencias sociales negativas. Las personas que se encuentran en situación de soledad, igual que los participantes del estudio a los que se expuso a una endotoxina, reaccionan de una manera más intensa cuando ven imágenes de sus seres queridos. Quienes sufren una inflamación tienden a aislarse socialmente. Este mecanismo podría constituir una ventaja selectiva desde el punto de vista evolutivo, ya que a menudo la inflamación es el signo de una infección, por lo que el aislamiento del individuo afectado permitiría limitar el riesgo de que contamine a sus semejantes.

Inflamación y estrés postraumático

Los ratones sensibles al estrés presentan respuestas inflamatorias exacerbadas, en las que los linfocitos liberan mayores dosis de IL-6, una citoquina inflamatoria que también aumenta en caso de esquizofrenia.

Del mismo modo, se ha observado que los veteranos de guerra de la Navy que presentaban un mayor riesgo de desarrollar un síndrome de estrés postraumático eran precisamente aquellos cuyos niveles de inflamación eran mayores, y algo similar ocurre con los antiguos combatientes de la guerra de Bosnia.

La hipótesis, por tanto, es que el síndrome de estrés postraumático es el reflejo psíquico de una respuesta inflamatoria que se autosostiene. De forma paradójica, los pacientes que presentan este síndrome muestran niveles anormalmente bajos de cortisol, la hormona del estrés, lo cual indica que en su caso el eje del estrés está desajustado. Un metaanálisis publicado en 2015 también reveló la existencia de un estado inflamatorio en las personas que sufrieron traumas en su infancia.[7]

Así pues, estos resultados deben llevarnos a considerar las consecuencias de la inflamación sobre la salud mental en el caso de aquellas personas que sufren una enfermedad inflamatoria crónica o que presentan riesgo de soledad y depresión. La patología influye negativamente en las relaciones sociales, aunque aún está por determinar qué papel preciso desempeña la microbiota en este proceso.

En mi caso, lo que hago sistemáticamente cuando solicito un análisis de sangre para un paciente es pedir también que se mida su nivel de proteína C reactiva ultrasensible, que se suele utilizar para detectar inflamaciones silenciosas (conocidas como «inflamaciones periféricas de bajo grado»). Un nivel igual o superior a 1 miligramo por litro indica que existe una inflamación, porque esta proteína suele ser indetectable en la sangre. Este análisis debería practicarse de manera protocolaria a cualquier persona que padezca un trastorno mental.

De entrada, no suelo tratar a estas personas con antiinflamatorios no esteroideos, sino con omega-3 y vitamina D, acompañados de un cambio en los hábitos alimentarios y en la actividad física, así como de intervenciones más específicas sobre la microbiota. En las siguientes páginas veremos a detalle todas estas medidas.

En resumen

Las alteraciones de la microbiota generan una inflamación que provoca sufrimiento en el cerebro y en otros órganos. Estas alteraciones biológicas desencadenan trastornos mentales, que pueden adoptar la forma de una depresión o de una ansiedad crónicas.

SEGUNDA PARTE

Comer bien para ser felices y potenciar nuestra salud mental

¿En qué medida lo que ponemos en nuestros platos influye en las bacterias de nuestros intestinos y en todo nuestro organismo? Eso es lo que te propongo que descubramos en esta segunda parte, que se centrará específicamente en el cerebro.

He optado por empezar facilitando los datos más sólidos y confirmados con los que contamos en la actualidad (sobre la dieta mediterránea y la dieta antiinflamatoria), para pasar después a abordar una serie de temas polémicos, relacionados con diferentes estilos de alimentación cuyos efectos sobre la salud mental demostrados (o no) me gustaría repasar. Es importante que recuerdes en todo momento que las conclusiones que voy a exponer aquí podrían ir cambiando con el tiempo, en función de los datos científicos que se publiquen en el futuro.

CAPÍTULO 4

Cómo proteger tu microbiota

La dieta de la microbiota

¡Oh, no! ¡Otra dieta! ¡Siempre igual! Sí, es verdad: cada dos años se pone de moda un nuevo régimen, que permite vender muchos libros de cocina a principios del verano y de las vacaciones en la playa. Algunos de ellos incluso reciben críticas porque se les considera peligrosos para la salud.

En esta obra te voy a presentar dos propuestas parecidas entre sí cuyos efectos positivos sobre el estado de ánimo están demostrados. Se trata de la dieta mediterránea y de la dieta antiinflamatoria. No son regímenes de moda. Todo lo contrario: están ratificados por milenios de práctica, pero también por la información científica más reciente. Por cierto, hoy ya no se habla tanto de «dietas» como de «alimentación terapéutica». En fin, después de esto, no podrás decir eso de «¡Es que ya no se puede comer nada!».

¿Cómo es exactamente la dieta mediterránea? Muy sencillo: basta con que te imagines unas vacaciones de ensueño en Sicilia o en Creta. Sentirás el aroma del pescado fresco a la parrilla; de una exquisita ensalada de jitomate y *mozzarella* o de jitomate y queso feta aliñada con aceite de oliva; de un pisto casero y de una porción de nueces como aperitivo... Todo ello regado con una copa de vino tinto. Y, de postre, duraznos, chabacanos o uvas. El cerebro se siente como en una fiesta, y toda esta alegría pasa por el estómago. La *dolce vita* es lo opuesto a la *fast food* estadounidense.

En 2013 aún no se contaba con suficientes datos científicos para evaluar correctamente el impacto de la alimentación sobre el estado de ánimo.[1] Sin embargo, en 2014 un metaanálisis consiguió demostrar que el consumo de fruta, verdura, cereales integrales y pescado está relacionado con un menor riesgo de sufrir depresión, y otro metaanálisis más reciente confirma este efecto en el caso de la verdura y la fruta.[2] Desde entonces, la literatura científica sobre este tema ha ido aumentando. Hoy en día se da por sentado que una dieta rica en fruta y verdura aumenta el bienestar y mejora la salud mental.[3]

Un metaanálisis sobre veintiún estudios procedentes de diez países, publicado en 2017, confirmó que una dieta basada en grandes cantidades de fruta, verdura, cereales integrales, pescado, aceite de oliva y productos lácteos de bajo contenido en grasas y con antioxidantes, unida a un escaso consumo de alimentos de origen animal, se asocia a una reducción del riesgo de padecer depresión.[4]

Al año siguiente, un metaanálisis francés sobre más de cincuenta estudios, publicado en la prestigiosa revista *Molecular Psychiatry*, concluyó que existen dos tipos de dietas que han demostrado su eficacia en la prevención y el tratamiento de los cuadros ansioso-depresivos: la dieta mediterránea y la dieta antiinflamatoria.[5] He decidido agrupar estos dos grandes éxitos de la psiconutrición porque se parecen entre sí y comparten una serie de principios.

La dieta mediterránea consiste en dar prioridad a las verduras y hortalizas de temporada, a la fruta fresca y a las nueces (específicamente), así como en consumir pequeñas cantidades de carne, pescado y productos lácteos, combinados con abundantes ensaladas y verduras crudas (que contienen prebióticos,* como veremos en el siguiente capítulo). Además, se cocina fundamentalmente con aceite de oliva. Esta alimentación se popularizó tras la presentación del estudio sobre las «zonas azules», es decir, sobre los lugares del planeta en los que la esperanza de vida es mayor. Entre ellos, algunas áreas mediterráneas (como Grecia, Creta, Sicilia o España) presentaban proporciones récord de población centenaria, lo cual se ha atribuido en buena medida a la alimentación, pero también a las relaciones sociales, a las horas de sueño y a la actividad física, que siguen siendo importantes factores para la longevidad.

Otro metaanálisis publicado recientemente concluye que el consumo de verdura y fruta puede curar realmente la depresión.[6]

La aclamada dieta mediterránea

En 2020, la revista *U.S. News & World Report* colocó por tercera vez esta dieta en el primer puesto de su lista de cuarenta y un regímenes, empatada con la alimentación DASH (un régimen muy parecido que, además, pone el acento en la reducción de la sal para prevenir la hipertensión arterial) y justo adelante de la alimentación flexitariana (una dieta mayoritariamente vegetariana, aunque con un consumo ocasional o excepcional de carne). Cabe destacar que entre los criterios que se siguieron para esta clasificación se encontraban la eficacia de cada dieta a la hora de perder peso, la facilidad para seguirla o su capacidad para prevenir las enfermedades cardiovasculares y la diabetes. Sin embargo, no se contempló ningún criterio relacionado con la salud mental o con el funcionamiento del cerebro. Una pena, sin duda alguna.

Dos ensayos clínicos aleatorizados publicados en 2018 y en 2019 demostraron que la dieta mediterránea es una buena herramienta para combatir la depresión. En el primero de ellos se probó que este tipo de alimentación, combinada con el consumo de productos lácteos, logró mejorar, en tan solo ocho semanas, la función cognitiva y el bienestar mental en varios individuos con riesgo de demencia (Wade *et al.*, 2018). En el estudio HELFIMED, realizado en Australia, se organizaron talleres de cocina mediterránea durante tres meses y se proporcionó a los participantes un complemento de aceite de pescado.[7] El resultado: en los voluntarios afectados por depresión grave, los síntomas de la enfermedad se redujeron y la calidad de vida mejoró.

También se ha demostrado (en nueve estudios observacionales) que el consumo de pescado reduce en un 17 % el riesgo de desarrollar un tumor cerebral, con una disminución de un 5 % por cada 100 gramos de pescado consumidos al día.[8] No obstante, es necesario encontrar el equilibrio con respecto al riesgo sanitario que supone la contaminación de los peces con metilmercurio y adaptar las cantidades de acuerdo con el origen del animal y su modo de conservación. La Agencia Nacional de Seguridad Sanitaria de la Alimentación, el Medio Ambiente y el Trabajo de Francia (Anses) recomienda no tomar más de dos raciones de pescado azul por semana.[9]

Yo no soy un gran consumidor de pescado. De hecho, en el momento en que escribo estas líneas se cumplen cinco años desde que decidí tomar complementos alimenticios de omega-3.

En resumen

La dieta mediterránea, rica en verduras, hortalizas, aceite de oliva y con bajas cantidades de pescado y carne, es el régimen que ha demostrado mayor eficacia en la prevención y el tratamiento de la depresión. Sus excelentes efectos sobre la microbiota y también sobre el cerebro se deben a su abundancia de frutas y verduras.

¿Adiós a la aspirina? La dieta antiinflamatoria

Esta dieta es un verdadero hidroavión contraincendios para aquellos intestinos que arden casi sin hacer ruido, porque extingue su fuego. Ya hemos visto que la dieta mediterránea ha demostrado su eficacia en la depresión, pero también el régimen antiinflamatorio ha dado muy buenos resultados en el caso de esta dolencia y puede ser una opción especialmente interesante para las personas que padecen depresión inflamatoria. Mientras que otras propuestas hacen hincapié en las calorías consumidas sin tener en cuenta la naturaleza de la comida, esta solución diferencia entre los alimentos que desencadenan una reacción de defensa en el organismo (la inflamación) y aquellos que, por el contrario, lo calman como si fueran un bálsamo (el efecto antiinflamatorio).

De hecho, la comida puede provocar una inflamación intestinal cuando está demasiado procesada o contiene un exceso de azúcares, grasas saturadas, aditivos o alérgenos. Dicho de otro modo: cuanto más se ha manipulado el producto, más posibilidades hay de que nuestro organismo lo identifique como un enemigo. Vivo en una región en la que los incendios son frecuentes en verano. Pues bien, en nuestros intestinos ocurre lo mismo cuando nos comemos una hamburguesa o una *pizza* congelada. Las vellosidades intestinales son como un bosque que puede ser arrasado, literalmente, por una alimentación inflamatoria. Y lo peor es que esa alimentación nos proporciona placer porque nos suministra de manera rápida nuestra dosis de azúcar y grasa.

Cuando la barrera de los intestinos se vuelve permeable, la inflamación puede propagarse en forma de inflamación generalizada en la sangre, que acabará afectando el cerebro y también a los demás órganos, aun cuando todavía no se conozcan bien los mecanismos de la neuroinflamación (es decir, de la inflamación cerebral). Una dieta basada, por una parte, en un consumo elevado de carnes rojas o procesadas, cereales refinados, dulces, productos lácteos ricos en materia grasa, mantequilla, papas y salsas grasas elaboradas con jugos de carne y, por otra, en una baja ingesta de fruta y verdura incrementa el riesgo de sufrir depresión. El caso es que este modo de alimentación es precisamente lo que se conoce como «dieta occidental»...

Sustituir una alimentación inflamatoria (comida chatarra y productos ultraprocesados con abundantes azúcares ocultos y grasas saturadas) por una alimentación antiinflamatoria (productos frescos o congelados sin aditivos) parece, pues, una de las mejores formas de prevenir o curar la inflamación del cerebro. Veamos ahora a detalle qué elementos componen esta dieta antiinflamatoria.

El objetivo de este régimen es evaluar el potencial inflamatorio que poseen los alimentos que ingerimos, teniendo en cuenta 45 compuestos presentes en la dieta. Entre los alimentos antiinflamatorios se encuentran el ajo, el jengibre, el azafrán, la cúrcuma (que debe tomarse combinada con pimienta para favorecer su absorción), el té, la cafeína, la fibra, los omega-3, las proteínas (de origen animal o no) y varias vitaminas y oligoelementos.

Personalmente, me encanta el ajo y lo añado en todas sus formas (crudo, frito, marinado, molido...) a mis platos. A veces utilizo la mezcla de cúrcuma y pimienta, que aporta un toque exótico a mis recetas, aunque enmascara el sabor de los demás ingredientes.

Mencionemos también los alimentos ricos en antioxidantes: arándanos, frambuesas, moras, cerezas (cuidado, contienen mucha azúcar), manzanas, alcachofas, aguacates (aunque plantean problemas medioambientales en nuestros países), coles, espinacas, camotes, brócolis, nueces, almendras, nueces pecanas, avellanas (atención, no se debe tomar más de una porción al día, porque estos frutos secos contienen muchas grasas saturadas y, en consecuencia, nos hacen engordar), frijoles rojos, pintos y negros, avena, arroz integral y chocolate negro (con al menos un 70% de cacao).

Me gusta utilizar el camote por su fécula (y así sustituyo la pasta y el arroz no integrales, por ejemplo), aunque con moderación, para limitar mi ingesta de hidratos de carbono. Su sabor, en cualquier caso, es muy bueno. Además, en mi cocina siempre tengo a la mano una bolsita de almendras, avellanas o nueces, que como de vez en cuando (también con cuidado, porque se trata de productos muy calóricos; basta con tomar una porción). En cualquier caso, evito las nueces de la India, porque contienen más azúcar.

Algunos sencillos consejos para poner en práctica la dieta antiinflamatoria

A continuación, te doy algunas recomendaciones para seguir este tipo de alimentación:

- Come entre cinco y nueve raciones diarias de frutas y verduras ricas en antioxidantes.

- Limita tu consumo de alimentos con abundantes ácidos grasos omega-6 (como la carne) y, en paralelo, aumenta tu ingesta de alimentos ricos en ácidos grasos omega-3 (semillas de chía, nueces o pescado azul, como el salmón, el atún, la caballa y el arenque, aunque sin superar las dos raciones de pescado por semana).
- Sustituye las carnes rojas por fuentes de proteína más sanas, como la soya o las legumbres (lentejas, garbanzos, frijoles blancos). Hay que tener en cuenta que las legumbres contienen azúcares lentos, así que son preferibles si practicas alguna actividad física.
- Sustituye la margarina y los aceites vegetales saturados por otras materias grasas más sanas, como el aceite de oliva o de canola (si lo vas a tomar crudo) o el aceite de coco (si lo vas a utilizar para cocinar).
- En lugar de elegir cereales refinados, opta por cereales integrales ricos en fibra, como la avena, la quinoa, el arroz integral y el pan y la pasta cuyo principal ingrediente sea un cereal integral. También puedes reducir drásticamente tu ingesta de cereales en general, lo que te permitirá bajar tu consumo de azúcares, que a menudo están demasiado presentes en nuestra dieta.
- Para condimentar tus comidas, puedes evitar la sal usando hierbas o especias antiinflamatorias, como el ajo, el jengibre o la cúrcuma (acompañada siempre de pimienta).

Aumentar las proteínas: ¿cómo y cuánto?

La dieta antiinflamatoria contiene pocos azúcares rápidos y grasas saturadas. En cambio, es rica en proteínas, ácidos grasos insaturados, azúcares complejos y fibra. Reducir los azúcares rápidos y aumentar las proteínas y las grasas insaturadas puede modificar directamente la composición de nuestra microbiota intestinal. En 2011, la revista *Science* publicó un estudio transversal con 98 voluntarios sanos en el que se demostró que una alimentación con abundantes proteínas y grasas animales favorece un tipo de microbiota con más bacterias de tipo *Bacteroides*, mientras que las bacterias *Prevotella* son superiores en los individuos que consumen muchos azúcares.[10]

La dieta rica en proteínas

Actualmente, las autoridades sanitarias recomiendan tomar 0.8 gramos de proteína por kilo de peso al día. Sin embargo, aún no está claro si esta cantidad es adecuada para cualquier individuo, sean cuales sean sus niveles de actividad física, su sexo o su edad. Personalmente, estoy convencido de que muchas personas obtendrían beneficios si aumentaran la proporción de proteínas de su alimentación, hasta llegar incluso a 1.5 gramos por kilo de peso al día, es decir, alrededor de 100 gramos de proteínas en caso de alguien que pese 70 kilos.

Esta dieta, calificada de «rica en proteínas», no se debe confundir con la dieta hiperproteica (que propone consumir 2 gramos por kilo de peso al día, es decir, más de 140 gramos en personas que pesan 70 kilos), que tradicionalmente se ha reservado para los atletas que desean desarrollar su masa muscular. Una alimentación rica en proteínas se debe acompañar siempre de una actividad física óptima (esto es, 300 minutos de ejercicio moderado o 150 minutos de ejercicio intenso a la semana) para favorecer el mantenimiento y la regeneración de los músculos.

Sin embargo, hay que tener cuidado: la digestión de las proteínas implica que la microbiota intestinal producirá una serie de compuestos que contienen azufre y pueden provocar efectos tóxicos. Por eso, las proteínas deben combinarse con la fibra. La asociación entre ambos elementos se encuentra, por ejemplo, en una forma extrema de la dieta paleolítica. Además, es necesario garantizar una baja absorción del azúcar: cuando al cuerpo le falta este ingrediente, puede generarlo a partir de los aminoácidos (es el proceso que se conoce como «neoglucogénesis»).

La dieta rica en proteínas favorece un estado de excitación y vigilia y facilita el despertar gracias a la síntesis de ciertas hormonas (como la dopamina y la noradrenalina). Así pues, la absorción de proteínas tiene efectos directos sobre la mente y se recomienda sobre todo en la primera parte del día.

El caso específico de los atletas

La alimentación de los atletas suele incluir abundantes proteínas para fomentar el desarrollo muscular y la pérdida de grasa, pero también podría favorecer la competitividad y la concentración. A diferencia de esta dieta, la mayoría de las tradiciones basadas en las prácticas meditativas recomiendan seguir una alimentación casi vegetariana o vegana y proporcionalmente pobre en proteínas con el fin de facilitar la meditación, ya que de ese modo se aumenta la serotonina y se disminuye la dopamina (esto es, la actividad mental y la excitación).

Las marcas alimentarias han sabido identificar esta oportunidad y cada vez son más las que incluyen en los envases de sus productos (y no solo en la etiqueta colocada a un lado) información sobre la cantidad de proteínas que contienen. Así, hoy en día es posible encontrar bebidas vegetales mucho más ricas en proteínas y con bajos niveles de azúcares. En cualquier caso, siempre se debe comprobar si los productos elaborados con soya contienen isoflavonas. Si es así, conviene no consumir más de uno al día.[11]

¿Quién le teme a las proteínas?

Cuando hablo de una dieta rica en proteínas con mis compañeros, la primera objeción que me hacen sistemáticamente es: «¡Pero eso es malo para los riñones!». Sin embargo, un estudio publicado en 2016 demostró que los participantes que siguieron una alimentación hiperproteica durante ocho semanas no vieron alterada su función renal,[12] a pesar de que cada día tomaron 3 gramos de proteína por kilo de peso, es decir, más del triple de la cantidad que suele recomendarse en una dieta normoproteica. Actualmente, no existen pruebas de que una alimentación rica en proteínas suponga un riesgo para los adultos sanos.

Sin embargo, algunos medios de comunicación confunden de manera desafortunada los complementos alimenticios a base de proteínas y creatina, cuya inocuidad está probada, con los productos dopantes, como los esteroides anabólicos, que sí son peligrosos para la salud. Tomar complementos alimenticios a base de proteínas es una medida recomendable en el caso de las personas que no obtienen un nivel proteínico adecuado a través de su alimentación, como ocurre con los ancianos que presentan riesgo de pérdida muscular.

Como expliqué en mi libro *Je fais de ma vie un grand projet*,[13] es muy importante establecer desde el principio los objetivos que queremos conseguir para adaptar nuestra dieta en consecuencia. Una alimentación rica en proteínas es adecuada para quienes desean incrementar su energía física y mental (ese *yang* o fuego *pitta* de las tradiciones orientales), mientras que una práctica basada en la ralentización y la meditación requerirá más bien aumentar la fibra y reducir el aporte calórico (aunque ello suponga destruir parte de la masa muscular).

Aumentar las proteínas vegetales

Una buena manera de incrementar este tipo de proteínas en nuestra dieta es consumir algas, como, por ejemplo, la espirulina, y legumbres. Su principal aportación en la dieta es su alto contenido proteínico: incluyen numerosos aminoácidos esenciales, como la lisina, que no está presente en las proteínas de los cereales. En cambio, presentan una baja cantidad de aminoácidos azufrados, que sí aparecen en los cereales. Por eso, la combinación de cereales y legumbres es especialmente interesante, sobre todo para los vegetarianos (la proporción recomendada sería aproximadamente de dos tercios de legumbres por cada tercio de cereales).[14]

Hay cuatro grupos básicos de legumbres:

- Lentejas (verdes, marrones, negras, rojas, coral...).
- Habas y frijoles (blancos, rojos, soya verde...).
- Garbanzos y chícharos secos.
- Cacahuates.

Se trata de una importante fuente de almidón (poseen fécula) y en la mayoría de los casos contienen poca grasa. Además, son ricas en fibra alimentaria, así que favorecen el crecimiento y la diversidad de la microbiota intestinal y sacian el apetito.

Sin embargo, conviene tener en cuenta que tanto las legumbres como los cereales son alimentos muy calóricos. A menudo me encuentro en el consultorio con pacientes que confiesan su sorpresa al descubrir que no pierden peso a pesar de que consumen muchas legumbres... Al final de este libro, en la sección de anexos (página 77), incluyo una lista de alimentos con su relación de proteínas/calorías para aquellos lectores que deseen controlar su peso o adelgazar.

En el capítulo anterior vimos que los cereales integrales (arroz, quinoa, sémola, trigo sarraceno, mijo) son preferibles a los refinados, dado que estos últimos, al procesarse, pierden una parte de sus nutrientes. En el caso de la sémola, solo es posible encontrarla en versión integral en las tiendas de productos ecológicos. Fuera de ellos, suele comercializarse en su forma refinada.

Te propongo algunas ideas para combinar legumbres y cereales, que debes consumir al menos dos veces al día: sémola-garbanzos (como en el cuscús), maíz-frijoles (como en el chili con carne), arroz-soya, arroz-lentejas (como en la cocina caribeña), frijol rojo-quinoa...

Y, a continuación, una receta de lo más práctica: cuece un tercio de arroz integral y dos tercios de lentejas y guárdalos en el refrigerador. De ese modo, podrás añadirlos a tus platos en los próximos días... ¡e incluso llevártelos al trabajo!

Es importante que todas tus comidas contengan proteínas, para favorecer la sensación de saciedad y el desarrollo muscular, aunque también se ha comprobado que por la noche podría ser más interesante tomar azúcares con el fin de aportar triptófano al cerebro.

Los siguientes productos (aunque esta no es una lista exhaustiva) no contienen ningún aminoácido limitante (es decir, incluyen todos los aminoácidos esenciales): escanda menor integral (que, desde el punto de vista del gluten, se tolera mejor que el trigo, por ejemplo), trigo sarraceno (también llamado «alforfón»), quinoa y espirulina.

Productos ultraprocesados e inflamación

La dieta antiinflamatoria también implica eliminar los productos ultraprocesados. Entre los alimentos inflamatorios se encuentran (y no debe sorprendernos) los hidratos de carbono y los lípidos, incluidos el colesterol, los omega-6, las grasas saturadas y las grasas de cadena corta, que suelen incluirse en los artículos ultraprocesados. Una alimentación rica en grasas favorecerá, por ejemplo, la proliferación de las bacterias intestinales que sintetizan el lipopolisacárido (LPS), una sustancia inflamatoria.

Evidentemente, no se trata de eliminar por completo estos componentes de nuestra mesa, sino de equilibrar la proporción en la que los consumimos. El colesterol es un importante precursor de muchas de las hormonas de nuestro organismo (que, por cierto, puede producir colesterol por sí mismo si lo necesita).

Sin embargo, debemos alejarnos de la sección de productos ultraprocesados, cuyo consumo se ha asociado a un incremento del riesgo de sufrir enfermedades cardiovasculares, incluido el accidente cerebrovascular.[15] Más recientemente también se ha comprobado, a través de una muestra de más de cien mil franceses, que este consumo está ligado igualmente a un aumento del riesgo de desarrollar diabetes tipo 2.[16] Entre los productos procesados a los que se acusa de provocar efectos nocivos para la salud (y el cerebro) destacan los ácidos grasos trans. Algunos alimentos procesados se someten a la hidrogenación, un método que consiste en añadir átomos de hidrógeno a los ácidos grasos insaturados para estabilizarlos y facilitar así su conservación. Es lo que se hace, por ejemplo, para fabricar la margarina.

Pues bien, estos ácidos grasos son inflamatorios. Además, los alimentos sometidos a este proceso pierden las propiedades nutritivas ligadas a los ácidos grasos insaturados y aumentan nuestros niveles de colesterol en sangre, incluso en mayor medida que cuando consumimos colesterol de manera directa.

Los productos ricos en ácidos grasos trans son fáciles de reconocer: se venden empaquetados y pueden conservarse durante mucho tiempo. Es el caso de las *pizzas* congeladas, las galletas dulces o saladas, la bollería industrial y las margarinas, que, por su propia naturaleza, contienen grasas hidrogenadas.

La cara oculta de los productos ultraprocesados

Más allá de estos ácidos grasos trans, los alimentos procesados podrían ser el origen de otros problemas, ya que para elaborarlos es necesario transformar las matrices alimentarias y modificar así las condiciones de su absorción por parte de nuestro organismo.[17] Para buscar los factores de los alimentos ultraprocesados que podrían ser el origen del aumento de peso, un equipo científico decidió hacer un ensayo con veinte adultos de entre dieciocho y cuarenta y cinco años, a los que distribuyó aleatoriamente en dos grupos, con los que llevó a cabo un estudio de cuatro semanas en el Centro Clínico de los Institutos Nacionales de Salud de Estados Unidos.

A uno de esos grupos se le proporcionó una dieta que consistía fundamentalmente en productos ultraprocesados, pero que se suelen presentar en el mercado como alimentos sanos: cereales con nueces y miel, yogures y huevos precocidos (hay que tener en cuenta que la investigación se llevó a cabo en Estados Unidos). Al otro grupo se le suministró alimentos no procesados, sobre todo avena cocida, bistec asado, yogur griego, huevos frescos revueltos y cebada. Las comidas que se ofrecían a ambos grupos contenían el mismo número de calorías y la misma proporción de hidratos de carbono, lípidos y azúcares. Cada participante comió tanto como quiso. Pasadas dos semanas, los grupos intercambiaron sus dietas.

Los voluntarios que habían seguido el régimen ultraprocesado consumían en promedio 500 calorías más al día y habían engordado casi 1 kilo. Sus niveles de péptido YY —una hormona que suprime el hambre— eran más bajos, mientras que sus niveles de grelina —una hormona que despierta el apetito— habían aumentado. En el 70% de los productos procesados existen azúcares ocultos, sobre todo fructosa, que suele estar presente en la fruta y que nuestro hígado convierte en burbujas de grasa, que después se acumulan alrededor de nuestros órganos, lo que da lugar a la «cintura de azúcar» (*sugar belly*, en inglés), es decir, a una cintura cuyo perímetro es superior al de las caderas. Esta especie de «flotador» constituye uno de los primeros signos de los trastornos metabólicos, como veremos en el siguiente capítulo.

Si tenemos en cuenta lo que aportan los alimentos industriales, constataremos que a lo largo del siglo XX el consumo anual de azúcar refinado por habitante pasó en Francia de 2 a 35 kilos.* Hay un documental australiano titulado *Sugarland*, estrenado en enero de 2018, que ilustra bien los nocivos efectos del consumo de productos teóricamente saludables, como los cereales y las bebidas calificadas como *light*, la granola supuestamente «sana», los *smoothies* y las barritas de cereales que contienen la ración de azúcares que se recomienda consumir en todo un día (entre 20 y 30 gramos).

Un estudio publicado en la prestigiosa revista estadounidense *JAMA* en 2016 evidenció cómo la industria azucarera norteamericana, siguiendo los pasos de la industria del tabaco, ha fomentado la realización de investigaciones que apuntan a las grasas y al colesterol como los principales responsables de las enfermedades cardiacas, pero, en cambio, ha ocultado los alarmantes efectos del azúcar.[18]

* Según el estudio ANIBES, de la Fundación Española de Nutrición, publicado en la revista *Nutrients* (<https://www.mdpi.com/2072-6643/9/3/275/htm>), en 2013 el consumo promedio de azúcares por cada español era de 71.5 gramos al día, lo que equivale a algo más de 26 kilos al año. (*N. de la T.*)

Así pues, limitar nuestro consumo de alimentos ultraprocesados podría ser una de las mejores estrategias para mantener la biodiversidad de nuestra microbiota, prevenir y tratar la obesidad y proteger nuestro cerebro.

Añadir prebióticos a nuestros platos

Otra medida que nos permitirá convertir nuestra alimentación en una dieta antiinflamatoria consiste en aumentar la proporción de prebióticos, unas sustancias que, por su propia naturaleza, actúan como fertilizantes de la microbiota intestinal. Una alimentación rica en prebióticos (esto es, en fibra) permite combatir el estreñimiento, a diferencia del aumento del consumo de agua, que no ha probado su eficacia en este sentido.[19] El estreñimiento consiste en la reducción de la movilidad intestinal, lo que contribuye al estancamiento de la microbiota y a la proliferación de bacterias nocivas.

Los prebióticos se encuentran principalmente en las verduras (como los ejotes, los espárragos, los brócolis...) y en los frutos secos (almendras, nueces, avellanas...). Un estudio reciente ha señalado que la diversidad de la microbiota está directamente relacionada con la diversidad de las verduras y los frutos secos que incluimos en nuestra alimentación cotidiana.[20] Además, estos ingredientes presentan diferentes propiedades antiinflamatorias, por lo que parecen desempeñar funciones complementarias.

> **Prebióticos y alimentos integrales**
>
> Uno de los prebióticos mejor estudiados es la inulina de agave, que favorece el crecimiento de *Enterococcus faecium*, un probiótico capaz de reducir las citoquinas inflamatorias y fomentar la síntesis de butirato, ese famoso ácido graso de cadena corta cuyos beneficios ya vimos (en la página 48).[21]
>
> En 2015 se publicaron los resultados de un estudio en el que durante ocho semanas se suministró una dieta rica en trigo integral (que

contiene polifenoles) a una serie de voluntarios obesos y se comprobó que este alimento, a diferencia del trigo refinado, generaba un efecto antiinflamatorio que protegía la microbiota.[22] De hecho, los participantes que consumieron trigo integral presentaron un aumento de sus niveles de ácido ferúlico, un antioxidante presente también en el arroz, la avena, el café y las manzanas. Así pues, los alimentos integrales (arroz integral, pasta elaborada con trigo integral, pan integral...) serían buenos para nuestra microbiota.

Alcohol, tabaco, microbiota e inflamación

Conocemos bien los riesgos del consumo de alcohol, pero ¿sabías que las bebidas alcohólicas también pueden provocar un crecimiento excesivo de bacterias en el intestino delgado, alterar la mucosa del colon y aumentar así la permeabilidad intestinal?[23]

Además, es posible que la proliferación bacteriana debida al alcohol genere un desequilibrio en el metabolismo del triptófano y reduzca así la producción de sus derivados (los indoles), algunos de los cuales participan en la defensa antimicrobiana y garantizan una escasa colonización bacteriana en la capa de moco interna de los intestinos. Cuando estos derivados disminuyen, se facilita que las bacterias lleguen hasta el hígado y activen el sistema inmunitario innato. De ese modo, provocan una inflamación y favorecen la destrucción progresiva de este órgano (lo que se conoce como «fibrosis»).

Los efectos duraderos del alcohol sobre la microbiota

Algunos pacientes alcohólicos presentan disbiosis duraderas (alteraciones cualitativas) en su microbiota, con una reducción de las bacterias *Faecalibacterium prausnitzii* y *Bifidobacterium*, tasas plasmáticas de las moléculas de la inflamación más elevadas de lo normal y un incremento de los niveles de depresión y ansiedad y de la necesidad de consumir alcohol. Estas disbiosis se mantienen incluso durante los periodos de abstinencia (aunque hay que tener en cuenta que, en el estudio al que me refiero, esa abstinencia no se comprobó objetivamente, sino que se basó en lo que declaraban los participantes).[24]

Hace dos meses mi vecina, después de haber fumado durante treinta y tres años, decidió dejar el tabaco. Ahora, a todas las personas con las que se cruza les repite una y otra vez que no ha notado ni un solo cambio en su salud. Sin embargo, hoy en día sabemos que dejar de fumar tiene efectos positivos incluso para la microbiota intestinal, cuya biodiversidad aumenta. De hecho, el tabaco puede alterar su composición, favoreciendo el estrés oxidativo, así como modificar las uniones estrechas de los intestinos, la composición de la mucosa intestinal y el equilibrio ácido-base.[25] Algunas de las alteraciones que provoca el tabaquismo en el ADN de la microbiota intestinal se asemejan a las de las enfermedades intestinales inflamatorias y la obesidad.

El asma es una de las dolencias respiratorias crónicas más frecuentes en el mundo. Afecta a personas de todas las edades, pero suele comenzar en la infancia. Su aparición y su agravamiento pueden depender de la sensibilidad individual, de las infecciones virales, de la exposición a alérgenos o al humo del tabaco y de la contaminación de la atmósfera.

Varios estudios han confirmado la importancia de la microbiota para la regulación de la función inmunitaria y el desarrollo de la atopia y del asma. Parece que estas condiciones clínicas se deben a una insuficiente exposición temprana a las diferentes microbiotas ambientales que son necesarias para garantizar la colonización de las vías gastrointestinales o respiratorias.

Hoy en día se reconoce ya en general la función que desempeña la microbiota en la respuesta inmunitaria sana. La disbiosis intestinal, esto es, una menor calidad de la microbiota, podría dar lugar a trastornos respiratorios inflamatorios crónicos, especialmente al asma.

En resumen

Un consumo cotidiano y elevado de alcohol incrementa el número de bacterias en las mucosas intestinales y su paso hacia el hígado, lo cual puede traducirse en una inflamación de este órgano y en su destrucción progresiva.
El tabaquismo altera varios sistemas y llega incluso a generar una disbiosis intestinal, fenómeno que tal vez contribuya a la aparición y el mantenimiento del asma.

Una aplicación para orientarse

La aplicación OpenFoodFacts® puede ayudarnos a cambiar radicalmente nuestra visión de los productos que consumimos. No solo nos permite conocer el valor nutricional de cada alimento (medido a partir de criterios científicos), sino también evaluar los artículos ultraprocesados y su huella de carbono.

Las sustancias potencialmente tóxicas de los productos cosméticos también pueden atravesar la barrera cutánea, así que recomiendo utilizar la aplicación equivalente, QuelCosmetic®.

En resumen

La mayoría de los alimentos antiinflamatorios son de origen vegetal, no están procesados y contienen abundantes proteínas y fibra y una baja cantidad de azúcares rápidos y grasas saturadas. El ajo, la cúrcuma (combinada con la pimienta) y el jengibre son tres de las principales especias antiinflamatorias que se pueden utilizar para potenciar el sabor. Al final de esta obra incluyo una lista de alimentos que presentan una buena relación entre proteínas y calorías. Aumentar la proporción de proteínas (sobre todo las vegetales y las presentes en el huevo) y fibra parece ser una estrategia adecuada para reducir el efecto inflamatorio de los alimentos. Aquellos adultos que no presenten patologías renales pueden consumir hasta 1.5 gramos de proteínas por kilo de peso al día sin riesgo para su salud.

CAPÍTULO 5

Esas dietas de las que tanto se habla: ¿cuáles funcionan y cuáles no?

La dieta cetogénica: ¿eficaz en caso de ansiedad o depresión?

Aunque en este libro nos estemos centrando en los efectos de la alimentación sobre el cerebro, no debemos olvidar que este órgano se encuentra en un proceso de interacción permanente (y, claro está, recíproca) con todo nuestro cuerpo. Una buena alimentación para el cerebro debe serlo también para el resto del organismo, en el que una de las señales de alerta más conocidas y sencillas es el aumento de peso. Un estudio reciente ha probado que una alta tasa de triglicéridos en la sangre altera el funcionamiento cerebral y afecta la cognición.[1]

Desde hace algo más de cincuenta años, dos bandos se han enfrentado en esta carrera hacia la meta ideal: el de las dietas sin azúcares y el de las dietas sin grasas. En 2015 se publicó en la revista *Lancet Diabetes Endocrinology* un metaanálisis sobre 53 estudios con más de 60 000 participantes que indicaba que aquellos pacientes que reducían su consumo de azúcar perdían en promedio 1.15 kilos más que los que disminuían su ingesta de grasa.[2] Esta investigación confirmó así los resultados de otro metaanálisis publicado dos años antes, en el que se demostraba que la dieta cetogénica era más eficaz que una dieta baja en grasas a la hora de perder peso.[3]

¿Dieta sin azúcares o dieta sin grasas?

No obstante, esa conclusión se atenuó como consecuencia del ensayo DIETFITS, publicado en *JAMA* en 2018 y coordinado por Christopher D. Gardner, director de estudios de nutrición en el Centro de Investigación para la Prevención de Stanford.[4] En este ensayo se contó con la participación de más de seiscientas personas y con una financiación de ocho millones de dólares, que aportaron los Institutos Nacionales de Salud de Estados Unidos, la Iniciativa para la Ciencia de la Nutrición (Nutrition Science Initiative) y otras entidades.

Pues bien, al cabo de un año sus autores no encontraron diferencias significativas en cuanto a pérdida de peso entre aquellos voluntarios que recibieron una alimentación pobre en azúcares y aquellos otros que siguieron una dieta pobre en grasas: la pérdida promedio de peso se situó en 6 kilos en ambos grupos, con una diferencia de 500 gramos en favor de la alimentación con escasos azúcares, pero que podía deberse fácilmente al azar. Con todo, cabe destacar la amplitud del espectro de variación de peso en ambos grupos: ¡de una pérdida de 30 kilos a una ganancia de 10 kilos!

Los autores tampoco identificaron factores que permitieran predecir qué modo de alimentación sería el más adecuado para cada tipo de paciente. Además, la cantidad de efectos secundarios no deseados era similar en ambos grupos. Por otra parte, no se detectaron diferencias entre los dos grupos en cuanto a la secreción de insulina. Pasados doce meses, las dos dietas habían mejorado el perfil lipídico y habían reducido la presión arterial, la insulina y la glucemia, salvo en el caso de las concentraciones de colesterol de tipo LDL, que aumentaron entre los participantes que habían seguido un régimen bajo en azúcares.

El objetivo de la dieta cetogénica es eliminar la mayor parte de los hidratos de carbono. Este modo alimentario se ha considerado el paradigma de la intervención de la psiconutrición, ya que, a través de la alimentación, permite reducir la frecuencia de las crisis epilépticas en los niños. Aunque se inventara hace ya un siglo, aún no se conoce el mecanismo por el que obra su efecto. En los últimos tiempos ha vuelto a ganar popularidad y se ha presentado como una herramienta adecuada para combatir la epidemia de obesidad que sufren los países occidentales.

Dieta cetogénica y epilepsia

Una de las hipótesis que se han propuesto para explicar el efecto antiepiléptico de esta dieta es el incremento de la relación GABA/glutamato, que en teoría podría tener un impacto positivo en la depresión y en los trastornos de ansiedad, patologías en las que se produce precisamente una reducción de los niveles de GABA. Es posible que la dieta cetogénica module el sistema gabaérgico: cuanto menos cantidad de glutamato se convierte en aspartato, más glutamato queda disponible para que el ácido glutámico-decarboxilasa sintetice el GABA.

Un estudio ha demostrado que la dieta cetogénica mejora los síntomas de la depresión en modelos animales y que estas mejoras se deben a una activación inmunitaria localizada del cerebro y a un restablecimiento de la excitabilidad neuronal.[5]

La dieta cetogénica consiste en eliminar los hidratos de carbono (incluida la fécula) y en consumir alimentos ricos en proteínas, grasas y fibra con el fin de que el cuerpo empiece a producir cuerpos cetónicos (de ahí el adjetivo «cetogénica»), que, entre otras cosas, pueden ser metabolizados por todas las células del cerebro (neuronas, astrocitos, oligodendrocitos y microglías) y sustituyen así a la glucosa.

Este punto es muy importante: a menudo se dice que el cerebro solo se nutre de azúcar y que, por tanto, es imprescindible mantener los azúcares en la dieta para alimentarlo correctamente. Pero eso no es cierto: el cerebro puede funcionar sin problemas con una dieta pobre en azúcar (*low carb*). Como en cualquier otra faceta de la vida, la virtud aquí está en el término medio.

Existen dudas sobre si esta dieta es realmente inocua a largo plazo. Además, resulta muy difícil mantenerla con el tiempo. Muchas de las personas que siguen un régimen cetogénico clásico o modificado aseguran sentir fatiga y síntomas similares a los de una gripe durante la primera semana, es decir, mientras su organismo está cambiando su fuente de combustible.

Hoy en día aún no está claro qué efectos puede provocar esta dieta sobre la salud si se mantiene durante mucho tiempo. De hecho, es posible que favorezca la inflamación. En la actualidad no se recomienda a las personas sanas.

Pese a su creciente popularidad, en 2021 la revista *U.S. News & World Report* la situó en el puesto 35 de su lista de dietas. Hay que tener en cuenta que, aunque el régimen cetogénico seduzca cada vez a más personas, atraídas por su capacidad para hacerles perder peso rápidamente, también provoca una reducción de las bacterias intestinales y disminuye la inmunidad (limitando sobre todo los linfocitos Th17). Tal vez la mayoría de nosotros no necesitemos eliminar todos los azúcares. Lo que deberíamos hacer, más bien, es limitar los alimentos ricos en estos componentes o reservarlos para épocas en las que realicemos una actividad física intensa.

La dieta cetogénica: nunca en caso de embarazo

Este modo de alimentación también se desaconseja a las mujeres embarazadas, ya que puede alterar el desarrollo cerebral del feto.[6] No en vano, el cerebro del futuro bebé necesita un aporte permanente de hidratos de carbono y aminoácidos para desarrollarse. Además, los cuerpos cetónicos de la madre pasan directamente a la sangre fetal a través de la placenta y pueden dañar el cerebro del feto. La dieta cetogénica también está formalmente contraindicada en pacientes con diabetes, ya que corren un elevado riesgo de entrar en cetoacidosis (esto es, en una sobreproducción de cuerpos cetónicos), que podría ser letal.

Sin embargo, las cosas no son tan sencillas: algunos estudios realizados con animales sugieren que la dieta cetogénica podría proteger las neuronas en caso de lesión cerebral, por lo que presenta un interés potencial para el ser humano.[7]

Una vez que el cuerpo se ha habituado a utilizar las grasas como combustible, algunas personas experimentan una mejora de sus funciones cognitivas, controlan mejor su glucemia, pierden peso rápidamente y constatan un incremento de su rendimiento físico.

Un amigo mío, profesor de triatlón, me asegura que desde que ha adoptado la dieta cetogénica se siente mucho más en forma y duerme mejor. Su comida se compone, por ejemplo, de un aguacate, dos huevos revueltos, una rebanada de jamón, gruyer, queso fresco y una mezcla de frutos secos.

Sin embargo, no todo el mundo siente los mismos beneficios: los resultados varían de una persona a otra. Muchos nutricionistas y dietistas dudan en recomendar esta dieta a los pacientes que desean iniciarla, porque se trata de una opción muy restrictiva y difícil de aplicar y aún no existen suficientes datos sobre sus efectos en la salud a largo plazo.

En resumen

El objetivo de la dieta cetogénica es reducir los azúcares, lo cual podría tener efectos terapéuticos para el cerebro, como, de hecho, se ha demostrado en el caso de la epilepsia. Sin embargo, este es un régimen difícil de mantener y aún se ignora cómo afecta a la salud a largo plazo. En el terreno de la salud mental todavía no se ha probado lo suficiente, pero se piensa que podría aportar beneficios interesantes a pacientes con ansiedad o depresión, ya que regula el equilibrio entre GABA y glutamato en el cerebro (los receptores GABA, de hecho, son el objetivo de los ansiolíticos).

La dieta paleolítica: ¿la nueva moda del *Homo sapiens*?

Hay otro modo de alimentación del que se ha hablado mucho: la dieta paleolítica. Consiste en eliminar todos los productos surgidos de la revolución agrícola (principalmente, los cereales y las legumbres, así como, por supuesto, los artículos procesados). Dicho de otro modo: hay que alimentarse como los humanos antes del Neolítico. Uno de los argumentos en los que se basa este régimen es que las enfermedades de la civilización (la obesidad, la diabetes, etc.) aparecieron al mismo tiempo que la revolución agrícola, pese a que eso no signifique que exista una relación de causalidad directa.

La dieta paleolítica puede parecer seductora, sobre todo porque en determinadas personas provoca una rápida pérdida de grasa y, al mismo tiempo, les permite mantener su masa muscular. Goza de una excelente fama entre quienes desean esculpir sus cuerpos. Sin embargo, presenta varios límites a largo plazo.

Por una parte, el aporte de proteínas se basa mayoritariamente en alimentos de origen animal, porque cuando se suprimen los cereales y las legumbres desaparece una parte importante de las proteínas vegetales. Además, esta dieta es cuestionable no solo desde una perspectiva sanitaria, sino también medioambiental: en vista de los recursos naturales disponibles, resulta imposible recomendarla para todas las personas del planeta, dado el impacto que tiene la producción de carne en la naturaleza.

Hoy todavía no se han estudiado los efectos de la dieta paleolítica sobre la salud mental.

En resumen

Las dietas cetogénica y paleolítica son difíciles de seguir y aún se desconoce cómo afectan la salud. En cualquier caso, no se deben descartar por completo, ya que reducir de manera drástica los azúcares sigue siendo una buena medida para muchas personas, sobre todo las que padecen trastornos mentales.

Tras la colina

Ya hemos visto el interés de las dietas mediterránea y antiinflamatoria para el tratamiento y la prevención de la depresión, así como la importancia de aumentar las proteínas en nuestras comidas diarias para combatir la inflamación. Ahora nos detendremos en un nutriente del que se habla muy poco, a pesar de su papel fundamental en el metabolismo del cerebro: se trata de la colina.

La colina es un nutriente que, al igual que ocurre con el colesterol, el cuerpo humano puede sintetizar, aunque en una cantidad insuficiente para cubrir nuestras necesidades. Por eso es necesario complementarla a través de la alimentación.

La polivalente colina
La colina desempeña una serie de importantes funciones:

- Desde el punto de vista del mantenimiento y el crecimiento de las células en todas las etapas de la vida (síntesis de membranas y transporte de lípidos), una falta de colina provoca la reducción de los transportadores de lípidos y una acumulación de triglicéridos en la sangre.
- La colina interviene en la neurotransmisión como precursora de la acetilcolina, un neurotransmisor implicado en la memoria, entre otras funciones.
- También participa en el metabolismo de un carbono como suministradora de metilo.
- Asimismo, desempeña un papel en la expresión de los genes (regulación epigenética).
- Es precursora de la metionina, que a su vez es precursora de la S-adenosilmetionina (SAMe), un donante universal de metilo que ha demostrado su eficacia para combatir la depresión grave en un metaanálisis publicado en 2016 en la prestigiosa revista *The American Journal of Psychiatry*.[8]

Los alimentos a los que pueden recurrir los adultos para obtener colina son, aparte de algunas carnes, los huevos, el salmón, las nueces, las almendras, los brócolis y los frijoles. Los productos de origen animal contienen mucha menos colina que los de origen vegetal. Eso sí, la yema de huevo presenta una concentración de colina muy superior a la del resto de los alimentos mencionados. De hecho, el huevo es un valiosísimo ingrediente, porque es compatible con una dieta vegetariana y, a diferencia de las carnes rojas, no provoca inflamación. La clara, por su parte, está formada por albúmina, que constituye el 60 % de las proteínas que circulan en la sangre. Esto significa que la composición de aminoácidos de la clara es especialmente adecuada para nuestro organismo.

El huevo: una buena fuente de colina

Aún no está claro cuál es el consumo diario de yema de huevo que se debe recomendar, en vista de su contenido en colesterol y omega-6 (elementos que ya están muy presentes en nuestra alimentación). Cuando era estudiante de Medicina, mis profesores me enseñaron que, si consumimos dos huevos al día, alcanzamos ya el nivel máximo aconsejado en el caso del colesterol. Sin embargo, la yema contiene un tercio de los fosfolípidos y de la vitamina D necesarios, valores que pueden ser muy positivos si se tiene en cuenta que una de cada cinco personas en Francia presenta carencia de vitamina D* y que la colina interviene en numerosas funciones fisiológicas del cerebro.

La Autoridad Europea de Seguridad Alimentaria (EFSA, por sus siglas en inglés) emitió en 2016 un informe sobre las cantidades de colina recomendables, en el que aconsejaba tomar 400 miligramos diarios.[9] Para este cálculo, se basó en el consumo medio de colina de los europeos sanos. La cantidad aconsejada es la equivalente a entre 1.5 y 2 huevos duros. Salvo en caso de intolerancia o alergia, tomar un huevo completo (con yema y clara) al día (por ejemplo, en el desayuno, o bien en otra comida, si practicas el ayuno intermitente) es una valiosa aportación en la dieta. Puedes incluso llegar sin problemas hasta dos huevos al día sin

---

* Según un estudio publicado en la revista *Scientific Reports* (*Nature*) y realizado fundamentalmente a partir de información sobre participantes residentes en Cataluña (<https://www.nature.com/articles/s41598-022-23416-1>), el 75 % de la población española presenta un déficit de vitamina D. *(N. de la T.)*

que eso suponga un riesgo grave para tu salud, especialmente si eres vegetariano.

Personalmente, consumo los huevos de dos en dos. Se trata de un alimento barato y rico en antioxidantes, colina, vitaminas y minerales. Tomar un huevo al día reduce el riesgo de sufrir un accidente cerebrovascular y no incrementa el peligro de desarrollar enfermedades cardiovasculares.[10] Además, el impacto medioambiental de la producción de huevos es muy inferior al de las carnes rojas, aunque, desde luego, las plantas industriales de puesta de huevos plantean importantes interrogantes éticos. Invertir en la calidad de los huevos que adquirimos es un acto relevante, tanto para la salud como para el medioambiente y la protección animal. Si te es posible, opta por huevos de calidad (ecológicos o, al menos, de gallinas de campo), porque el valor nutritivo de este producto depende directamente del modo en que la gallina vive y se alimenta.

En resumen

Se recomienda consumir entre uno y dos huevos completos al día por su alto contenido en colina, esfingolípidos, vitamina D y proteínas.

¿Los FODMAP nos vuelven más amables?

Además de las dietas mediterránea y antiinflamatoria, que ya han demostrado su eficacia en el tratamiento de la depresión, cabe mencionar otra dieta específica para aquellas personas que padecen trastornos digestivos (como, por ejemplo, el síndrome del intestino irritable) y que, como sabemos en la actualidad, se exponen a un mayor riesgo de padecer ansiedad y depresión.

Esta dieta consiste en evitar por completo los alimentos ricos en las sustancias conocidas como FODMAP durante un periodo de entre seis y ocho semanas, y en volver a reintroducirlos poco a poco, familia por familia.

Dado que los trastornos de los que hablamos no constituyen una alergia alimentaria, el umbral de tolerancia frente a los FODMAP es de carácter cuantitativo y dependerá de cada persona.

¿Dónde se esconden los FODMAP?

FODMAP viene de *fermentable by colonic bacteria oligosaccharides, disaccharides, monosaccharides and polyols*, o sea, oligosacáridos, disacáridos, monosacáridos y polioles que puede fermentar la microbiota intestinal.

Se distribuyen en varias familias: monosacáridos, lactosa, fructanos, galactanos y polioles. Los monosacáridos se componen de fructosa, una sustancia que está presente en todas las frutas y que se puede absorber junto con la glucosa en una relación de uno a uno. Sin embargo, si existe un exceso de fructosa, al organismo le será imposible absorberla, así que esta sustancia se quedará en el intestino, lo cual puede alterar la microbiota.

Como explica Anne-Françoise Burnol, directora de investigaciones en el Centro Nacional de Investigaciones Científicas de Francia (el CNRS), dentro del equipo de Señalización de la Insulina y la Glucosa y Glucotoxicidad del Departamento de Endocrinología, Metabolismo y Diabetes del Instituto Cochin de París, la industria agroalimentaria utiliza con mucha frecuencia el jarabe de glucosa-fructosa, que realza el sabor, enmascara la acidez y el amargor, sirve como conservante, bloquea la oxidación de los embutidos y las carnes y permite elaborar compuestos coloridos y aromáticos. Se trata de un componente muy presente en la bollería industrial.[11]

Tradicionalmente, cuando había que añadir azúcares, se utilizaba casi en exclusiva la sacarosa extraída del betabel o de la caña de azúcar, que es una molécula que combina la glucosa y la fructosa. Sin embargo, hoy en día se tiende a sustituirla por este jarabe de glucosa-fructosa, conocido también como isoglucosa o jarabe de maíz alto en fructosa (HFCS, por sus siglas en inglés). La producción y el uso masivos del

HFCS son consecuencia de una decisión política que adoptó Estados Unidos en los años setenta del pasado siglo para evitar tener que importar azúcar de caña y betabel.

Este jarabe, con más o menos fructosa —un componente más endulzante que la glucosa—, presenta una textura líquida, lo que facilita su aplicación industrial. Además, como es muy barato, hoy en día se añade frecuentemente a los productos alimentarios procesados.

Desde el punto de vista energético, la glucosa y la fructosa aportan el mismo número de calorías. Sin embargo, la fructosa no se metaboliza del mismo modo que la glucosa, por lo que sus efectos son diferentes. Mientras que la glucosa, cuya concentración en sangre se controla a través de la insulina, puede ser utilizada por todos los tejidos del organismo, la fructosa solo se metaboliza a través del hígado y no responde a la acción de la insulina.

Es importante leer las etiquetas de los alimentos procesados y descartar todos aquellos que contengan jarabe de glucosa-fructosa (que a veces aparece como «jarabe de maíz»). Lo encontramos en dulces, *waffles*, refrescos, galletas con rellenos de frutas, panqués, mermeladas, jarabes saborizados, yogures, postres lácteos, platos precocinados, algunas marcas de surimi, salsas, embutidos... Muy a menudo aparece medio escondido en la interminable lista de ingredientes que componen los productos industriales ultraprocesados, bajo nombres como «isoglucosa» o «*high fructose corn syrup* (HFCS)».

Las frutas y verduras que contienen FODMAP

Evidentemente, en comparación con ese jarabe, la cantidad de fructosa que presentan las frutas no es en absoluto peligrosa para la salud y no debe hacernos descartar estos alimentos, que son fuente de fibra y micronutrientes. Aun así, yo prefiero consumir más verduras que frutas porque estas últimas suelen contener bastantes azúcares.

La lactosa es un FODMAP presente en la leche. Se digiere a través de la lactasa, en el intestino delgado, que la descompone en glucosa y galactosa. La actividad de esta enzima va reduciéndose a medida que se cumplen años, aunque se observa una gran heterogeneidad entre unos pueblos y otros: entre el 70 y el 80% de la población caucásica sigue sintetizando la lactasa en la edad adulta, pero solo el 10% de las personas de origen asiático mantienen esta enzima.[12] La lactosa que no se absorbe provoca un efecto osmótico en los intestinos (que puede desembocar en una diarrea). No obstante, la mayoría de los individuos que presentan intolerancia a la lactosa pueden tomar sin problema pequeñas cantidades de leche a lo largo del día.

Entre los demás FODMAP, podemos mencionar los fructanos del trigo, el centeno, la cebada, la cebolla, el ajo, la col, el tupinambo, la alcachofa, el espárrago, el betabel, el puerro o el chocolate; los galactanos de las legumbres, como los frijoles, las lentejas o los garbanzos, o los polioles de los dulces sin azúcar (pero con sorbitol, xilitol y manitol; por cierto, entre un 60 y un 70% de la población tiene problemas para absorber el sorbitol).

En 2005, Sue Sheperd, una nutricionista australiana, estableció una serie de recomendaciones alimentarias para eliminar de la dieta los FODMAP durante varias semanas y después volver a introducirlos progresivamente. Elaboró su protocolo pensando de manera específica en las personas que sufren hinchazón, diarrea o estreñimiento, como los pacientes afectados por el síndrome del intestino irritable o el síndrome del sobrecrecimiento bacteriano en el intestino delgado (SIBO, por sus siglas en inglés), es decir, alteraciones de la microbiota. En la actualidad, este es el principal tratamiento que se propone en Australia en caso de que se padezcan trastornos funcionales intestinales. Puede ser una opción interesante para personas que manifiesten síntomas de intolerancia al gluten, pero no den positivo en los análisis, ya que una parte de los alimentos ricos en gluten forman parte de la categoría FODMAP.

Una de las causas más relevantes de este síndrome es la ausencia total de legumbres en la dieta, cuyo consumo recomiendan las autoridades sanitarias. Cabe recordar que estos alimentos constituyen una importante fuente de fibra alimentaria, de proteínas vegetales y de hidratos de carbono de bajo índice glucémico. Así pues, algunos FODMAP son beneficiosos para la salud y no deben eliminarse por completo de la alimentación. No en vano, la supresión de los FODMAP suele provocar una considerable disminución de las bifidobacterias intestinales, cuyo efecto sobre la salud aún no se ha determinado.[13]

En cualquier caso, en un reciente metaanálisis se llegó a la conclusión de que una alimentación pobre en FODMAP, mantenida durante varias semanas, es la única solución eficaz que existe para quienes padecen síndrome del intestino irritable. Sin embargo, hay que tener en cuenta que el número de participantes en los ensayos era bajo (357) y que los grupos de control con los que se contaba eran de una calidad heterogénea.[14] De hecho, los estudios cuyos grupos de control estaban mejor coordinados eran precisamente aquellos en los que se observaba una menor diferencia de efecto. Otro estudio observacional publicado en 2021 indicaba que el 55% de los pacientes que siguen una dieta baja en FODMAP notaban una mejora en sus síntomas gastrointestinales, pero no en sus síntomas de ansiedad o depresión.[15] Actualmente aún no se han estudiado los efectos de la dieta baja en FODMAP sobre la salud mental.

La dificultad de evaluar los efectos de una dieta sin FODMAP

En líneas generales, resulta difícil evaluar los estudios sobre dietas que eliminan determinados alimentos, porque resulta imposible proponer un placebo al grupo de control. Además, requieren comprobar que los participantes están cumpliendo escrupulosamente con su régimen, algo que tampoco es sencillo. Si el grupo de control mantiene su dieta habitual, existirá un elevado riesgo de sesgo sobre la eficacia de la intervención. Por otra parte, si la dieta propuesta es un simulacro (por ejemplo, si se dice a los participantes que los alimentos no contienen gluten pese a que sí lo incluyen), el peligro es que esa dieta resulte eficaz porque en realidad supone un cambio en el régimen habitual de los pacientes. Por el contrario, la dieta inversa (incrementar el gluten o los FODMAP, por ejemplo) aumenta la probabilidad de que surjan diferencias debidas, tal vez, al impacto nocivo de ese régimen y no a la eficacia de la intervención en sí.

En resumen

Una dieta baja en FODMAP es adecuada especialmente para las personas que presentan síndrome del intestino irritable. En la medida de lo posible, se deberá mantener solo durante un tiempo y convendrá ir reintroduciendo de manera progresiva y moderada los alimentos que contienen esos FODMAP, ya que proporcionan beneficios probados. Si se eliminan por completo los FODMAP durante largos periodos, es posible que la microbiota intestinal se reduzca.

¿Alguien dijo «gluten»?

El gluten es un conjunto de proteínas presente en numerosos cereales (por orden decreciente de contenido: la espelta, el trigo, la cebada, la avena y el centeno). En realidad, esas proteínas no existen como tales en el cereal, pero cuando este se mezcla con el agua aparecen en forma de materia elástica con la que se pueden elaborar pastas esponjosas y con capacidad de adherencia (es eso precisamente lo que nos permite preparar el pan, la pasta, las masas para *pizzas*...). La industria agroalimentaria utiliza el gluten para dar forma a sus productos. Por eso está tan presente en los alimentos procesados. En cambio, el arroz, el maíz, la quinoa y el trigo sarraceno carecen de gluten.

La celiaquía es una enfermedad que afecta a menos del 1 % de la población. Se trata de una verdadera alergia al gluten, de origen genético.[16] Para diagnosticarla, es necesario suministrar al paciente una dosis de anticuerpos y practicarle después una fibroscopia con una biopsia de la mucosa duodenal. Pero el debate alrededor del gluten no se limita a esta enfermedad, sino que engloba también la sensibilidad al gluten (conocida igualmente como «intolerancia al gluten»), ya que es posible que este conjunto de proteínas provoque trastornos digestivos y, en consecuencia, dañe nuestro cerebro al activar mecanismos de carácter inflamatorio. Pero ¿se trata de una realidad o tan solo de una mera moda que permite a los fabricantes vender sus productos a un precio más alto etiquetándolos como alimentos «sin gluten»? Lo cierto es que la pasta sin gluten contiene otros aglutinantes que podrían ser más perjudiciales para la salud y sobre los que disponemos de menos datos objetivos. Entonces ¿a quién le debemos creer?

En julio de 2019, en la base de datos Medline® constaban 372 revisiones sobre la sensibilidad al gluten. Una de ellas, publicada en 2017 en el *Journal of Gastroenterology and Hepatology*, señalaba las dificultades para determinar si los síntomas digestivos que aparecen tras consumir trigo se deben realmente al gluten o bien están relacionados con otras proteínas o tal vez incluso con los FODMAP.[17] Además, añadía que los pacientes manifiestan un efecto nocebo muy marcado, es decir, que padecen efectos secundarios después de haber ingerido un producto que, aunque no contenga gluten, se les ha presentado asegurándoles que sí lo contiene.

Otra revisión de la literatura publicada en la reconocida revista *JAMA* recuerda que no existen datos claros sobre la prevalencia de la sensibilidad al gluten.[16] Los mecanismos biológicos de esta sensibilidad siguen siendo muy desconocidos y no disponemos de biomarcadores objetivos que nos permitan diagnosticar el trastorno.

Por otra parte, la literatura científica no ha analizado todavía qué hay detrás de la creencia popular que asocia el consumo de gluten a una reducción de las funciones cognitivas.[18] A lo mucho, ha descrito un sentimiento de «embotamiento mental» (el *gluten smog*) que los celíacos o las personas sensibles al gluten aseguran experimentar después de ingerir estas proteínas, pero en la actualidad sigue sin conocerse bien el mecanismo por el que opera este efecto.

En cuanto a la relación entre la enfermedad celíaca y el riesgo de sufrir demencia, un estudio sueco de ámbito nacional publicado en 2016 concluyó que no había detectado una conexión significativa entre ambos fenómenos, lo cual, en cualquier caso, no implica que deba descartarse por completo, ya que es posible que una alteración de la microbiota prolongada con el tiempo conduzca efectivamente a la demencia.[19, 20]

Gluten, patologías neurológicas y depresión

Una revisión publicada en *Lancet Neurology* en 2014 recuerda que se han registrado numerosos casos de patologías neurológicas asociadas a la sensibilidad al gluten, unas enfermedades que parecen estar causadas por un mecanismo autoinmune que no siempre se manifiesta a través de trastornos digestivos, por lo que en esos casos la intolerancia pasa desapercibida.[21] Los autores de esa revisión proponen un algoritmo para descartar o confirmar el papel del gluten como detonante de estos problemas, una vez que se hayan practicado a los pacientes análisis de los anticuerpos antigliadina y anti-TG2 (IgG e IgA), así como una biopsia duodenal en caso de que los resultados de esos análisis sean positivos.

Otra revisión publicada en 2018 en la revista *Appetite* sugiere que una dieta sin gluten mejora los síntomas de la depresión que aparecen en caso de enfermedad celíaca, aunque es necesario que se hagan otros estudios más amplios y de carácter prospectivo para confirmarlo.[22] Un ensayo controlado aleatorizado demostró que la exposición al gluten en el caso de las personas no celíacas aumenta sus sentimientos depresivos a corto plazo, independientemente de que haya o no mejora de sus trastornos digestivos.[23]

En 2018 se publicó en la revista *Nutrients* un metaanálisis sobre tres ensayos controlados y aleatorizados y diez estudios longitudinales (con 1 139 participantes) en el que se aseguraba que una dieta sin gluten mejora de manera leve o moderada los síntomas ansioso-depresivos en aquellos pacientes que presentan sensibilidad al gluten, enfermedad celíaca o síndrome del intestino irritable.[24] Sin embargo, esta mejora no se confirmó hasta un año más tarde, lo cual puede deberse a la falta de individuos seguidos durante largo tiempo, a problemas para mantener la dieta o a otros factores aparecidos en el transcurso de ese periodo.

Uno de los límites del estudio es que determinadas escalas incluían los síntomas gastrointestinales entre los criterios para medir el grado de depresión, por lo que no es posible hablar de manera estricta de los efectos de la dieta sin gluten sobre los síntomas psíquicos de la patología depresiva.

Por el momento no se ha confirmado que exista una relación entre el gluten y la esquizofrenia, que es una hipótesis que se ha planteado desde hace tiempo.[25] Algunos estudios sugieren que el 30% de las personas que padecen esta enfermedad presentan niveles superiores de anticuerpos antigliadina (o «antigluten del trigo»), que podrían aumentar la inflamación del cerebro.[26] En su caso, por tanto, es posible que una dieta sin gluten sea beneficiosa. De hecho, se ha informado de algunos pacientes en los que los síntomas de este trastorno mental desaparecieron una vez eliminado ese conjunto de proteínas.[27] Una revisión sistemática de nueve estudios (un ensayo controlado aleatorizado, siete estudios cruzados y un estudio piloto aún en curso) concluyó que seis de esos estudios habían demostrado efectos positivos de la dieta sin gluten en la esquizofrenia, principalmente una mejora del funcionamiento del paciente y una reducción de la gravedad de sus síntomas desde el momento en que se eliminó el gluten de su alimentación, mientras que otros tres estudios no indicaron ningún beneficio.[28] Todos los ensayos contemplados, en cualquier caso, señalaron que los participantes toleraban bien el régimen sin gluten.

Los antipsicóticos provocan efectos secundarios en el aparato digestivo, como el estreñimiento, y en ocasiones dificultan las exploraciones diagnósticas. Con todo, es posible que los individuos afectados por esquizofrenia presenten una mayor impermeabilidad intestinal, lo que significa que su problema no es solo el gluten, sino cualquier antígeno alimentario.

En resumen

Sabemos que el consumo de gluten desencadena síntomas depresivos en las personas que padecen la enfermedad celíaca. En cambio, en el caso de las personas con sensibilidad al gluten aún no se cuenta con suficientes datos ni existe un criterio diagnóstico claro para determinar si esa sensibilidad es real. Lo que parece generar la dieta sin gluten, como mucho, es una ligera mejora de determinados síntomas de la depresión, pero no sabemos si el origen de esos síntomas es realmente de carácter gastrointestinal. En la actualidad no se recomienda proponer un régimen sin gluten para el tratamiento de la depresión si no existen indicios de que haya un trastorno relacionado con la absorción de este conjunto de proteínas.
Lo que sí sugieren los datos preliminares es que esta dieta podría ser útil para mejorar los síntomas negativos de la esquizofrenia. Sin embargo, no hay todavía ningún metaanálisis o estudio de suficiente envergadura que permita confirmarlo.

Ayuno intermitente, ayuno interminable

Desde el punto de vista médico, el ayuno se define como la ausencia de ingesta alimentaria durante más de seis horas. De hecho, etimológicamente, el verbo «desayunar», que viene del latín *disieiunare*, significa «romper el ayuno».

El ayuno atrae cada vez a más personas. No hay una sola conferencia en la que no me pregunten por los efectos del ayuno sobre la microbiota y la salud mental.

Existen diversos tipos de ayuno: los que se basan en la reducción de la cantidad de comida (con una restricción calórica de entre un 20 y un 40% o un ayuno terapéutico de entre 200 y 500 kilocalorías diarias) y los que se basan en la frecuencia de la ingesta (ayuno intermitente).

Nuestro equipo ha publicado un metaanálisis sobre los primeros datos disponibles acerca de la eficacia del ayuno intermitente en caso de estrés, ansiedad o depresión.[29] Según esa información, las personas que practican el ayuno intermitente se sienten menos estresadas, ansiosas o deprimidas al cabo de doce semanas de práctica y aseguran también haber perdido peso. Además, parece que el ayuno es un método seguro, incluso para los diabéticos.

Sin embargo, los estudios realizados hasta la fecha han contado con participantes que, en principio, no padecían trastornos psiquiátricos. No obstante, cabe suponer que, si se ha constatado una mejora de la ansiedad y los cuadros depresivos entre esos participantes, el efecto será mayor en personas que presenten niveles de ansiedad y depresión más elevados.

Ayunar es gratis (y esa es, probablemente, una de las razones por las que, por desgracia, esta práctica se ha estudiado tan poco en el terreno de la salud mental): se encuadra en la dinámica filosófica y económica de la sobriedad que convendría aplicar en nuestras sociedades modernas de hiperconsumo.

El mecanismo del ayuno

Un estudio publicado en 2016 en la revista *Nature* indicaba que el ayuno reduce los daños en el ADN.[30] Además, mejora el estrés oxidativo.[31]

La restricción calórica aumenta considerablemente los niveles de grelina, la hormona del estómago que estimula el apetito y que induce una cascada de efectos que desembocan en la creación de neuronas en el hipocampo de los adultos (el área del cerebro que interviene en las emociones y en la memoria). Por otra parte, se ha observado que el ayuno tiene una acción antidepresiva en los animales, ya que incrementa la dopamina, la noradrenalina y los glucocorticoides. Para hacer frente a este aumento potencialmente dañino, el cerebro activa una serie de mecanismos de resistencia al estrés que pueden fomentar la neurogénesis.

Todos los tipos de ayuno aumentan la síntesis de BDNF, un factor de crecimiento de las neuronas que puede atravesar la barrera hematoencefálica tanto en un sentido como en el otro. Este factor, más que favorecer la aparición de nuevas células pluripotentes, facilita la supervivencia de las neuronas recién creadas. Además, la restricción calórica induce la síntesis de proteínas de choque térmico, que es una forma de preparación para el estrés celular que multiplica la resistencia de las neuronas.

Un ayuno estricto puede facilitar a corto plazo una «limpieza celular» en las neuronas, ya que estas se comerían a sí mismas (por un proceso de autofagia).

En los estudios con animales se ha observado también que la restricción calórica incrementa la serotonina disponible en el cerebro, una hormona cuya actividad tratan de estimular los fármacos antidepresivos, precisamente. Un ayuno de entre cinco y diez días podría aumentar en los humanos la liberación de endorfinas, lo que contribuiría a una sensación de bienestar, independientemente de que se produzca o no una pérdida de peso.

La restricción calórica es el método más sencillo y habitual para practicar el ayuno. Consiste en reducir entre un 20 y un 40% el número de calorías consumidas (se trataría de eliminar del menú aproximadamente una cantidad equivalente a la que tomamos en el desayuno) y en beber todo el agua que se desee durante una semana o incluso más tiempo. En los animales y en los humanos se ha observado que una restricción calórica mantenida durante tres semanas mejora el rendimiento cognitivo.

Los riesgos demostrados de ayunar durante demasiado tiempo

Sin embargo, hay que tener cuidado: es importante señalar que una restricción calórica demasiado prolongada (mantenida durante varias semanas) puede dañar el funcionamiento del cerebro, que correría el peligro de quedarse sin los nutrientes que necesita para funcionar. Hay que considerar el peso de partida: probablemente, el ayuno es beneficioso en el caso de las personas que presentan sobrepeso u obesidad, pero tal vez sea menos recomendable para quienes tienen un peso normal. Evidentemente, es muy importante procurar que los aportes alimentarios que se mantengan durante el ayuno proporcionen los nutrientes esenciales. De hecho, buena parte de los efectos no deseados de la restricción calórica prolongada se deben a que no se toma una comida de suficiente calidad. Por otra parte, también se ha demostrado que existe una relación entre las dietas centradas en la pérdida de peso y la disminución de las funciones cognitivas y de la capacidad de atención, aunque es probable que las respuestas del organismo varíen en cada caso, según las circunstancias.

No es aconsejable que los niños practiquen el ayuno, porque están en proceso de crecimiento y necesitan una alimentación completa. Además, cualquier ayuno deberá acompañarse siempre de actividad física para evitar la pérdida de masa muscular. Es probable que el sistema insulínico, que controla nuestro nivel de azúcar en la sangre, desempeñe un papel fundamental en la respuesta de nuestro organismo frente al ayuno. De hecho, el ayuno aumenta la sensibilidad a la insulina.

Otro mecanismo que explicaría la eficacia de la restricción calórica sería la reducción de la energía consumida durante la digestión, así como la limitación de ciertos efectos como el gluten *smog* (es decir, el embotamiento mental provocado por la absorción del gluten). Como ya hemos visto, la naturaleza de los alimentos que se absorben es también crucial.

La hipótesis que explica la eficacia del ayuno intermitente es sencilla: más del 70% de nuestro sistema inmunitario tiene que ocuparse de combatir a los agentes infecciosos presentes en nuestra dieta. Así pues, si de manera periódica permitimos descansar a nuestros intestinos, el sistema inmunitario podría quedar libre para hacer otras tareas, como, por ejemplo, luchar contra los agentes infecciosos respiratorios. Sin embargo, hoy en día aún no se sabe si los efectos de esta práctica sobre la ansiedad y la depresión aparecen cuando se deja de comer durante determinados periodos o más bien cuando se reducen en general las calorías ingeridas.

En cualquier caso, se ha comprobado que el ayuno intermitente mejora las funciones cognitivas y los parámetros de inflamación en los ratones. También mejora la actividad parasimpática (a través de la mediación del neurotransmisor acetilcolina) en las neuronas autónomas que llegan hasta los intestinos, el corazón y las arterias, lo que incrementa la movilidad intestinal y disminuye el ritmo cardiaco y la presión arterial.

Como, además, se limita el glucógeno en las células del hígado, el ayuno favorece la lipólisis. Cuando la comida escasea, el hígado se convierte en un almacén de triacilgliceroles (TAG), es decir, en una reserva de sustratos energéticos que, si es necesario, pueden liberarse. Cuando esos TAG almacenados se agotan, ciertos tejidos (en concreto, los del hígado y los músculos) oxidan directamente los ácidos grasos y el glicerol liberados para utilizarlos como fuente de energía. El adenosín trifosfato puede producirse mediante la oxidación de los ácidos grasos libres y el glicerol puede utilizarse como sustrato en la gluconeogénesis o en la lipogénesis.

En un estudio chino realizado con ratones, se demostró que el ayuno intermitente (practicado en jornadas alternas durante veintiocho días) mejoró sus trastornos de comportamiento y la ultraestructura de las sinapsis de su hipocampo, que es la región del cerebro implicada en la memoria y el manejo de las emociones.[32] También se han observado efectos en la microbiota intestinal. El ayuno intermitente favorece la biogénesis mitocondrial y la expresión de genes del metabolismo energético en el hipocampo, reestructura la microbiota intestinal y mejora sus metabolitos, vinculados con las funciones cognitivas. Cuando se administra a los animales (por ejemplo, a las ratas) serotonina o ácidos grasos de cadena corta, se obtienen efectos similares a los del ayuno intermitente en el ámbito de la función cognitiva. Otro equipo de Singapur ha confirmado también este impacto del ayuno intermitente sobre la génesis de neuronas del hipocampo.[33]

En las ratas, el ayuno intermitente tiene consecuencias específicas en el equilibrio oxidativo de cada tejido: en el hígado y en el cerebro provoca un desequilibrio rédox; sin embargo, en el corazón proporciona protección contra los daños oxidativos.

El ayuno intermitente también puede practicarse un día sí y otro no, tres días por semana o por quincena... Sin embargo, estas otras formas de ayuno provocan efectos no deseados, como las migrañas, la fatiga o la acidez estomacal, que suelen aparecer veinticuatro horas después de empezar a ayunar. Por eso practicar un ayuno intermitente diario parece mejor que ayunar uno o dos días por semana. Este tipo de ayuno intermitente consiste en mantener los intestinos en reposo durante un periodo de entre doce y dieciséis horas al día, durante el cual se puede consumir toda el agua que se quiera. La opción más sencilla es saltarse el desayuno, aprovechando que el cuerpo ya ha estado ayunando toda la noche. La más completa sería abstenerse de comer entre la cena y la comida del día siguiente. Hay que tener en cuenta, desde luego, que no en todas las culturas se desayuna. Por ejemplo, en España son muchas las personas que por la mañana únicamente toman un café solo.

Eliminar el desayuno también puede tener otras ventajas, sobre todo si se tienden a desayunar alimentos ricos en azúcares y en grasas (como ocurre en Francia, donde se acostumbra a tomar tostadas con mantequilla y mermelada). Algunas personas, sin embargo, no pueden prescindir del desayuno y prefieren optar por tomar una merienda a las cinco de la tarde y saltarse la cena. Una vez más, insisto en lo siguiente: estamos hablando de un método para adultos, no para niños.

Los efectos del ayuno intermitente y de la restricción calórica sobre el riesgo de desarrollar enfermedades cardiovasculares

La Asociación Estadounidense del Corazón (American Heart Association, AHA) sostiene que el ayuno intermitente puede provocar una pérdida de peso, reducir la insulinorresistencia y limitar el riesgo de padecer enfermedades cardiometabólicas, si bien es cierto que aún no se conocen los efectos de esta técnica a largo plazo.

En 2021, un equipo británico publicó un metaanálisis en la revista *Cochrane* —que se considera el principal medio de referencia cuando se habla de rigor metodológico— en el que se investigó el impacto del ayuno intermitente en la salud cardiovascular de la población adulta.[34] Los cinco autores de aquel trabajo incluyeron dieciocho estudios con 1 125 participantes, que practicaron un ayuno intermitente durante un periodo de entre cuatro semanas y seis meses y se compararon con grupos de control. Los componentes de estos últimos grupos siguieron tomando los alimentos que deseaban (en siete estudios), o se expusieron a una restricción calórica diaria (en ocho estudios), o siguieron una u otra vía para comparar ambas opciones (en tres estudios). En ninguno de esos ensayos se incluyeron datos sobre la mortalidad por cualquier tipo de causa, la mortalidad debida a un problema cardiovascular, los accidentes cerebrovasculares, los infartos de miocardio o las insuficiencias cardiacas que, llegado el caso, se hubiesen producido en algún momento del seguimiento, lo cual se debe, probablemente, a que estos eventos no son demasiado frecuentes como para marcar una diferencia en grupos de personas tan pequeños y estudiados durante un tiempo tan breve.

En cambio, sí se recogieron los efectos a corto plazo (menos de tres meses) y a medio plazo (entre tres y doce meses). Se observó que los participantes que habían practicado el ayuno intermitente perdían en promedio más peso: casi 3 kilos, aunque hay que tener en cuenta que los datos se referían tan solo a 224 voluntarios y que los autores del análisis concluyeron que carecían de la solidez necesaria para considerarlos pruebas definitivas.

En comparación con la restricción calórica, el ayuno intermitente facilitaba una pérdida potencial de 800 gramos, si bien a mediano plazo no se apreciaban diferencias entre los 279 participantes. Cuatro estudios señalaban efectos no deseados del ayuno intermitente, en concreto la aparición de migrañas en algunos individuos. Un estudio apuntaba a una modesta mejora de la sensación de bienestar físico entre los participantes que practicaban ayuno intermitente. En cuanto al control de glucosa (nueve estudios y 582 voluntarios), no se apreciaban diferencias entre el ayuno intermitente y la restricción calórica.

Uno de los motivos por los que los datos no son tan sólidos como los que se obtienen en otros ámbitos es la imposibilidad de realizar un estudio ciego, porque los participantes saben perfectamente qué comen y a qué hora lo hacen.

En resumen, los autores dedujeron que no existe diferencia entre el ayuno intermitente y la restricción calórica en términos de beneficios para la salud cardiovascular. Así pues, cada cual puede elegir el método que más le convenga. Debemos recordar, una vez más, que las personas que más impacto notarán con el ayuno son las que padecen sobrepeso u obesidad y que aún no disponemos de datos sobre los efectos de esta técnica a largo plazo. De un modo intuitivo, parece lógico pensar que lo adecuado es dejar de practicar la restricción calórica o el ayuno intermitente una vez que el peso haya vuelto a valores normales, o bien limitar esta práctica a tan solo unas semanas en caso de que el peso de la persona ya esté dentro de lo normal. Será necesario hacer más estudios con sectores específicos de la población, como las personas con diabetes o trastornos del comportamiento alimentario.

Existe una forma más radical de ayuno, denominada «ayuno terapéutico», que ha demostrado tener un impacto positivo sobre la ansiedad y la depresión en el caso de los pacientes que padecen poliartritis reumatoide.[35]

Este método consiste en privar al organismo de la mayoría de sus aportes calóricos durante un periodo de entre una y tres semanas. Tras una semana de preparación progresiva (alimentación vegetariana, abandono del tabaco, del café y del alcohol), se proporciona una cantidad de entre 200 y 500 kilocalorías diarias (es decir, entre un 10 y un 25 % de los valores habituales). En cualquier caso, no se han hecho aún estudios acerca de los efectos de este tipo de ayuno sobre los trastornos psiquiátricos.

Mecanismo del ayuno terapéutico y riesgos en caso de que no se aplique bajo supervisión médica

El objetivo aquí es evitar la cetoacidosis, una peligrosa reacción del organismo que puede desencadenarse en el tercer día de ayuno y provocar incluso el coma en las personas vulnerables. Por eso, este tipo de ayuno debe practicarse bajo supervisión médica en clínicas especializadas. Se trata de un tratamiento muy habitual en Alemania y en Rusia, y ahora está empezando a implantarse también en otros países, como Francia.

Sin embargo, dado que con demasiada frecuencia se lleva a cabo fuera de los ámbitos sanitarios, resulta peligroso para la salud de ciertas personas. Por eso no es posible obtener cifras concretas sobre el nivel de eficacia y la frecuencia con la que aparecen los efectos no deseados. Cuando existe una vigilancia médica, un ayuno terapéutico de diez días no parece entrañar peligro para los pacientes sanos.[36] Al principio de la práctica se producirá una pérdida de proteínas, pero el ritmo de esta pérdida irá disminuyendo a medida que la cetogénesis aumente. El ayuno combinado con la actividad física no influye negativamente en la función muscular.

Hay que tener en cuenta que, para mantener un funcionamiento normal, el cerebro necesita consumir alrededor del 20 o 25 % de la ingesta energética de nuestro cuerpo, pese a que solo supone un 2 % de su peso. Así pues, se trata de un punto de gran gasto energético en nuestro organismo. Sin embargo, cuando no hay disponible suficiente azúcar, este órgano también puede consumir otros metabolitos derivados de las grasas. Ese es precisamente uno de los mecanismos que explican los efectos del ayuno terapéutico[35] y que podría ser el mismo que se activa con la dieta cetogénica.

Al finalizar el ayuno, el cuerpo pone en marcha la sanogénesis, un cambio metabólico que en cuarenta y ocho horas (una vez superada el hambre inicial) conduce a una sensación de ligereza y de bienestar. Este sería un mecanismo evolutivo que nos permitiría aumentar nuestras capacidades (especialmente, las facultades cognitivas de concentración, atención y memoria) para salir a buscar comida en nuestro entorno. Hoy en día se maneja la hipótesis de que las aportaciones alimentarias demasiado regulares (y, por lo general, demasiado abundantes) están «durmiendo» a nuestro cuerpo, lo que se traduce en el debilitamiento de nuestro sistema inmunitario y en la merma de nuestra capacidad para adaptarnos al medio.

El ayuno terapéutico debe mantenerse entre una y tres semanas. Cuando se prolonga en exceso, puede provocar carencias vitamínicas peligrosas para el cerebro. También es posible que los efectos terapéuticos de esta práctica se expliquen por la interrupción de la intoxicación del organismo (a través del tabaco, los alimentos procesados y el alcohol) y que su impacto sea menos espectacular en aquellos individuos que ya siguen una dieta sana y adecuada.

En cierta ocasión, hacia el final de un programa de radio en el que me habían invitado a participar, el presentador, de cuarenta y cinco años de edad, me confesó que había realizado una cura de ayuno y que tras ella sintió que había recuperado «la energía que tenía con treinta años».

Aunque esta sea una práctica de larga tradición (en la base de datos Medline® la referencia más antigua al ayuno terapéutico se remonta a 1904), sigue sin encontrar suficiente aceptación en el ámbito sanitario. Esta reticencia podría deberse a varios factores, como el rechazo de los pacientes o la ausencia de interés entre quienes podrían proporcionar financiación para el desarrollo de la técnica.

En resumen

El ayuno intermitente y la restricción calórica constituyen las formas de ayuno mejor toleradas, en comparación con el ayuno terapéutico, que es demasiado estricto. Actualmente no se sabe si los efectos sobre la salud mental que se han evidenciado en varios estudios proceden de la reducción de la ingesta calórica, de la limitación de la absorción de determinados alimentos nocivos (por ejemplo, aquellos que contienen muchos azúcares) o de la disminución de la frecuencia de las comidas, que mejora la salud de la microbiota intestinal.

El ayuno parece una práctica especialmente recomendable para las personas que presentan sobrepeso u obesidad. En cambio, no se aconseja en niños ni en individuos de edad avanzada. Es necesario hacer más estudios con sectores específicos de la población, como los pacientes con diabetes tipo 2 o con trastornos del comportamiento alimentario.

Comer bien para moverse bien

Algunos efectos positivos del ayuno sobre el sistema cardiovascular y el cerebro son producto de células y moléculas similares a las que se activan cuando practicamos una actividad física de manera periódica.

Sin embargo, nada puede sustituir al ejercicio. *Mens sana in corpore sano*. A menudo, las personas que padecen problemas de salud mental también presentan una mala salud física: una y otra están estrechamente ligadas.

Ejercicio físico moderado para reforzar la diversidad de la microbiota

Una actividad deportiva moderada mejora la proporción de Bacteroidetes y Firmicutes, estimula la proliferación de ciertas bacterias que modulan la inmunidad de las mucosas y también podría fortalecer la barrera intestinal y favorecer el desarrollo de bacterias capaces de producir sustancias que previenen los trastornos gastrointestinales.[37]

Cuando contemplamos a los atletas olímpicos, admiramos sus voluminosos músculos. Tras este hermoso envoltorio, se oculta una fábrica de energía potenciada, una microbiota que extrae carbón para alimentar a la locomotora.

Los corredores de élite presentan una mayor cantidad de ciertas bacterias intestinales (las Veillonella) que parecen otorgarles una ventaja metabólica para ser más resistentes, ya que reciclan el ácido láctico, que es un residuo que se acumula durante el ejercicio físico. Es probable que esta microbiota intestinal diversificada y metabólicamente favorable sea el resultado de muchos años de elevadas aportaciones de nutrientes y altos niveles de actividad física y entrenamiento, que comenzaron ya en la adolescencia y, posteriormente, se mantuvieron gracias al compromiso adulto con el deporte profesional.

Las diferencias de microbiota detectadas entre los atletas y los participantes de los grupos de control reflejan las diferencias de nivel de actividad física y cantidad de proteínas consumidas.[37] Una mayor abundancia de bacterias beneficiosas para la salud, un incremento de la diversidad microbiana y de las vías metabólicas y los metabolitos fecales (por ejemplo, los ácidos grasos de cadena corta, ese «elixir de la vida» que hemos visto en páginas anteriores) se asocian a una mejor condición física. Se ignora si las diferencias en la composición de la microbiota intestinal influyen en la eficacia de los probióticos.

Desde que sé todo esto, ya no veo igual a los grandes deportistas. Ahora soy consciente de que su organismo está perfectamente adaptado no solo a los entrenamientos repetidos, sino también a una dieta que podría servir de inspiración para toda la sociedad. Los grandes deportistas nos enseñan mucho acerca de la alimentación.

La principal función de los intestinos es digerir los alimentos y absorber los nutrientes. En los atletas se ha observado que ciertas cepas de probióticos podrían servir para mejorar su absorción de nutrientes fundamentales, como los aminoácidos de las proteínas, así como para transformar las propiedades fisiológicas de numerosos componentes alimentarios. Sin embargo, conviene no abusar: se ha demostrado que un ejercicio intenso y prolongado, sobre todo cuando hace calor, aumenta la permeabilidad intestinal.

¿Mejoran los probióticos la recuperación después de un ejercicio físico intenso?

La actividad deportiva llevada hasta el agotamiento tiene un impacto negativo en la inmunidad porque reduce el número y la eficacia de las células inmunitarias. Por otra parte, la contracción muscular aumenta al mismo tiempo tanto las moléculas inflamatorias como las antiinflamatorias. Se ha observado que cuando se toman cepas probióticas antiinflamatorias bien seleccionadas, la recuperación tras un ejercicio físico dañino para los músculos es mejor.

Aproximadamente, el 70% del sistema inmunitario se encuentra en los intestinos y, de hecho, se ha demostrado que una suplementación con probióticos favorece una respuesta inmunológica sana. En los atletas, determinadas cepas probióticas pueden reducir la frecuencia, la gravedad y la duración de las infecciones de las vías respiratorias altas. Además, es posible que aumenten el cociente CD4+/CD8+, la capacidad respiratoria máxima y la resistencia. Por último, cabe señalar que la dieta sin gluten es muy popular entre los atletas: ellos aseguran que les permite mejorar su rendimiento, aunque aún no hay suficientes pruebas científicas que lo corroboren.[18]

> **En resumen**
>
> La actividad física es imprescindible para el buen funcionamiento del organismo. La práctica de sesiones alternas de cardiología y musculación, por una parte, y de actividades grupales, por otra, parece ser el mejor modo de mejorar la salud mental a través de la actividad física y encontrar el equilibrio entre la alimentación y el gasto energético.

Comer bien para dormir bien

En 2016 se publicó en la revista *Advances in Nutrition* una síntesis de los estudios científicos realizados hasta la fecha acerca de la influencia de la alimentación sobre nuestro sueño.[38]

Hoy en día existen análisis de que un exceso de azúcar está ligado a un sueño más corto y menos profundo (lo que nos impide recuperarnos) y a un aumento del sueño paradójico (que es aquel en el que estamos soñando, pero sin descansar realmente). Por su parte, una dieta rica en grasas aumenta el número de despertares nocturnos, reduce el tiempo en el que soñamos y merma la eficiencia del descanso (es decir, la parte del tiempo total que pasamos en la cama durmiendo realmente). Sin embargo, aún no se han examinado los efectos a largo plazo en ensayos controlados aleatorizados.

De acuerdo con varios estudios, la dieta mediterránea mejora la calidad del sueño, mientras que el consumo de bebidas con abundante azúcar lo altera. Otros alimentos, como los productos lácteos, el pescado, la fruta y la verdura favorecen el sueño.

Sea como sea, los estudios disponibles por ahora son demasiado heterogéneos, demasiado cortos y demasiado modestos como para extraer de ellos conclusiones definitivas. Hay incluso un estudio japonés que sostiene que comer ostras y alimentos ricos en zinc favorecen la conciliación del sueño y la eficiencia del descanso. Comer dos kiwis una hora antes de irse a la cama reduciría, al cabo de cuatro semanas, los despertares nocturnos.

Otra síntesis de veintinueve estudios publicada en 2021 en la prestigiosa revista *Sleep Medicine Reviews* concluye que una alimentación sana mejora la calidad del sueño, mientras que una dieta con más cantidades de alimentos procesados y ricos en azúcares la empeora.[39] Sin embargo, como no se ha realizado un seguimiento a largo plazo de los participantes, aún no es posible asegurar con rotundidad que exista una verdadera relación de causa-efecto. Con todo, los autores de esta síntesis destacan que es probable que aquí entre en juego la influencia de la alimentación en la inflamación y el eje intestinos-cerebro.

Tomar demasiada azúcar por la noche altera el sueño
Un desequilibro del azúcar en el organismo (como ocurre cuando se padece diabetes) puede aumentar los niveles de serotonina en el cerebro y, en consecuencia, modificar el apetito y despertar nuestras ganas de consumir alimentos dulces, lo que explica la conexión tan estrecha que existe entre diabetes y depresión.[40, 41] Además, si en el momento de acostarnos experimentamos un pico glucémico, es posible que unas horas más tarde suframos una hipoglucemia reactiva, que podría perturbar nuestro descanso. Así pues, no es recomendable consumir demasiado azúcar antes de ir a la cama para evitar este efecto rebote.

Dime qué comes y te diré si eres una persona madrugadora o una persona nocturna: la alimentación regula nuestro reloj interno. Los madrugadores suelen mantener una alimentación más sana, basada en mayor medida en verduras y productos lácteos y menos en alcohol, café, carnes, azúcares refinados y grasas saturadas. Aunque aún no se dispone de suficientes estudios en los seres humanos, los datos al respecto sobre los animales son muy sólidos.[42]

Una comida constituida en un 40% por proteínas favorece la síntesis de catecolaminas, como la adrenalina y la noradrenalina, relacionadas principalmente con el estrés y el estado de alerta.[43] Para la cena, es preferible elegir específicamente alimentos ricos en triptófano, como los productos lácteos, las proteínas de soya o las almendras con un poco de azúcar (es el equivalente a la clásica taza de leche caliente con miel que tiempo atrás se daba a los niños antes de que se fueran a la cama).

En resumen

Tomar demasiadas calorías por la noche (ya sea por una alimentación rica en proteínas, en azúcares rápidos o en grasas) puede contribuir a que se mantengan trastornos del sueño.

CAPÍTULO 6

La importancia de la hidratación

Hidratación y salud mental

Lo mejor que puedes hacer cuando sientas un descenso de energía es saltar diez veces (de ese modo aumentarás el flujo de sangre que llega a tu cerebro) y beber agua (que pasará a tu sangre y mejorará tu presión arterial y, en consecuencia, el riego de tus tejidos). La hidratación es crucial para el correcto funcionamiento del cerebro. El agua interviene en numerosas reacciones químicas del cuerpo y desempeña un papel fundamental en la eliminación por la vía renal y la hidratación de las heces (en caso de deshidratación, aparece el estreñimiento, ya que el cuerpo se ve obligado a retener toda el agua que esté a su disposición).

Hidratarnos para que nuestro cerebro funcione bien

Un estudio iraní ha demostrado que las personas que consumen menos de dos vasos de agua al día presentan dos veces más riesgo de desarrollar una depresión que aquellas que beben cinco vasos o más.[1] De acuerdo con otro estudio estadounidense, en el caso de las mujeres la cantidad de agua consumida cada día está directamente relacionada con su estado general de ánimo.[2]

La Comisión Europea recuerda que es necesario tomar al menos 2 litros de agua diarios para mantener un adecuado rendimiento cognitivo.[3] Si eres de esas personas que no se hidratan bien, te daré un truco: empieza tu día llenando dos botellas de agua de 1 litro y márcate el objetivo de beberlas antes de que acabe el día, empezando por un gran vaso en cuanto te levantes. No obstante, puedes reducir esa cantidad consumiendo alimentos ricos en agua, como verduras, lechugas o sopas.

Un extraordinario estudio realizado utilizando técnicas de imagen médica para analizar a una serie de individuos sanos ha demostrado que la deshidratación va ligada a cambios significativos en los volúmenes de las áreas cerebrales, lo que sugiere que hidratarse correctamente es esencial para el buen funcionamiento del cerebro.[4] Los autores sostienen que una deshidratación crónica podría provocar alteraciones cerebrales como el alzhéimer, dado que las personas mayores sienten menos sed.

El consumo de agua afecta directamente al rendimiento cognitivo después de realizar un ejercicio de resistencia en carrera o caminata.[5] Además, la sensación de sed merma la capacidad de reaccionar rápidamente.[6] Una mera pérdida de un 1% del peso del cuerpo en agua basta para alterar nuestra memoria de trabajo.

Pasar de consumir menos de 1.2 litros de agua diarios a tomar más de 2 litros mejora la calidad del sueño y la sensación de estar bien despiertos durante el día.[7] Por el contrario, reducir el consumo de agua disminuye las emociones positivas, la serenidad y el bienestar.

Los niños que toman más agua presentan mejores resultados en atención visual y memoria, con una relación dosis-efecto que se observa también en los adultos.[8, 9]

En resumen

Para el correcto funcionamiento del cerebro, es necesario beber grandes cantidades de agua.

¿Qué es mejor, el agua de la llave o el agua embotellada?

Tanto las aguas embotelladas como las de manantial son de origen subterráneo. Está permitido someterlas a ciertos tratamientos (aunque siempre dentro de unos límites) para reducir la concentración de algunos elementos potencialmente perjudiciales para la salud, aunque en realidad solo las aguas embotelladas pueden ser motivo de preocupación sanitaria, debido a su alto contenido en minerales: las sulfatadas tienen un efecto laxante, pero las ricas en calcio pueden servir para complementar una dieta o una medicación. Las aguas de manantial, por su parte, pueden suministrarse sin problema a los lactantes.

En la actualidad, no existen estudios sobre los efectos del agua embotellada en el funcionamiento del cerebro. Sin embargo, se ha demostrado que el consumo de este líquido ayuda a regular la presión arterial, la glucosa en la sangre, los triglicéridos y el colesterol HDL, lo cual podría servir para proteger este órgano.[10] De todas formas, no todas las aguas embotelladas son adecuadas para el consumo cotidiano, precisamente por su alto contenido en minerales, que puede llegar a ser tóxico.

En cualquier caso, aquí van cuatro argumentos a favor del consumo del agua de la llave: la calidad de esta agua puede variar de una región a otra en función de su origen y de su tratamiento, pero algunos países hacen controles muy estrictos. En el caso de Francia, por ejemplo, se analizan más de sesenta parámetros;* el transporte de agua constituye un verdadero problema ecológico, no solo por el carbono que se emite durante este traslado, sino también por el plástico fabricado para las botellas, del que solo se recicla una parte (en Francia, en 2018, apenas un 25%);** el agua de manantial es, en prome-

---

* En España el agua potable debe cumplir lo dispuesto en la Directiva de la Unión Europea (98/83/CE) de agua potable. Además, de acuerdo con un estudio hecho en 2022 por la empresa privada de filtración de agua TappWater (<https://tappwater.co/es/blog/calidad-del-agua-del-grifo-en-espana/>), el 99.5% del agua de filtro en España es totalmente segura para su consumo. *(N. de la T.).*

** De acuerdo con la organización sin ánimo de lucro Ecoembes, en 2020 se

dio, 46 veces más cara que el agua de la llave, y el agua embotellada es 116 veces más cara, por lo que existen motivos de peso para dudar de la conveniencia de su consumo; por último, en un estudio con ratas realizado en China y publicado en 2016 se demostró que, en comparación con el agua pura (es decir, sin oligoelementos), el agua de la llave mejora las funciones del aprendizaje y la memoria tanto como el agua embotellada.[11]

¿Agua de la llave enriquecida con litio?

Los japoneses se han interesado por una innovadora estrategia, que consiste en añadir litio al agua de la llave para prevenir el suicidio, que en su país alcanza índices especialmente elevados. El litio es un ion que está presente de manera natural en la tierra y en el agua. Se ha observado una relación entre el consumo de agua de la llave con litio y una reducción de las experiencias psicóticas entre los adolescentes, así como una disminución del riesgo de desarrollar demencia y síntomas depresivos.[12] Sin embargo, esta agua también podría alterar la función tiroidea, del mismo modo que lo hace el litio cuando se toma como medicamento.[13]

En resumen

El consumo de agua de la llave es adecuado en países que cuenten con controles estrictos. De hecho, incluso se desaconseja el agua embotellada porque plantea problemas medioambientales. Además, no se ha demostrado que aporte beneficios a la salud en el caso de aquellas personas que no presentan patologías crónicas específicas.

---

recicló en España el 41.33% de los envases de plástico producidos (<https://www.miteco.gob.es/content/dam/miteco/es/calidad-y-evaluacion-ambiental/publicaciones/tabladatosenvasesyresiduosdeenvases2020_tcm30-542744.pdf>), aunque en los datos publicados no se diferencia entre los envases correspondientes al agua y los correspondientes a otros líquidos. (*N. de la T.*).

¿Es necesario filtrar el agua?

Las jarras y llaves especiales para filtrar el agua han estado muy de moda, pero hoy en día se encuentran en tela de juicio. En la actualidad no existe ningún estudio científico que haya demostrado que en los seres humanos el agua filtrada sea buena para la microbiota intestinal o el funcionamiento del cerebro.

¿Refrescos o jugos?

Ni lo uno ni lo otro. Sé que esta es una mala noticia para los amantes de los refrescos, pero la única bebida realmente recomendable es el agua. En cuanto a los jugos de fruta, contienen abundantes azúcares rápidos y aumentan el riesgo de desarrollar cáncer.[14]

Si estás en la terraza de un bar y quieres pedir una bebida, lo ideal es que optes por una limonada natural sin azúcar o una toronja exprimida. Evita los jugos de fruta embotellados, que habrán perdido ya la mayoría de sus nutrientes (de hecho, la vitamina C se degrada rápidamente en contacto con el oxígeno). En su lugar, puedes elegir un agua con gas aderezada con una rodaja de limón. Todas las demás bebidas contienen, en general, azúcares o alcohol. Por supuesto, de vez en cuando hay que darse un gustito. A mí, por ejemplo, me encanta el Spritz.

Si eres adicto a los refrescos, te dejo por aquí un pequeño truco: bebe un vaso de agua antes de consumirlos. De ese modo, apagarás tu sed, lo que, por lo general, bastará para que te des cuenta de que lo que en realidad te estaba pidiendo tu cuerpo era agua, y no un refresco.

Por cierto, que los fans de los refrescos cero azúcar no se rebelen: las investigaciones sobre los edulcorantes intensos que ha llevado a cabo la Agencia Nacional de Seguridad Sanitaria de la Alimentación, el Medio Ambiente y el Trabajo de Francia (Anses) indican que su consumo no aporta ningún beneficio para el control del peso ni para la mejora de la glucemia en las personas diabéticas. Tampoco mejora la incidencia de la diabetes tipo 2.[15] Antes al contrario: parece que los refrescos *light* o cero incluso podrían aumentar el riesgo de padecer esta enfermedad.

¿TÉ O CAFÉ?

Un reciente metaanálisis indica que el café previene la depresión, con un pico protector situado alrededor de los 400 miligramos de cafeína al día, aunque la relación dosis-efecto comienza ya con 150 miligramos de cafeína diarios.[16] También el té parece tener un efecto protector. Sin embargo, hay que ser prudentes: los efectos secundarios del café a veces son superiores a sus beneficios. Algunas personas sufren taquicardias o crisis de angustia cuando consumen demasiado café (tres o más tazas al día). El efecto psicoestimulante de esta bebida desaparece en unos días. En cualquier caso, este producto no incrementa las funciones cognitivas y en ocasiones genera un marcado síndrome de abstinencia, que se manifiesta a través de migrañas incapacitantes.

En resumen

El agua sigue siendo la mejor bebida. Hidratarse es fundamental para la salud del cerebro. No se ha demostrado que el agua embotellada aporte beneficios específicos, pero sí se sabe que el costo medioambiental de este producto es elevado. El café y el té son buenos para la salud, siempre y cuando se consuman con moderación.

TERCERA PARTE

Complementos alimenticios beneficiosos para la microbiota y el cerebro

---

En vista de lo que sabemos hoy acerca de la importancia de la microbiota para nuestro bienestar, ¿cómo podemos darle un empujoncito a nuestra dieta para que nos proporcione lo que necesitamos y así mantener una buena salud mental?

La salud psíquica no se limita al cerebro. Al igual que hice en la parte anterior, aquí empezaré facilitando los datos más sólidos de los que se dispone hoy en el ámbito científico: la información sobre los omega-3. Después presentaré los diferentes complementos alimenticios que parecen ser prometedores.

Con el fin de evitar que el texto sea demasiado pesado, he colocado por separado algunos datos que permitirán a los lectores curiosos entender por qué determinados resultados pueden parecer contradictorios o no confirmados, a pesar de que se hayan publicado ya varios estudios al respecto.

TERCERA PARTE

Complementos alimenticios beneficiosos para la microbiota y el cerebro

CAPÍTULO 7

¿Es necesario tomar complementos alimenticios?

Las vitaminas, los minerales, los aminoácidos y los ácidos grasos esenciales que encontramos en la mayoría de nuestros platos también pueden tomarse como suplementos, en forma de complementos alimenticios, cuando nuestra dieta no nos los proporciona en cantidad suficiente.

Los suplementos nutricionales se suelen utilizar para:

- Complementar una dieta inadecuada (o resolver carencias detectadas en la sangre mediante un análisis, por ejemplo), con el fin de alcanzar los aportes o niveles de nutrientes recomendados.
- Suministrar nutrientes específicos en dosis más elevadas de las habituales para obtener determinados beneficios fisiológicos.
- Proporcionar nutrientes en forma de mayor biodisponibilidad en el caso de individuos con ciertas características genéticas o problemas de salud que puedan provocar una deficiente absorción alimentaria.

Los complementos se pueden fabricar de manera sintética o bien obtenerse directamente de los alimentos y suelen presentarse en forma de sustancias como vitaminas (por ejemplo, ácido fólico o colecalciferol), minerales alimenticios (como zinc o magnesio), prebióticos y probióticos (procedentes de cepas específicas de bacterias intestinales), ácidos grasos poliinsaturados (por lo general, en forma de omega-3 extraídos de aceites de pescado) o aminoácidos (por ejemplo, N-acetilcisteína o glicina).

¿Alimentación natural o complementos alimenticios?

Los complementos alimenticios se usan con mucha frecuencia. En Estados Unidos, de hecho, más de la mitad de los adultos toman algún tipo de suplemento nutricional. Sin embargo, no hay pruebas de que este consumo a gran escala esté reduciendo la incidencia de las enfermedades o la mortalidad (de hecho, son muchos los ensayos de gran calidad que lo han negado, por ejemplo, en el caso de las vitaminas D y E). Pero estos resultados no deben desalentarnos: incluso la aspirina, a pesar de ser una molécula fundamental para el tratamiento del infarto de miocardio y la prevención de sus recidivas, no ha demostrado ser eficaz como método de prevención primaria en la población general, es decir, en personas que aún no han sufrido su primer infarto.

Es poco probable que los complementos alimenticios estándares puedan cubrir todos los nutrientes que necesita nuestro cuerpo. Mientras que los alimentos completos contienen vitaminas y minerales en diferentes formas, los suplementos nutricionales solo los proporcionan de una única manera. Por ejemplo, la vitamina E se presenta en estado natural en ocho formas diferentes, pero los complementos alimenticios solo pueden proporcionarnos una de ellas.

En un metaanálisis se ha constatado que las intervenciones dietéticas mejoran la salud física de los pacientes con problemas mentales (depresión, ansiedad, trastorno bipolar, esquizofrenia, déficit de atención con o sin hiperactividad y autismo) y también permiten resolver el exceso de determinados componentes de los alimentos, como la sal, que es un factor clave de la mortalidad prematura. Mejorar la calidad de la dieta permite actuar sobre todas las causas de defunción, pero no se ha demostrado que tomar complementos alimenticios aumente la esperanza de vida.

Tampoco ningún suplemento nutricional ha probado ser capaz de mejorar las funciones cognitivas en la población general, lo cual no quiere decir que no existan moléculas útiles para tratar los trastornos cognitivos de determinados sectores de la población.

Actualmente está aumentando el interés de los investigadores y los médicos en la aplicación de los complementos alimenticios en el tratamiento de diversos trastornos mentales. Esta creciente atención de la ciencia hacia los suplementos nutricionales se explica en parte por una mejor comprensión de los fundamentos neurobiológicos de la enfermedad mental y de la acción de determinados nutrientes como terapia complementaria.

La utilidad de ciertos nutrientes para el tratamiento de los trastornos mentales

Una serie de recientes investigaciones clínicas ha puesto de manifiesto que muchos trastornos mentales están asociados a unos niveles más altos de los marcadores del estrés oxidativo y la inflamación. El efecto antioxidante y las propiedades antiinflamatorias de ciertos complementos alimenticios (como la N-acetilcisteína y los omega-3) indican que estas moléculas podrían ser beneficiosas para el tratamiento de esas dolencias psíquicas provocadas o exacerbadas por un incremento de la inflamación y el estrés oxidativo.

En la actualidad existen numerosos datos procedentes de estudios a gran escala que confirman una relación entre los trastornos psicóticos y del estado de ánimo con una carencia de nutrientes esenciales, como el zinc, los folatos y la vitamina D. Además del potencial teórico que presentan los complementos alimenticios para actuar sobre determinados aspectos de las enfermedades mentales, hay numerosos ensayos clínicos y metaanálisis que se centran en su uso dentro de los tratamientos psiquiátricos. También se dispone de algunos datos sobre su eficacia para la prevención. Entre 2016 y 2019 se publicaron veintiséis metaanálisis acerca de la eficacia de los complementos alimenticios en el terreno de la salud mental; desde 2012 se han publicado otros treinta y tres. En total, en esos estudios se ha observado a 10 951 pacientes con trastornos mentales graves (depresión, trastorno por déficit de atención con o sin hiperactividad, esquizofrenia, trastorno bipolar, TOC y trastorno de ansiedad), a los que se ha suministrado, suplementos nutricionales, o un placebo. En las siguientes páginas veremos los resultados obtenidos, nutriente a nutriente.

Algunos complementos alimenticios podrían ser necesarios para una parte importante de la población que no dispone de medios (económicos o geográficos) para acceder a una alimentación con todos los nutrientes esenciales, sobre todo en el caso de los omega-3 y la vitamina D. Examinaremos algunas de sus propiedades en los próximos capítulos.

En resumen

Aunque los complementos alimenticios no puedan sustituir una alimentación sana y natural, hay ciertos nutrientes específicos que han demostrado poseer propiedades terapéuticas y preventivas, incluso en el terreno de la salud mental.

Nuestra dieta moderna occidental no es la que mejor responde a nuestras necesidades. De hecho, puede potenciar ciertas patologías crónicas, entre ellas las mentales.

CAPÍTULO 8

Alfa y omega(-3)

Los omega-3: los grandes campeones de los complementos alimenticios

«Ya estás otra vez hablando de eso». Eso es lo que me dice mi hermana cada vez que le hablo de los omega-3 y de la vitamina D, mis dos grandes caballos de batalla. No hay un paciente que salga de mi consultorio sin llevarse un consejo sobre los omega-3. Y hago todo lo posible para que el sistema público de salud en Francia financie los suplementos basados en estos ácidos. Ahora te explicaré por qué.

Los omega-3 son los ácidos grasos más comunes en el cerebro. El más abundante de todos ellos es el ácido eicosapentaenoico (EPA), que en caso de necesidad puede convertirse en ácido docosahexaenoico (DHA), fundamental para el neurodesarrollo.

Para profundizar un poco más: las funciones de los omega-3

El cuerpo humano no puede sintetizar los omega-3 por sí mismo, a diferencia de lo que ocurre con los ácidos grasos saturados y los monoinsaturados. Gracias a su fluidez, los omega-3 son capaces de cumplir múltiples funciones, como, por ejemplo, el transporte de vesículas, que son unos pequeños sacos que contienen neurotransmisores. Una alteración en estos ácidos puede provocar disfunciones en la comunicación entre neuronas.

Los omega-3 también son necesarios para convertir la serotonina en melatonina, la hormona que induce el sueño. Por eso se piensa que las personas a las que les cuesta quedarse dormidas podrían beneficiarse de la ingesta de omega-3, aunque aún no se ha estudiado este posible efecto. Pero esto no es todo: los omega-3 pueden fomentar el crecimiento de las bacterias *Bifidobacterium* en nuestra microbiota intestinal y reducir la presencia de *Enterobacteriaceae*.[1,2]

Entre estos ácidos, el EPA ha mostrado ser el más eficaz para el tratamiento de la depresión y la hiperactividad en los niños (como veremos en el capítulo 11, «Recomendaciones para los niños», página 181), mientras que el DHA está más indicado para la ansiedad y la timidez.

Los efectos positivos de los omega-3 de acuerdo con las autoridades sanitarias europeas

Las autoridades sanitarias europeas han aceptado las siguientes declaraciones para la comercialización de los omega-3:

- La dosis diaria recomendada de ácidos grasos omega-3 en el caso de los adultos es de 250 miligramos de DHA y de 250 miligramos de EPA, aunque esas cantidades son muy inferiores a las que se han utilizado en los ensayos terapéuticos sobre salud mental.
- Una dosis de 2 gramos de ALA al día contribuye al mantenimiento de un índice estable de colesterol.
- Los alimentos que contienen al menos 40 miligramos de DHA por cada 100 gramos de producto y por cada 100 kilocalorías pueden presentarse con una declaración que indique que contribuyen al funcionamiento normal del cerebro y que mejoran la memoria. No obstante, se debe informar al consumidor que para obtener este efecto beneficioso debe alcanzar un consumo diario de 250 miligramos de DHA.

Resulta muy difícil conseguir la cantidad diaria correcta de omega-3 exclusivamente a través de nuestra dieta occidental. Tal vez podríamos lograrlo si consumiéramos a diario pescados de agua fría (como el atún, el salmón o la caballa), pero algunas autoridades sanitarias, como la Agencia Nacional de Seguridad Sanitaria de la Alimentación, del Medio Ambiente y del Trabajo de Francia, recomiendan no superar las dos raciones semanales, por el riesgo ligado a la intoxicación con mercurio. Además, hay que tener en cuenta que, si estos peces llevan varios meses congelados, es imposible garantizar que mantengan sus niveles de omega-3, que, por otra parte, también dependen del momento del ciclo de reproducción en el que se hayan pescado y de si los ejemplares proceden o no de piscifactorías (los salvajes tienen más omega-3). El caviar es tres veces más rico en estos ácidos que el salmón: una cucharada de estas huevas aporta un gramo de omega-3, es decir, la mitad de la dosis diaria recomendada. Sin embargo, sigue siendo un producto poco democrático. Las semillas de chía también poseen una gran cantidad de omega-3, siempre y cuando se conserven correctamente (10 gramos de semillas aportan más de 2 gramos de omega-3, pero cuidado: se trata de ALA, y no de EPA ni de DHA).

Fuentes vegetales de omega-3

Los omega-3 de origen vegetal, como el ALA, presentan una tasa de conversión en DHA variable. Se calcula que hasta el 75% de estos ácidos podría perderse durante el proceso.

Las semillas de chía son cada vez más populares y hoy pueden encontrarse en la mayoría de las grandes superficies comerciales. «Chía» procede de un antiguo vocablo náhuatl. Los antiguos aztecas y mayas proporcionaban semillas de chía a los mensajeros que tenían que recorrer largas distancias. La chía es rica en omega-3, minerales, fibra y triptófano, un aminoácido esencial precursor de la serotonina, que, a su vez, es el neurotransmisor implicado en la regulación del estado de ánimo, el apetito y el sueño.

Además, una adecuada proporción entre los omega-3 (que son antiinflamatorios) y los omega-6 (proinflamatorios) es fundamental para mantener el equilibrio promedio del estado de inflamación del organismo. La relación ideal entre omega-6 y omega-3 debería ser de uno y cinco, pese a que en nuestra dieta actual es de diez, debido a un déficit en omega-3.[3] Para reducir este desequilibrio, también sería necesario limitar el consumo de alimentos ricos en omega-6, sobre todo las grasas animales (tocino, grasa de pollo, cerdo o pato, mayonesa...) y los aceites procedentes de semillas (soya, ajonjolí, girasol o pepitas de uva).

Nota: el aceite de nuez contiene más omega-6 que el aceite de canola, pero el contenido en omega-3 de ambos es similar.

Varios metaanálisis realizados a partir de numerosos estudios han demostrado que existe una reducción de los niveles de omega-3 en determinados trastornos psiquiátricos, particularmente en la esquizofrenia (metaanálisis de catorce estudios),[4] el TDAH (nueve estudios),[5] la depresión (catorce estudios),[6] el trastorno bipolar (seis estudios)[7] y la demencia (diez estudios).[8] Por eso recomiendo a mis pacientes de manera casi sistemática que tomen suplementos de estos ácidos.

La eficacia de los omega-3 en el caso de la depresión

Trescientos sesenta y ocho metaanálisis han explorado los efectos de los omega-3 sobre la salud, y estos son algunos de los principales resultados en materia de salud mental.

Las personas con depresión presentan con más frecuencia carencias de omega-3 en la sangre. Sin embargo, no servirá de nada que le pidas a tu médico de familia que te haga un análisis de este tipo de ácidos: no es una práctica clínica habitual.

Los omega-3 han demostrado ser eficaces en el tratamiento de la depresión,[8] especialmente cuando se combinan con antidepresivos.[9] Su eficacia, en concreto, es proporcional a la dosis de EPA recibida (trece estudios, 1233 participantes).[10] Sin embargo, no se ha probado que ayuden a prevenir las recaídas en esta enfermedad.[11]

Los beneficios de los omega-3 contra la depresión y la inflamación

El EPA parece ser el responsable de la eficacia de los omega-3 en el tratamiento de la depresión, pese a que el DHA sea el principal constituyente estructural de las células del cerebro (de hecho, el EPA tan solo representa el 1% de los omega-3 presentes en este órgano).[12] Esto podría explicarse por las propiedades protectoras específicas del EPA. El DHA, en cambio, podría dañar el cerebro si se consume en exceso. No en vano, el DHA es el omega-3 más insaturado, es decir, el que presenta mayor riesgo de oxidación, lo que lo convierte en un posible peligro para el ADN y las células cerebrales, al menos según los modelos animales.[13] Los omega-3 son eficaces en la mayoría de los pacientes depresivos, con o sin comorbilidad, cuando se administran en dosis de entre 700 y 4400 miligramos al día de EPA o en fórmulas de EPA y DHA constituidas en más de un 50% de EPA. Los metaanálisis (es decir, las síntesis de varios estudios) que no han observado este efecto son precisamente los que engloban menos ensayos, como, por ejemplo, aquellos realizados con mujeres embarazadas: solo 3 con 121 pacientes en total, unas cifras realmente bajas. Sin embargo, los omega-3 solo han demostrado ser eficaces en el tratamiento de la depresión cuando esta va asociada a una patología crónica somática, particularmente una enfermedad cardiovascular.[14]

Los individuos que presentan menores niveles de omega-3 se exponen a un mayor riesgo de desarrollar una depresión cuando reciben un tratamiento con interferón alfa (INF-α), mientras que una suplementación con omega-3 los protege de este peligro, probablemente porque permite a su organismo restablecer sus reservas de estos ácidos de acción antiinflamatoria. Se ha demostrado que los pacientes deprimidos con altos niveles de inflamación responden mejor a los omega-3.[15]

La eficacia de los omega-3 en el caso de los trastornos de ansiedad

Los omega-3 también han mostrado su utilidad en el tratamiento de la ansiedad (diecinueve estudios con 2240 participantes de once países),[16] especialmente en aquellos pacientes que reciben dosis superiores a 2 gramos al día. Cabe destacar que las fórmulas más ricas en DHA son las que parecen tener mayor efecto, sobre todo si la ansiedad está asociada a enfermedades psicosomáticas crónicas.

Omega-3 y trastornos de ansiedad

Los pacientes que sufren ansiedad asociada a su salud física (por ejemplo, miedo a padecer una enfermedad) a menudo presentan carencias de omega-3. Sin embargo, administrar estos ácidos no mejora los síntomas de la ansiedad y la depresión en aquellos enfermos cuyos cuadros clínicos no se hayan diagnosticado específicamente como algún tipo de trastorno ansioso psiquiátrico (como pánico, agorafobia o trastorno de ansiedad generalizada, por ejemplo).

La eficacia de los omega-3 en el caso de la agresividad

Los omega-3 han demostrado ser útiles para combatir la agresividad en un metaanálisis que incluía cuarenta estudios y más de 7 000 participantes.[17] También han probado servir para aumentar la resistencia frente al estrés en los individuos sanos.

La eficacia de los omega-3 para el rendimiento cognitivo

Las capacidades cognitivas del cerebro se evalúan mediante test neuropsicológicos. El más conocido de todos ellos es el del cociente intelectual. Al igual que existen diferentes habilidades dentro del rendimiento deportivo, el cerebro presenta las suyas propias: concentración, memoria y flexibilidad mental. El 50 % de ellas dependen de la genética, mientras que el otro 50 % está ligado a la nutrición, las infecciones y el entorno en el que se desarrolla el cerebro, así como a la estimulación que recibe durante la primera infancia, la niñez y la adolescencia.

Aunque el omega-3 DHA sirve para prevenir el deterioro relacionado con el envejecimiento, no ha demostrado incrementar el rendimiento cognitivo de los adultos sanos de mediana edad. Tampoco lo incrementan los demás omega-3 ni las vitaminas B y E. El resto de los complementos alimenticios no se han estudiado desde esta perspectiva.[18]

Lo mejor para aumentar el rendimiento cognitivo, en cualquier caso, es dormir bien, alimentarse adecuadamente, practicar deporte, rodearse de personas inspiradoras y tener proyectos que den sentido a nuestra existencia.

La eficacia de los omega-3 en el caso de los trastornos bipolares

Los pacientes que padecen trastornos bipolares presentan niveles muy bajos de omega-3, especialmente de DHA.[7] Hoy en día, a partir de un metaanálisis de ocho estudios y 338 pacientes, se recomienda proporcionarles estos ácidos para mejorar los síntomas de la depresión bipolar.[19]

La eficacia de los omega-3 en el caso de las esquizofrenias

No se ha demostrado que los omega-3 sean eficaces para prevenir la transición psicótica en los adolescentes que presenten un alto riesgo de desarrollar psicosis. No obstante, tienen un ligero impacto positivo sobre los síntomas una vez que la enfermedad ya apareció.[20]

Los omega-3 mejoran los niveles de triglicéridos, lo cual puede ser útil en los pacientes con alteraciones metabólicas que puedan agravarse con la ingesta de antipsicóticos.

Omega-3 y esquizofrenia

La esquizofrenia se ha relacionado con alteraciones del metabolismo lipídico del cerebro. En concreto, hay un subgrupo de pacientes con anomalías de la esfingomielina que podría presentar una alteración de la dopamina y un perfil clínico más grave.[21] En el momento en el que escribo estas líneas, no existen suficientes datos para saber si estos ácidos son eficaces en los primeros episodios psicóticos, ya que los resultados obtenidos hasta ahora son contradictorios.[20, 22, 23]

La eficacia de los omega-3 en neurología

Las propiedades de los omega-3 no se limitan al terreno de la psiquiatría: dos estudios sobre los resultados de doce meses de tratamiento también han demostrado que estos ácidos son positivos en el caso de las anomalías motoras neurológicas de la enfermedad de Huntington, una patología neurológica de origen genético.[24]

Omega-3 y embarazo

En las mujeres embarazadas, una toma diaria de 200 miligramos de DHA, además de la dosis diaria recomendada, es beneficiosa tanto para la salud de la madre como para la del feto. Los omega-3 también son adecuados para prevenir la depresión posparto.[25]

La importancia de los aceites ricos en EPA

Los aceites con alto contenido en EPA han demostrado servir para prevenir la depresión durante el embarazo y la lactancia. En cambio, los aceites con abundante DHA solo han probado ser eficaces durante el embarazo.

La dosis recomendable de la combinación de EPA y DHA es de 1.8 gramos diarios en promedio, y la de DHA puro, de 400 miligramos diarios (las dosis estudiadas iban de 300 miligramos de DHA puro a 3.4 gramos diarios de la combinación EPA y DHA).

En resumen

Tomar complementos de este tipo de ácidos parece ser recomendable para aquellas poblaciones cuyas dietas contengan niveles de omega-3 muy inferiores a los aconsejados. Los beneficios que aportan son múltiples. Por ejemplo, estos ácidos son útiles en el tratamiento de la depresión, sobre todo en sus formas más graves. Para lograr un efecto terapéutico, por lo general se necesitará una dosis de 2 gramos de omega-3 al día, siempre y cuando al menos el 50% de esa cantidad corresponda al EPA. En cambio, los suplementos de omega-3 no han demostrado ser eficaces para prevenir la aparición de un episodio depresivo.

CAPÍTULO 9

Vitaminas y minerales

La vitamina D: ¿una cuestión de fe?

«¿Tú crees en la vitamina D? ¡Yo no!». Eso es lo que me decía en 2013 un compañero, médico residente en el hospital de Pitié-Salpêtrière, en París. En 2019 descubrí que había algunos especialistas en psicogeriatría que se negaban a recetar vitamina D3 a sus pacientes porque pensaban que se trataba de un truco de los laboratorios para vender sus pastillas. Estos dos ejemplos ilustran hasta qué punto fue una desgracia que a una molécula como esta se la etiquetara como «vitamina». De hecho, cada vez que tengo que pronunciar la palabra «vitamina» en una conferencia o en una reunión, me siento incómodo, como si estuviera obligado a pedir perdón por ello y a demostrar inmediatamente después que soy una persona seria.

Y, sin embargo, desde el punto de vista etimológico, la palabra «vitamina» deriva indirectamente de la misma raíz que «vida» y «vitalidad». Desgraciadamente, muchos médicos la relegan al ámbito de las FakeMeds, de esos talismanes placebo que se dan a las personas que no están «realmente» enfermas. Además, la palabra «vitamina» ha acabado aplicándose a moléculas con propiedades sumamente diferentes: algunas se almacenan en las grasas y tienen efectos sobre la inmunidad, la retina, la coagulación de la sangre o el estrés oxidativo, mientras que otras son absorbidas directamente por el cerebro y contribuyen a la síntesis de neurotransmisores como la serotonina o la dopamina.

Por eso, más que de vitamina D, voy a hablar de colecalciferol, que es su otra denominación científica. Así pareceré alguien más serio.

El colecalciferol es el precursor de una potente hormona esteroidea (el calcitriol) y, además, se trata de la única vitamina que el cuerpo humano sintetiza bajo la acción del sol. Esta síntesis depende de los pigmentos de la piel (el fototipo), la contaminación del aire, el uso de cremas de protección solar, la latitud, la estación del año y la hora del día en la que se produzca la exposición. La primera utilidad del colecalciferol que se identificó en su momento fue su participación en el metabolismo óseo y la absorción del calcio.

El papel de la vitamina D en nuestro organismo

Los receptores del colecalciferol se expresan en más de treinta tejidos del cuerpo humano, entre ellos los de nuestro valiosísimo cerebro, y pertenecen a la familia de los receptores que penetran en el núcleo de las células para modular la expresión de nuestros genes. Así, la vitamina D regula la expresión de más de mil genes (principalmente, los implicados en enfermedades autoinmunes y cánceres).[1] El gen VDR (receptor de la vitamina D) regula la absorción del calcio, del hierro y de otros minerales en los intestinos y, como su propio nombre indica, se activa gracias a la vitamina D.

Las hipótesis evolucionistas sugieren que la piel de los seres humanos se fue aclarando progresivamente cuando nuestra especie salió de África. De ese modo, se facilitó la síntesis de colecalciferol. Se piensa, además, que el nivel de colecalciferol podría ser uno de los principales impulsores de la selección natural. Un estudio reciente, realizado con 4254 hombres chinos, plantea que el déficit de vitamina D es una de las causas de la carencia de testosterona.[2]

La Agencia Nacional de Seguridad Sanitaria de la Alimentación, del Medio Ambiente y del Trabajo de Francia (Anses) subraya que el colecalciferol es la única vitamina en la que la población del país presenta un déficit, que podría compartir con unos mil millones de personas en todo el mundo.[3,] * De acuerdo con el boletín epidemiológico semanal de este organismo, el 80% de los franceses tiene una insuficiencia de vitamina D, el 42% presenta carencias entre moderadas y graves, y el 5%, carencias graves.[4] Las personas con sobrepeso, los migrantes y las personas nacidas lejos de Europa son quienes muestran mayores necesidades de colecalciferol. Además, hay que tener en cuenta que los medicamentos diseñados para bajar los índices de colesterol pueden provocar una reducción del colecalciferol, que se sintetiza a partir de esta sustancia.

Un metaanálisis publicado en 2019 en la prestigiosa revista *Molecular Psychiatry* demostró que las mujeres embarazadas que presentan mayores niveles de vitamina D en sangre tienen menos probabilidades de dar a luz a bebés con trastornos del neurodesarrollo (principalmente, trastornos del espectro autista y trastorno por déficit de atención, con o sin hiperactividad),* y así lo ha confirmado también otro metaanálisis más reciente.[5, 6] Por otra parte, un metaanálisis publicado en 2020 probó que la suplementación con vitamina D reduce las emociones negativas cuando se administra durante más de ocho semanas en dosis inferiores a 4 000 UI al día.[7] El nivel de vitamina D en sangre está inversamente relacionado con la calidad y la eficiencia del sueño.[38]

Pero ¿cómo obtener una buena reserva de colecalciferol? En la mayoría de los casos, especialmente en invierno y en las regiones poco soleadas, no basta con recurrir a la exposición solar. Además, en estos momentos nos encontramos en una situación sanitaria difícil, porque muchos niños toman el sol en exceso sin la protección adecuada o incluso sin ningún tipo de protección, lo que incrementa el riesgo de melanoma y de alteración del capital solar en la edad adulta.

---

* Véase la *N. de la T.* de la página 92.

Consumir alimentos ricos en vitamina D

En 2017 me diagnosticaron, para mi sorpresa, una insuficiencia de vitamina D (que se encontraba en 24 ng/ml). Pero cuando consulté qué alimentos eran ricos en colecalciferol mi sorpresa desapareció, porque descubrí que, exceptuando los huevos (que tomo periódicamente, aunque no todos los días), el resto estaban ausentes de mi dieta: aceite de hígado de bacalao, arenque, sardina, salmón, trucha, chocolate negro, hongos.

Así pues, decidí tomar sistemáticamente suplementos de colecalciferol cada invierno, en cuanto la luminosidad se reduce (en la práctica, en cuanto empiezo a vestirme con ropa de manga larga). En mi caso, una de las señales del déficit de colecalciferol (y de vitamina C) es la gingivorragia (el sangrado de las encías al cepillarme los dientes). En otras personas, los síntomas son los resfriados, la fatiga... El colecalciferol activa la inmunidad innata y reduce el riesgo de desarrollar infecciones debido a algunos virus, como la gripe o el VIH.[8]

El colecalciferol ejerce un extraordinario papel regulador en la protección de la barrera intestinal. Por eso, la carencia de esta sustancia incrementa la infiltración bacteriana y la traslocación de los patógenos intestinales en el huésped, lo que da lugar a una inflamación de bajo grado y a una circulación anómala de bacterias en la sangre.[9] El tratamiento con calcitriol (la forma activada del colecalciferol) induce un aumento de las proteínas que refuerzan la barrera intestinal. El sistema endocrino de la vitamina D influye en el sistema inmunitario a través de los receptores de esta vitamina presentes en los glóbulos blancos, principalmente los linfocitos CD4+ (que son los que disminuyen en una infección por VIH, por ejemplo). El papel de los linfocitos es crucial para el sistema inmunitario de los intestinos.

La vitamina D mejora la microbiota intestinal

En 2019 se publicaron catorce estudios sobre animales y diez estudios sobre el ser humano que evidenciaban las relaciones que existen entre el colecalciferol y la microbiota intestinal.[10] Un año más tarde se presentó un ensayo controlado aleatorizado que demostraba que administrar colecalciferol mejora la composición de la microbiota, ya que favorece el crecimiento de las bacterias beneficiosas y reduce el de las bacterias nocivas.[11] En aquella investigación se comprobó que en los voluntarios sanos el colecalciferol modificaba sobre todo las bacterias de la parte superior del intestino y, en menor medida, las del colon y las heces, sin alterar su biodiversidad. El colecalciferol limita la síntesis de moléculas inflamatorias por parte de la microbiota (especialmente, el lipopolisacárido, LPS).

Cuatro de los primeros cinco estudios publicados al respecto señalaban un cambio en la microbiota tras el suministro de colecalciferol y tres de esos cuatro ensayos se centraban en pacientes con carencias de colecalciferol (menos de 30 ng/ml en la sangre). Los protocolos de administración preveían dosis bastante complicadas: 980 UI/kg durante cuatro semanas (aunque sin superar nunca las 68 600 UI por semana) y, a continuación, 490 UI/kg durante otras cuatro semanas (con un límite máximo de 34 300 UI por semana), en el caso de los voluntarios sanos no fumadores; 5 000 UI/día durante noventa días, en el caso de las mujeres sanas y también en las que tenían esclerosis múltiple; 50 000 UI/semana durante doce semanas, en adultos con fibrosis quística, y 20 000 UI/día durante tres días y después cada dos días, hasta llegar a 27 días, en los pacientes con enfermedad de Crohn. Otro estudio, en el que se proporcionaban a los participantes 40 000 UI/semana durante ocho semanas, constataba un efecto casi significativo en la microbiota de pacientes con colitis ulcerosa.

Prácticamente, no existe riesgo de sobredosis en los adultos: para intoxicarse con colecalciferol, es necesario tomar cantidades superiores a 40 000 UI al día durante varios meses. En diez años jamás he encontrado este problema entre mis pacientes ni he oído a nadie hablar de casos de sobredosis. Por eso no recomiendo hacer de manera periódica análisis de sangre para determinar el nivel de colecalciferol: se trata de un análisis caro, no financiado por el sistema público de salud y que aporta poca información. Sin embargo, puede ser interesante hacerlo a principios del invierno, antes de empezar a tomar suplementos, para conocer el nivel del que partimos (y que será un reflejo de nuestra alimentación, de nuestro fototipo y de nuestra exposición solar).

Varios estudios internacionales han señalado una relación entre carencia de colecalciferol y depresión. En un principio, los científicos pensaban que este problema solo afectaba a los países nórdicos, dado que sus habitantes pasan varios meses al año privados de la luz solar.

Un metaanálisis de calidad media, sobre apenas cuatro ensayos controlados aleatorizados (948 participantes), ha demostrado que la vitamina D tiene una eficacia moderada en la mejora de los síntomas de la depresión.[12]

Vitamina D y depresión

Uno de esos cuatro estudios contaba con 746 voluntarios (del total de 948), mientras que los demás sumaban entre sí unos 200. Por tanto, el resultado de ese primer estudio ha pesado más que el del resto. En cualquier caso, los cuatro ensayos indicaban la mejora del estado del grupo que tomaba la vitamina D frente al grupo de control. Sin embargo, no es posible excluir que estemos ante un sesgo de publicación.

Sea como sea, la suplementación con vitamina D no evita la aparición de un primer episodio de depresión ni la recurrencia de los cuadros depresivos.

La vitamina D no previene la depresión

Catorce ensayos controlados aleatorizados han examinado los efectos de la administración de vitamina D3 sobre la depresión en pacientes de mediana o avanzada edad. Todos los estudios, salvo uno, indicaron la ausencia de resultados positivos. El último ensayo, publicado en la reconocida revista de la Asociación Médica Estadounidense (*JAMA*), probó con administrar una elevada dosis de vitamina D (2 000 UI/día) a 9 181 participantes, frente a otros 9 172 que solo recibieron un placebo.[13] A la mitad de los voluntarios se les hizo un seguimiento durante más de cinco años. Pues bien, los autores no encontraron diferencias estadísticamente significativas entre ambos grupos en cuanto a la incidencia o la recurrencia de los episodios depresivos. Ante una muestra tan amplia, resulta razonable concluir que la vitamina D no es eficaz para evitar la aparición de la depresión en personas de mediana o avanzada edad.

En resumen

Parece recomendable que la mayor parte de los habitantes de los países de nuestro entorno tomen suplementos de vitamina D en invierno. Esta vitamina también puede ofrecerse como complemento de los antidepresivos con el fin de mejorar los síntomas de la depresión, si bien aún no se cuenta con datos científicos sólidos para afirmar que esta medida sea realmente eficaz. Lo que sí está claro es que la vitamina D no ha demostrado ser útil para prevenir la aparición o la recurrencia de los episodios depresivos.

¿DEBEMOS TOMAR PROBIÓTICOS DURANTE TODA LA VIDA?

El término «probiótico» procede de la preposición latina *pro* («para») y de la palabra griega *biotikós*, que a su vez deriva de *bíos* («vida»). La Organización de las Naciones Unidas para la Alimentación y la Agricultura y la Organización Mundial de la Salud definen los probióticos como «microorganismos vivos que, cuando se administran en cantidades apropiadas, confieren al huésped un beneficio para la salud».

Se trata de bacterias o levaduras, que por lo general se presentan envasadas dentro de cápsulas. El concepto de probiótico se desarrolló a principios del siglo XX gracias a Iliá Ilich Méchnikov, premio Nobel de fisiología, que en 1908 planteó la hipótesis de que la longevidad de ciertos pueblos de Bulgaria podía explicarse por su consumo de leche fermentada, que contribuiría a la estabilidad de su flora intestinal.

Hoy en día los probióticos se encuentran disponibles en el mercado en forma de cápsulas, comprimidos, polvo o líquido, o bien incorporados a alimentos concretos, como el yogur o las barritas energéticas. Hay alimentos fermentados como el chucrut o el *kimchi* que contienen microbios vivos, pero hoy en día no se les considera probióticos porque aún no se han estudiado suficientemente sus efectos sobre la salud.

Los probióticos están presentes en alimentos como los yogures o el chucrut ya mencionado. Sin embargo, una parte importante de esas bacterias se destruye debido a la acción de los jugos gástricos (cuya función es precisamente esterilizar los alimentos). En cambio, las cápsulas de probióticos que se venden en el mercado son resistentes a la acidez estomacal y liberan las bacterias directamente en los intestinos. Para que estas bacterias se mantengan vivas, es necesario guardar los probióticos en el refrigerador (lo que aumenta su costo).

Si tomamos los probióticos por la mañana, acompañados de un vaso de agua fresca, cuando los intestinos están en reposo, facilitaremos que transiten con más rapidez por el estómago. También podemos tomarlos por las noches (dejando pasar un tiempo desde la cena) si el efecto buscado es mejorar el sueño. Las bebidas calientes pueden destruir una parte de las bacterias, así que no se recomienda tomarlas al mismo tiempo que los probióticos. La lógica nos induce a pensar que el principio activo de los probióticos son las bacterias vivas. Sin embargo, es algo que aún no se ha demostrado: es posible incluso que los elementos presentes en las paredes de las bacterias muertas (a los que se conoce como «posbióticos»)* también mejoren la microbiota intestinal. La mayoría de los estudios se han centrado en los probióticos, pero hay que tener en cuenta que buena parte de los productos que se comercializan en la actualidad son, en realidad, posbióticos. De hecho, siempre que esos productos puedan conservarse a temperatura ambiente, significa que se trata de posbióticos.

Los principios activos de los probióticos

La mayoría de los medicamentos probióticos que se venden hoy son combinaciones de *Bifidobacterium* y *Lactobacillus*. A menudo en los envases solo se indican los géneros (por ejemplo, *Bifidobacterium* o *Lactobacillus*) y las especies (*casei, rhamnosus*...). Se considera que dos cepas pertenecen a la misma especie cuando comparten el 70% de su ADN. A título comparativo: nosotros compartimos un 98.4% de ADN con nuestro pariente más cercano, el chimpancé. Si nos aplicaran la misma regla de clasificación que se emplea con los probióticos, nos venderían en el mismo medicamento que los lémures, con los que tenemos en común el 78% del ADN. Así pues, es comprensible que resulte difícil evaluar los probióticos y saber cómo aislar con precisión sus principios activos.

Un metaanálisis ha demostrado que estos productos reducen el estrés subjetivo en voluntarios sanos sin modificar sus niveles de cortisol, la hormona del estrés.[14] Además, otros cinco metaanálisis han concluido que los probióticos son eficaces en el tratamiento de la depresión, especialmente en los pacientes de mayor gravedad, que es un efecto clásico que también se detecta en los tratamientos activos (como, por ejemplo, los antidepresivos).[15, 16, 17, 18, 19] Parece que lo ideal es mantener la administración de probióticos durante más de un mes. No se han identificado diferencias de eficacia entre los sexos.

Por qué los probióticos no acaban de convencer

En mis consultas suelo insistir en los resultados de estos metaanálisis porque la mayoría de los médicos y de los medios de comunicación siguen difundiendo la idea de que no se ha demostrado que los probióticos sean beneficiosos para la salud. Probablemente se debe a que en 2009 la Autoridad Europea de Seguridad Alimentaria (AESA) eliminó todas las declaraciones de propiedades saludables de los probióticos, ante la falta de pruebas científicas suficientemente sólidas al respecto.[3] Es difícil que un probiótico de una sola marca pueda afirmar con rotundidad su eficacia, ya que las pruebas presentadas en los metaanálisis proceden de combinaciones de estudios sobre diferentes cepas, dosis y períodos de administración. Además, como ya hemos visto, esos estudios se centran en los probióticos, mientras que la mayoría de los productos del mercado son posbióticos.

Actualmente, no se ha demostrado que los probióticos ayuden a prevenir la depresión. Es posible que solo sean útiles como tratamiento curativo, al igual que ocurre en el caso de los omega-3, que son eficaces para el tratamiento de la depresión, pero no para su prevención.

En resumen

En vista de los datos, podemos concluir que los probióticos son útiles para los pacientes que presentan síntomas depresivos de mayor gravedad, lo cual constituye un efecto clásico observado también en los tratamientos activos: cuanto más grave es el estado del enfermo, mayor diferencia se detecta entre el tratamiento y el placebo.
En cambio, hasta hoy no se ha demostrado que los probióticos sean eficaces para prevenir la aparición de un primer episodio de depresión o las recaídas en esta enfermedad.

¿Qué probióticos tomar en caso de depresión?

Voy a tomarme ahora algo de tiempo para detallar estos resultados, porque a menudo me preguntan: «¿Qué probiótico o probióticos recomienda usted?».

Combinaciones de cepas de probióticos interesantes
Entre todos los estudios recogidos en ese metaanálisis, seis han señalado una clara eficacia del probiótico en comparación con el placebo. En los cinco primeros estudios se probaron las siguientes cepas:
Una combinación de *Bifidobacterium bifidum*, *Lactobacillus acidophilus* y *Lactobacillus casei* durante ocho semanas.[20]
Prebióticos de tipo FOS (fructooligosacáridos, véase el apartado «La acción de los prebióticos», página 152) combinados con *Bifidobacterium breve*, *Bifidobacterium longum*, *Lactobacillus acidofilus*, *Lactobacillus bulgarigus*, *Lactobacillus casei*, *Lactobacillus rhamnosus* y *Streptococus thermophilus* durante seis semanas en pacientes con depresión.[21]

Bifidobacterium longum y *Lactobacillus helveticus* durante ocho semanas.[22]

Bifidobacterium bifidum, *Lactobacillus acidophilus*, *Lactobacillus casei* y *Lactobacillus fermentum* durante doce semanas en pacientes con esclerosis múltiple.[23]

Bacillus coagulans durante tres meses en pacientes con depresión y síndrome del intestino irritable.[24]

Prebióticos de tipo FOS (fructooligosacáridos) e inulina combinados con *Lactobacillus rhamnosus* durante doce semanas en mujeres obesas.[25] Sin embargo, estos probióticos no mostraron la misma eficacia en los hombres, cuya muestra, en cualquier caso, era más pequeña.

Lactobacillus rhamnosus, cuya eficacia se analizó en un estudio sobre mujeres con depresión posparto, a las que se administró este probiótico durante cuarenta y cinco semanas (es decir, en las semanas que siguieron a su alumbramiento), un periodo mucho más largo que en los demás ensayos.[26] El probiótico demostró ser eficaz no solo para la depresión, sino también para la ansiedad.

Dos cápsulas de *Lactobacillus plantarum* PS128 tomadas de noche, tras la cena, durante treinta días: se observó una mejora de la fatiga y de los síntomas depresivos en veinte participantes con insomnio, de entre veinte y cuarenta años de edad, en comparación con veinte voluntarios del grupo de control.[27] El probiótico redujo principalmente los despertares nocturnos durante la fase de sueño profundo.

Una mezcla de *Lactobacillus reuteri* NK33 y *Bifidobacterium adolescentis* NK98 durante un mes. Se observó que mejoraba los síntomas de la depresión y la ansiedad, así como la calidad del sueño, en 78 individuos sanos, frente a otros 78 del grupo de control, a los que se administró un placebo.[28] El probiótico modificó la composición de la microbiota y redujo el nivel de un marcador inflamatorio en la sangre.

Lactobacillus casei shirota (3×10^{10} UFC), que mejoró el nivel de estrés y ansiedad y la capacidad respiratoria de quince jugadores de bádminton de entre diecinueve y veintidós años, en comparación con los quince participantes del grupo de control, que tomaron un placebo.[29]

Este mismo probiótico modificó las respuestas fisiológicas ante el estrés de una serie de futbolistas profesionales.[30]

Bacillus coagulans Unique IS2, *Lactobacillus rhamnosus* UBLR58, *Bifidobacterium lactis* UBBLa70, *Lactobacillus plantarum* UBLP40 (2 x 10^{10} UFC), *Bifidobacterium breve* UBBr01, *Bifidobacterium infantis* UBBI01 (1 x 10^{10} UFC), en cápsula de 250 miligramos de glutamina al día, que redujo el estrés previo a los exámenes de un grupo de estudiantes.[31] Se observó el mismo efecto en el caso del *Lactobacillus gasseri* CP2305.[32]

Así pues, recomiendo a los médicos que prueben los probióticos (o la combinación de probióticos) indicados en la lista anterior para el tratamiento de la depresión. En cambio, probablemente no servirán de nada si los pacientes no presentan este trastorno.

Ninguno de los estudios en los que se ha concluido que los probióticos son ineficaces para la mejora de los síntomas depresivos se ha llevado a cabo con enfermos de depresión: todos ellos se han realizado con población general, o bien con estudiantes o atletas. De hecho, algunos de los ensayos incluso excluían a pacientes con depresión diagnosticada.

Estos datos son sumamente importantes, porque cambian la imagen de los probióticos y de los complementos alimenticios en general, a los que suele considerarse meros «suplementos nutricionales placebo». Los probióticos deben ocupar el lugar que les corresponde dentro de los recursos terapéuticos con los que se cuenta para tratar la depresión.

La función de los lactobacilos

Cuatro ensayos con resultados negativos se centraron, respectivamente, en participantes fumadores, con fibromialgia, con cáncer de laringe y con poliartritis reumatoide. Sin embargo, esa ausencia de resultado no significa que los probióticos no sean útiles para mejorar la depresión en estos sectores de la población. Lo que ocurre es que las cepas y la duración de la administración eran en cada caso diferentes.

Por otra parte, nueve estudios sobre lactobacilos en exclusiva no señalaban efectos en la depresión en los análisis en subgrupos, pero siete de esos ensayos no se hicieron con enfermos de depresión, por lo que resulta prematuro concluir que los probióticos sean ineficaces en este caso.

En vista de los resultados, parece razonable proponer un tratamiento de prueba (elegido entre los probióticos que se incluyen en la lista de arriba) durante al menos ocho semanas a cualquier paciente con depresión diagnosticada, combinándolo con los tratamientos actuales, sobre todo si el enfermo presenta también problemas digestivos, signos de inflamación, aumento de peso u otras alteraciones metabólicas.

La etiqueta «psicobiótico»

Recientemente se ha propuesto aplicar la etiqueta de «psicobióticos» a las sustancias derivadas de microorganismos inactivados que tienen efectos positivos sobre la ansiedad y el estado de ánimo. Se ha demostrado que las cepas *Lactobacillus rhamnosus* y *Lactobacillus plantarum* S128 son eficaces para la depresión, tanto cuando se administran juntas como cuando se proporcionan por separado, y también hay otras cepas que han dado resultados interesantes.

La depresión suele ir asociada al sobrepeso, y algunos probióticos podrían ayudar a que el paciente adelgace. En un estudio controlado con placebo, aleatorizado en bloque, paralelo, doble ciego y de centro único, 220 participantes búlgaros (de entre treinta y sesenta y cinco años de edad) con sobrepeso u obesidad recibieron el probiótico Lab4P (compuesto por lactobacilos y bifidobacterias en 50×10^9 UFC/día) o bien un placebo durante seis meses.[33] Concretamente, el producto contenía *Lactobacillus acidophilus* CUL60, *Lactobacillus acidophilus* CUL21, *Lactobacillus plantarum* CUL66, *Bifidobacterium bifidum* CUL20 y *Bifidobacterium animalis subsp. lactis* CUL34. Los voluntarios mantuvieron su dieta y sus hábitos de vida comunes. Pues bien, los científicos constataron una reducción del peso corporal (de 1.3 kilos en promedio) y del perímetro de cintura (de casi 1 centímetro). La pérdida de peso era mayor en las mujeres y en los pacientes con hipercolesterolemia. Estos resultados todavía son preliminares, pero el potencial de este ámbito de investigación es importante.

Los probióticos no deben confundirse con los prebióticos, que son sustancias presentes en los alimentos (sobre todo, frutas, verduras y legumbres) y que favorecen el desarrollo de la microbiota. Los prebióticos más estudiados son los fructooligosacáridos (abreviados como FOS, que pueden ser de cadena corta, es decir, sc-FOS), los galactooligosacáridos derivados de la lactosa (GOS) y la inulina, que se encuentra en muchas plantas y pertenece a la categoría de las fibras alimentarias (productos vegetales que las enzimas humanas no son capaces de digerir, pero que pueden aportar beneficios a la microbiota y a la salud en general).

La acción de los prebióticos

A diferencia de los probióticos, los prebióticos no han mostrado la misma eficacia en la ansiedad y la depresión. Sin embargo, hay que tener en cuenta que en el metaanálisis que ha llegado a esta conclusión solo se han incluido siete estudios, así que aún es demasiado pronto para hacer afirmaciones definitivas. De hecho, en otro metaanálisis de diez estudios los probióticos han demostrado servir para reducir la proteína C reactiva (un marcador de inflamación en la sangre) y en otro metaanálisis de cuatro estudios han probado disminuir la grelina, una hormona que estimula el apetito.[34] Como ya hemos visto, la inflamación puede provocar depresión, así que es posible que los prebióticos sean útiles para aquellos pacientes que presenten un perfil inflamatorio. Solo el futuro lo dirá.

En resumen

En la actualidad se reconoce que los probióticos son eficaces para el tratamiento de la depresión, aunque aún no se ha establecido con precisión qué cepas resultan útiles, ni qué posología y duración de administración son las adecuadas, en vista de la diversidad de combinaciones posibles y de las dificultades para analizar genéticamente las bacterias proporcionadas. Solo es posible saber qué funcionará en cada individuo recurriendo a la prueba terapéutica. En cambio, los prebióticos y los posbióticos no parecen ser eficaces en el tratamiento de la depresión.

Aminoácidos para todo

Las proteínas contienen aminoácidos, algunos de los cuales poseen propiedades especialmente interesantes para la salud mental.

La N-acetilcisteína (NAC)

Se trata del aminoácido modificado más estudiado en el contexto de los trastornos mentales. Yo se lo recomiendo a buena parte de mis pacientes. Además, podría ser eficaz más allá del terreno de la salud psíquica.

¿Qué es la N-acetilcisteína?

La N-acetilcisteína (NAC) es un complemento alimenticio derivado del aminoácido cisteína, muy abundante en los alimentos ricos en proteínas, y actúa como precursor del glutatión, el principal antioxidante de nuestro organismo, capaz de neutralizar las especies reactivas del oxígeno y del nitrógeno de nuestras células. La producción de glutatión en los astrocitos (unas células de nuestro cerebro) depende de nuestro consumo de cisteína. El glutatión oral y la L-cisteína son destruidos por el metabolismo de primer paso y no incrementan el glutatión cerebral, a diferencia de la NAC oral, que se absorbe con mayor facilidad. En los modelos animales se ha demostrado que la NAC aumenta tanto el glutatión cerebral como la dopamina, una hormona implicada en la sensación de placer y en la vigilia. La NAC es capaz de modular un tipo de receptores muy conocidos en psiquiatría: los receptores NMDA del glutamato, que podrían participar en numerosas enfermedades mentales. Además, es posible que la NAC mejore la plasticidad del cerebro. También se utiliza como fluidificante bronquial y como antídoto en caso de intoxicación por paracetamol.

Por otra parte, podría ayudar al tratamiento de la esquizofrenia y la depresión gracias a que reduce el estrés oxidativo y las disfunciones asociadas al glutamato, una molécula excitante presente de forma natural en nuestro cerebro. Además, tiene efectos sobre las mitocondrias, las centrales energéticas de nuestras células. Modifica el suicidio celular programado (denominado «apoptosis»), favorece la creación de nuevas neuronas y provoca el alargamiento del extremo de nuestros cromosomas (los telómeros), cuya reducción se asocia con el envejecimiento celular. Sin embargo, conviene ser prudentes y evitar presentar la NAC como el nuevo elixir de la eterna juventud.

Un metaanálisis de buena calidad realizado sobre cinco estudios (574 pacientes tratados durante un periodo de entre tres y seis meses) ha indicado que la NAC resulta más efectiva que el placebo para mejorar los síntomas de la depresión.[35]

Varios metaanálisis también han señalado su eficacia en la esquizofrenia.[20, 36, 37] En general, todos los metaanálisis han concluido que la NAC es útil, especialmente al cabo de seis meses, para mejorar los síntomas negativos de la enfermedad y de la cognición. En cambio, la utilidad es menor en el tratamiento de los delirios y las alucinaciones. Los resultados de la NAC parecen mejores cuando esta sustancia se administra en un estadio temprano de la patología.

Dosis de N-acetilcisteína recomendadas

Se aconseja administrar 1-3 gramos al día, distribuidos en dos tomas. Hay que tener cuidado de no superar esa cantidad, ya que una sobredosis de antioxidantes puede tener consecuencias nefastas para el organismo. Dado que en algunos casos la NAC irrita la mucosa estomacal, es posible que se tolere mejor en polvo que en comprimidos. Se recomienda no tomarla al mismo tiempo que los suplementos de hierro o calcio, ya que puede interactuar con ellos.

El caso del triptófano

El triptófano es un aminoácido esencial, es decir, que nuestro cuerpo no sintetiza. Se trata de un precursor de la serotonina, el neurotransmisor implicado en la regulación del estado de ánimo, el apetito o el sueño. Representa tan solo el 1% de todos los aminoácidos. De hecho, es el más escaso de los veinte que existen. Los alimentos ricos en triptófano son arroz integral, huevo, soya, cacahuates, pescado, legumbres, chocolate, plátano, almendras y nuez de la India.

Por desgracia, no existen estudios que comparen la administración de triptófano con un placebo para determinar si este aminoácido es eficaz en caso de depresión.

¿Es útil el triptófano para el tratamiento de la depresión?

Un metaanálisis ha revelado que en el 63% de los pacientes con depresión que reciben triptófano se observa una remisión de los síntomas. El problema de este tipo de estudios, sin embargo, es que no tienen en cuenta si esa remisión se ha producido de forma espontánea. Uno de los ensayos mostraba un marcado efecto, pero solo incluía los primeros episodios depresivos. Además, ese efecto se constató después de cincuenta y seis días de tratamiento con 150-400 miligramos diarios de triptófano, y el número de participantes era escaso (30 pacientes).

Casi todos los antidepresivos que se comercializan hoy en día aumentan los niveles de serotonina en las sinapsis cerebrales. Por tanto, resulta lógico pensar que, si se incrementan las cantidades de triptófano, el estado de los enfermos mejorará. Sin embargo, un reciente metaanálisis sobre catorce estudios no encontró diferencias entre personas deprimidas y personas sanas en cuanto a sus niveles de triptófano en sangre.[38]

Eso sí, los pacientes con depresión presentan mayores índices de quinurenina, un derivado del triptófano que aumenta en caso de inflamación del cerebro, que es justo lo que encontramos también en los trastornos bipolares y las esquizofrenias.[39] Así pues, la disponibilidad del triptófano en el cerebro podría ser menor en las personas que sufren una neuroinflamación, lo cual conduciría a una disminución de la síntesis de serotonina cerebral y a la aparición o el mantenimiento de las enfermedades mentales. Algunos antidepresivos que influyen en la serotonina reducen la inflamación, y eso podría contribuir precisamente a su eficacia.[40] Por otra parte, ciertos antiinflamatorios, como el celecoxib, mejoran los síntomas de la depresión y la esquizofrenia.[41]

Así pues, el triptófano podría ser ineficaz en caso de inflamación cerebral, un factor que no se ha tenido en cuenta en los estudios sobre su uso en pacientes deprimidos.

Un ensayo con ratas muestra que, cuando el triptófano se toma con azúcar y no entra en competición con otros aminoácidos, el cerebro lo absorbe de manera óptima y la calidad del sueño mejora.[42] Hay que tener en cuenta que las personas que sufren depresión suelen manifestar un mayor deseo de consumir azúcar al final del día, lo cual podría ser una señal de que su cerebro necesita triptófano. La ineficacia del triptófano en determinadas depresiones también podría explicarse por la carencia de vitamina B6 en los pacientes: una vez que este aminoácido atraviesa la barrera del cerebro, se convierte en serotonina gracias a una enzima que depende de la B6. Dado que esta vitamina está presente en muchos alimentos, en la población de los países de nuestro entorno son muy raros los casos de déficit, pero sí se dan en personas con alcoholismo crónico cuando dejan de beber y padecen síndrome de abstinencia. No obstante, se ha demostrado que cuando hay una inflamación asociada a ciertas patologías inflamatorias, como la poliartritis reumatoide, podría ser necesario tomar suplementos de vitamina B6. Estas patologías, por cierto, incrementan el riesgo de sufrir depresión.

Otros aminoácidos interesantes para el cerebro

La D-serina, la sarcosina y la glicina son aminoácidos agonistas de los receptores N-metil-D-aspartato (NMDA) del cerebro. Se han estudiado sus efectos en la modulación de los síntomas psicóticos en caso de esquizofrenia. En un metaanálisis sobre siete ensayos controlados aleatorizados (con 326 participantes), la sarcosina administrada en dosis de 2 gramos diarios y combinada con los antipsicóticos ha demostrado ser eficaz en el tratamiento de esta enfermedad.[43]

La L-teanina es un aminoácido que solo se encuentra en el té y en un tipo específico de seta. No debe confundirse con la teína (que en realidad es lo mismo que la cafeína). En dos ensayos controlados aleatorizados se ha observado que, en caso de esquizofrenia, la L-teanina tiene un impacto en los síntomas positivos, la ansiedad y el sueño.[44, 45]

La glutamina, por su parte, favorece el crecimiento de los intestinos y de todo el cuerpo en general, facilita la proliferación y la supervivencia de las células de la pared intestinal y regula la función de barrera de los intestinos cuando hay alguna lesión, infección, estrés por abstinencia u otras condiciones catabólicas. Cada vez existen más pruebas de que la glutamina es un aminoácido fundamental para la nutrición de los recién nacidos y, en ciertas condiciones, también para los adultos. Un estudio reciente ha evidenciado que consumir dosis altas de glutamina (5 gramos tres veces al día) durante ocho semanas mejora la permeabilidad intestinal de los pacientes con síndrome de colon irritable.[46] No obstante, hoy aún no hay ningún ensayo controlado aleatorizado sobre sus efectos en la salud mental.

> **En resumen**
>
> La N-acetilcisteína es un aminoácido modificado que ha demostrado ser eficaz en numerosas enfermedades mentales, incluidas la depresión y la esquizofrenia, cuando se toma en dosis de unos 2 gramos al día. Puede encontrarse en tiendas especializadas en alimentación para deportistas. En la actualidad, el sistema público de salud no cubre los tratamientos con este aminoácido.
> No existen todavía estudios que comparen la administración de triptófano con un placebo para determinar la eficacia de este aminoácido.
> La sarcosina y la L-teanina podrían ser útiles en caso de esquizofrenia, pero es una hipótesis aún por confirmar.

Una pizca de folato

El complemento vitamínico más estudiado en el terreno de las enfermedades mentales es la vitamina B9, también conocida como «folato» en su forma alimentaria. El cerebro es un punto de concentración del folato: la vitamina está cuatro veces más presente en este órgano que en la sangre.

El metilfolato (la forma que adopta la vitamina una vez que el hígado la ha transformado) modula la síntesis de la serotonina (una hormona que influye en el estado de ánimo, el sueño y la libido), la dopamina (implicada en la energía, la vigilia y la libido) y la noradrenalina (que participa en la vigilia y la energía) a lo largo de tres etapas. El ácido fólico (una forma ácida del folato) se encuentra presente como dihidrofolatos en el hígado, la levadura alimentaria, la yema de huevo, la chalota, las verduras y los escalopes vegetales a base de soya. También hay ácido fólico en las coles, las espinacas, los canónigos, las acelgas, los brócolis, las arúgulas, las legumbres, las naranjas, los espárragos, el hígado y la levadura de cerveza. El ácido fólico es sensible al aire, a la luz y al calor. Así pues, si los alimentos que lo contienen se llevan a ebullición, buena parte de él se pierde.

En un metaanálisis con 904 pacientes que sufrían depresión se ha observado que cuando los antidepresivos se complementan con suplementos de folato se produce una reducción de los síntomas de la enfermedad mucho más notoria que cuando se utiliza un placebo (principalmente, en los casos de depresión diagnosticada). Sin embargo, entre los siete estudios analizados[14] existe una gran heterogeneidad y, además, todos estos ensayos, menos uno, presentan un elevado riesgo de sesgo.

Los buenos resultados de la vitamina B9

En dos ensayos controlados aleatorizados sobre el metilfolato (y también sobre otras sustancias) se comprobó que, cuando se combina con los antidepresivos, presenta su máximo nivel de eficacia en el tratamiento de la depresión. Las personas a las que más puede beneficiar son aquellas en las que se han detectado bajos índices de vitamina B9 o bien tasas elevadas de homocisteína (que aumenta cuando descienden los folatos), así como pacientes con depresión que no responden al tratamiento con antidepresivos, personas con alcoholismo crónico o trastornos gastrointestinales, embarazadas, población hispana y mediterránea que presenta mayor riesgo de carencia de metilentetrahidrofolato reductasa, pacientes tratados con valproato y lamotrigina (estabilizadores del estado de ánimo) y pacientes que prefieran tomar productos naturales con pocos efectos secundarios.[47]

El metilfolato, que se puede administrar en forma de complemento, como el ácido fólico, el ácido folínico o el metilfolato (también conocido como L-metilfolato, ácido levomefólico o 5-metiltetrahidrofolato), es la forma que adopta la vitamina una vez que el hígado la procesa. De hecho, es la única que puede absorber el cerebro, a través de un receptor denominado «folato alfa». Un déficit de este receptor puede provocar una carencia de vitamina B9 en el cerebro. Este déficit puede deberse a una enfermedad rara, de origen genético, que suele ir acompañada de epilepsia y retraso mental profundo. Otra posible causa es una enfermedad autoinmune, muy poco frecuente, en la que el cuerpo sintetiza anticuerpos contra este receptor. En ocasiones se observa una carencia de ácido fólico en caso de alcoholismo o patologías crónicas intestinales, como la enfermedad de Crohn o la celiaquía.

Sorprendentemente, en dos ensayos, el folato ha demostrado ser eficaz cuando se administra en dosis inferiores a 5 miligramos diarios, mientras que en dosis superiores no parece ser útil. Sin embargo, la máxima eficacia (entre moderada y alta) corresponde al metilfolato proporcionado en dosis de 15 miligramos al día. De hecho, es el mejor resultado que se ha obtenido con complementos alimentarios en el caso de la depresión. El metilfolato se absorbe con facilidad, lo que permite evitar el problema de las variaciones genéticas de la absorción del ácido fólico. Además, es capaz de atravesar la barrera hematoencefálica.

Un ensayo con pacientes esquizofrénicos sugiere incluso que el metilfolato podría incrementar la sustancia blanca de las neuronas a partir de las doce semanas de tratamiento.

En resumen

Parece adecuado proponer folato en dosis inferiores a 5 miligramos diarios o metilfolato en dosis de 15 miligramos diarios, en combinación con antidepresivos, a pacientes que no responden del todo a estos últimos fármacos. Sin embargo, hay que tener en cuenta que los datos sobre los que se basa esta recomendación son de baja calidad. En Francia, el sistema público de salud no cubre el metilfolato, pero sí el folato (Spéciafoldine®).

¿Hongos para acelerar la psicoterapia?

En 1959, el químico suizo Albert Hofmann aisló el principio activo de la psilocibina, una sustancia presente en la seta *Psilocybe mexicana*. Hacía ya mucho tiempo que ciertas civilizaciones de América Central y América del Sur consumían hongos durante sus ceremonias espirituales y sus ritos adivinatorios.

La psilocibina es una sustancia psicodélica presente en más de doscientas especies de hongos. Se trata de un profármaco, lo que significa que nuestro organismo puede convertirla rápidamente en psilocina, que tiene efectos psicotropos similares a los del LSD y la mescalina, ya que actúa sobre los receptores de la serotonina en el cerebro. En general, provoca euforia, alucinaciones visuales y mentales, cambios en la percepción (incluida la temporal) y experiencias espirituales. También puede generar efectos no deseados, como náuseas y ataques de pánico.

En la década de 1960, Sandoz, la empresa para la que trabajaba Hofmann, comercializó la psilocibina pura y se la vendió a médicos del mundo entero para que la utilizaran en el marco de las psicoterapias psicodélicas. Aunque a finales de esa década las legislaciones en materia de drogas, cada vez más restrictivas, frenaron la investigación científica sobre los efectos de esta sustancia y de otros alucinógenos, en la de 1970 su popularidad como enteógeno (agente que favorece la espiritualidad) fue en aumento.

La mayoría de los países prohíben la posesión de hongos que contengan psilocibina, dado que este compuesto se considera una droga ilícita. Sin embargo, un ensayo controlado aleatorizado que se ha publicado recientemente en la reconocida revista *JAMA Psychiatry* ha demostrado que esta «terapia psicodélica» es especialmente eficaz en el tratamiento de la depresión, unos resultados que se unen a los que ya se han obtenido en el caso del tratamiento de la depresión asociada al cáncer y de la depresión resistente a otros fármacos.[48]

Eso sí, no se la pidas a tu psiquiatra: no es posible comprarla, ni siquiera con receta médica, y tampoco se recomienda en la práctica clínica actual.

Lo que sí funciona en caso de depresión

Un 10% de la población francesa presenta depresión diagnosticada, porcentaje que se ha incrementado en dos puntos entre 2005 y

2017.* Pues bien, a continuación, te presentaré los datos actuales más sólidos[14] (al menos, en la fecha en la que escribo estas líneas) acerca de la eficacia de los complementos alimenticios en la depresión. Todos ellos se basan en metaanálisis que solo incluyen ensayos controlados aleatorizados y, por tanto, proporcionan el máximo nivel de demostración científica.

- Los omega-3 provocan un efecto entre leve y moderado en el tratamiento de la depresión, siempre que se administren en fórmulas que contengan más de un 50% de EPA y proporcionen en promedio más de 2 200 miligramos de este ácido al día. También son eficaces cuando se combinan con antidepresivos.
- En cambio, las fórmulas ricas en DHA (más de 400 miligramos al día) no han demostrado ser útiles en el caso de la depresión, pero sí en el de los trastornos ansiosos, que a menudo aparecen junto a esa patología o la preceden.
- La vitamina D tiene probablemente una eficacia moderada en el tratamiento de la depresión cuando se combina con los fármacos habituales y se administra en dosis de 50 000 UI por semana. Sin embargo, los cuatro ensayos incluidos en el único metaanálisis que se ha hecho hasta el momento proceden de Irán y China y carecen de la fiabilidad necesaria. En consecuencia, aún está por determinar si esta vitamina es realmente útil.
- La N-acetilcisteína, en dosis de 2 gramos diarios, ha mostrado una eficacia entre leve y moderada en la mejora de los síntomas

---

* De acuerdo con la Encuesta Nacional de Salud de España (ENSE) de 2017, la prevalencia de la depresión en nuestro país era entonces del 6.7% (<https://www.sanidad.gob.es/estadEstudios/estadisticas/encuestaNacional/encuestaNac2017/SALUD_MENTAL.pdf>). Sin embargo, hay que tener en cuenta que, según un estudio internacional publicado en *The Lancet*, durante la pandemia los casos de depresión mayor aumentaron en promedio un 28% en todo el mundo (<https://www.thelancet.com/journals/lancet/article/PIIS0140-6736(21)02143-7/fulltext>). *(N. de la T.)*

depresivos, pero los datos todavía son preliminares y existe una importante heterogeneidad entre los estudios considerados.
- El metilfolato en altas dosis (15 miligramos al día), unido a los antidepresivos, y el ácido fólico en dosis inferiores (5 miligramos al día) apuntan a una probable eficacia moderada en el tratamiento de la depresión. Sin embargo, al igual que ocurre con la vitamina D, la calidad de los estudios existentes es discutible, por lo que aún se deben confirmar los datos obtenidos. El metilfolato no se administra en parafarmacias de Francia.
- Las personas con depresión presentan niveles más bajos de zinc. De hecho, la gravedad de los síntomas depresivos es inversamente proporcional a los índices de zinc en sangre.[49] En un metaanálisis realizado a partir de cinco estudios, la suplementación con zinc demostró una ligera eficacia en el tratamiento de la depresión. El efecto era más evidente en aquellos ensayos que incluían a pacientes de más de cuarenta años.[50]
- Los datos publicados hasta ahora sobre el magnesio son contradictorios. Un metaanálisis sugiere que la dosis de 320 miligramos de magnesio al día es la más adecuada para reducir los síntomas de la depresión.[51] Sin embargo, los estudios publicados presentan sesgos de método, por lo que sus resultados no son lo suficientemente fiables. El calcio, en cambio, no parece ser útil.
- Un metaanálisis sobre diez ensayos controlados aleatorizados ha señalado que la vitamina C podría servir para aliviar los síntomas en el caso de las personas que padecen depresiones leves y que no siguen un tratamiento con antidepresivos.[52]

Los resultados de los estudios sobre la suplementación para tratar la depresión

En el estudio neerlandés MoodFood, realizado con más de mil pacientes obesos, se comprobó que complementar la dieta con micronutrientes no ayuda a reducir la aparición de los episodios depresivos al cabo de un año.[53] En los cuatro grupos observados (placebo, intervención nutricional basada en la dieta mediterránea, complementos alimenticios a base de omega-3, vitamina D3 y folatos, y combinación de dieta y complementos), el índice se situaba alrededor del 10%, un nivel muy inferior al esperado (30% en el caso del placebo y 20% en el de los grupos activos), lo que explica que el resultado de este estudio se considerara negativo.

Los participantes que habían seguido una dieta mediterránea presentaban menos ansiedad y, si cuando se incorporaron al ensayo tenían síntomas depresivos importantes, el beneficio detectado en ellos era aún mayor.

Un equipo australiano de Melbourne que sugirió en su momento la eficacia de los complementos alimenticios para el tratamiento de la depresión trató de probar la utilidad de un coctel de nutrientes antidepresivos elaborado a base de omega-3, vitamina D, S-adenosilmetionina, 5-hidroxitriptófano, zinc y folatos, y administrado durante ocho semanas a 158 pacientes.[54] ¡Qué decepción se llevaron los científicos cuando analizaron los resultados! El grupo al que habían proporcionado placebo evolucionó mejor que el otro, con niveles de remisión del 51% (¡!) frente al 40% del grupo que recibió el coctel vitamínico.

Este estudio ilustra bien el problema al que se enfrenta actualmente la investigación sobre la depresión. Cada década aumenta el nivel de participantes que, en los grupos placebo, responden bien. Este fenómeno puede explicarse por sus expectativas: esperamos más de un tratamiento con complementos alimenticios que de un cambio en la dieta. Este es quizá el motivo por el que en los ensayos con suplementación se obtienen tasas de respuesta más elevadas en el grupo del placebo.

En el grupo que cambió sus hábitos alimentarios, solo un 71% de los participantes asistieron a más de ocho sesiones (del total de veintiuna) propuestas, y además fue imposible controlar si seguían estrictamente la dieta, pese a que se ha demostrado que el nivel de cumplimiento del tratamiento está asociado a la mejora de la depresión. Los pacientes que no siguieron el modo de alimentación establecido también podrían haber experimentado un empeoramiento de los síntomas de su depresión por su miedo al fracaso o su sensación de culpabilidad o impotencia. En definitiva, parece más fácil tomar un comprimido que cambiar los hábitos alimentarios.

También es posible que el entorno y la personalidad de los voluntarios (factores que no se tuvieron en cuenta en estos estudios) influyeran en el nivel de aparición de la depresión.

En resumen

Los omega-3 (concentrados, con una cantidad de EPA superior a 2 gramos diarios), la vitamina D y los probióticos han demostrado ser eficaces en el caso de la depresión. Sin embargo, en el sistema público de salud de Francia solo se financian los suplementos de vitamina D. En los estudios publicados hasta la fecha, no se ha podido determinar que las vitaminas C y E o el magnesio sean útiles.

CUARTA PARTE

Adoptar un estilo de vida antiinflamatorio

A menudo no faltan las ganas de cambiar la forma de alimentarse, pero no siempre es fácil modificar los hábitos. ¿Cuáles son los obstáculos que pueden surgir a la hora de aplicar en la vida real las recomendaciones nutricionales?

Todos los consejos que voy a proponerte a continuación se basan en los comentarios de mis propios pacientes, en las dificultades que han encontrado y en las soluciones halladas para superarlos.

Empezaré por una serie de recomendaciones generales y después abordaré temas específicos de psiconutrición para dos sectores frágiles de la población: los niños y las personas mayores. Los datos científicos disponibles en la actualidad sobre ambos grupos son mucho menos sólidos que los que existen acerca del resto de la ciudadanía, así que deben tomarse con reservas. De hecho, es probable que vayan cambiando en el futuro.

CAPÍTULO 10

Mantener un estilo de vida antiinflamatorio en el día a día

Los discursos están muy bien, pero ¿cómo poner en práctica lo que nos enseñan todos estos estudios? Lo que te voy a presentar en este capítulo no es un modelo que debas seguir de manera estricta, sino una propuesta que cada cual puede adaptar a su dieta, en función de sus propios parámetros, que son, en concreto, los siguientes:

- La masa muscular (el metabolismo basal de los músculos consume energía, así que cuanto más desarrollados se tengan los músculos, más aporte básico de calorías se necesitará).
- El sexo (las mujeres tienden a almacenar más grasa que los hombres).
- La edad (el metabolismo basal disminuye a medida que se cumplen años).
- La actividad física (los días de actividad física intensa se debe consumir más fécula, y los días sin ejercicio, menos).
- La actividad cognitiva, que es algo que a menudo pasamos por alto. ¡Pero no olvidemos que el cerebro consume el 20% de la energía total de nuestro organismo!

A continuación, te explicaré de manera concreta lo que yo hago en mi vida cotidiana para cuidar mi salud física y mental. Como verás, no todo es perfecto. ¡No pretendo ser un modelo para nadie! Lo que quiero, más bien, es mostrar cómo cada persona puede optimizar su alimentación sin necesidad de encerrarse en una prisión. La rigidez no es buena. La flexibilidad será tu mejor aliada.

- Ante el creciente aumento de los precios, he optado por reducir mi consumo de salmón fresco. Para alcanzar la cantidad diaria de omega-3 recomendada, añado a mi dieta cotidiana suplementos ricos en EPA, que tomo por las noches, después de cenar, para conciliar mejor el sueño. Podría optar por comer más sardinas, arenques y atún en lata, pero no lo hago porque estos alimentos no me gustan. No obstante, si a ti sí, puedes obtener beneficio de ellos.
- Tomo a diario complementos de vitamina D en las épocas del año en las que visto con ropa de manga larga y también cuando padezco gingivorragias (que es un claro marcador de un déficit de vitaminas C y D). Ya hemos visto los múltiples beneficios que aporta la vitamina D en relación con la inmunidad, la expresión de numerosos genes, la ansiedad y la depresión.
- También tomo complementos de vitamina C cuando sufro gingivorragias o siento una fatiga anómala, porque consumo pocos alimentos ricos en esta vitamina, sobre todo en invierno. Suelo comer kiwis, clementinas y mandarinas (una o dos piezas al día, por lo general para la merienda) en invierno, y melón y duraznos o nectarinas en verano, pero de una forma muy moderada (menos de una pieza al día). Sin embargo, hay que tener cuidado: estos alimentos son muy dulces y ya hemos visto la trampa del azúcar que llama al azúcar.
- Doy prioridad a las ensaladas, en las que introduzco siempre que puedo los siguientes ingredientes: aceite de oliva o canola, vinagre de sidra de manzana o de nuez, mostaza, ajo, cebolla cruda, nueces, chalotas, queso de cabra, hojas verdes (canónigos, lechuga, cogollos), huevos, salsa tamari o jengibre. Al constatar que he subido de talla sin desearlo, lo cual indica un excedente calórico (estas cosas no me pasaban cuando era más joven...),

he reducido drásticamente mi consumo de legumbres y de alimentos ricos en fécula.
- No bebo refrescos, pero sí mucha agua. También tomo café descafeinado ecológico y sin disolventes por las mañanas, para calentarme y activarme sin necesidad de saturarme de cafeína. Esta elección me permite disponer de una bebida caliente (que activa la mente y hace que el organismo entre en calor), sin azúcar (para evitar la hipoglucemia y, a largo plazo, incluso un desajuste de la insulina) y con una cantidad mínima de psicoestimulantes (que reservo para las ocasiones en las que realmente los necesito, como cuando debo levantarme muy temprano, tengo un compromiso profesional, siento una gran somnolencia, me veo obligado a resincronizar mis ritmos o he de hacer una actividad física importante). La cápsula de ese café no contiene aluminio y la cafeína se ha filtrado sin recurrir a disolventes, a diferencia de otros descafeinados industriales, para los que se emplean disolventes a base de cloro.
- Procuro sustituir periódicamente el café descafeinado por una mezcla de medio limón, agua tibia y, llegado el caso, canela (media cucharita de café).
- Consumo verduras congeladas (ejotes, brócolis o espinacas, salteadas o en forma de puré) siempre que puedo. De hecho, intento incluirlas en la mayor parte de mis comidas. Como verduras frescas cada vez que se me presenta la ocasión (es decir, en cuanto llegan a las tiendas de verduras especializadas en la venta sin intermediarios o bien siempre que alguien me las regala).
- Por las mañanas no como hasta que no me da hambre, lo que se traduce en un ayuno intermitente de unas doce horas (sin aporte calórico entre la medianoche y el mediodía) y a veces incluso más, según las comidas de la víspera.
- A veces tomo un refrigerio si he de hacer alguna actividad física intensa o prolongada. Después como hacia las 12:30 o 13:00 horas, tomo la merienda entre las 16:00 y las 17:00 horas, ceno entre las 19:00 y las 20:00 horas y tomo un último refrigerio entre

las 22:00 y las 23:00 horas. Esta última colación debe ser ligera, para que la digestión no dificulte el sueño, pero suelo añadir azúcares, ya que a lo largo del resto del día apenas los tomo. Lo que hago, de hecho, es aumentar al máximo las proteínas durante el día, dado que contienen precursores de catecolaminas (dopamina y noradrenalina), con efecto estimulante, y dejo los azúcares para la noche.

- En la medida de lo posible, trato de comer siempre en casa. Cuando estoy solo, me preparo sobre todo ensaladas.
- No compro platos precocinados; a lo mucho, verduras congeladas.
- Bebo alcohol (vino y cerveza) periódicamente, pero con moderación.
- De vez en cuando tomo una porción de almendras o avellanas, no tostadas ni saladas.
- Ocasionalmente, cuando salgo con amigos, opto por la comida chatarra, sabiendo que dos horas más tarde tendré hambre y que este tipo de alimentación debe ser solo excepcional.
- No tengo báscula en casa, así que no sé cuánto peso, pero para conocer mi estado de salud observo mi cuerpo.
- Tres o cuatro veces por semana corro de manera muy intensa durante unos veinte minutos (la alta intensidad del ejercicio permite optimizar el tiempo que se dedica a esta actividad). No obstante, puedo bajar el ritmo si quiero desarrollar masa muscular o si la meteorología es menos favorable. Los días en los que no practico ejercicio de cardio, hago musculación. No estoy inscrito en ningún gimnasio (las veces que me he apuntado a alguno de estos establecimientos no he ido lo suficiente). Los fines de semana suelo practicar senderismo al menos un día.
- Cuando hace mal tiempo y, en general, durante los meses de invierno, recurro a mi lámpara de luminoterapia de diez mil lux.

Un consejo práctico: para que te resulte más fácil cambiar tu dieta, céntrate en añadir alimentos, en lugar de eliminarlos. Para eso, puedes consultar los anexos, a partir de la página 240, donde encontrarás una lista de los cien alimentos que presentan la mejor relación entre proteínas y calorías. También he incluido una lista de alimentos que, aunque tal vez no lo sepas, presentan un alto contenido en azúcares.

Todas las dietas que han demostrado aportar beneficios para la salud coinciden en presentar una alta proporción de verduras y frutas. Por eso, puedes consumir sin límites los siguientes alimentos, que deberían estar presentes en al menos dos de tus comidas diarias, según la temporada del año (lista no exhaustiva): alcachofa, espárrago, berenjena, betabel, brócoli, zanahoria, apio, col, coliflor, calabacita, escarola, espinaca, hinojo, ejotes (incluida la soya verde), puerro, ruibarbo, pimiento, lechuga, jitomate, frutos rojos, limón...

En resumen

La alimentación debe ser siempre un placer flexible. Observa el estado que provoca en ti cada tipo de comida (por ejemplo, un incremento o una reducción de la energía) para orientar tu dieta según el objetivo que quieras alcanzar (concentrarte mejor, disponer de más energía, sentirte mejor física y mentalmente). Pero no te atormentes: los cambios requieren tiempo. Recuerda que, si siempre haces lo mismo, siempre obtendrás los mismos resultados. Prueba algo nuevo y admite el cambio como una curiosidad o un reto, más que como otra obligación más.

El tiempo, el dinero y el estilo de vida antiinflamatorio

Disponemos de cuatro recursos: el tiempo, el dinero, la energía y el pensamiento. Una buena dieta exige tiempo y dinero, pero permite ganar energía y mejorar la calidad de nuestro pensamiento. En primer lugar, analizaremos el dinero y el tiempo que dedicamos a la alimentación.

«Cocinar está muy bien, pero requiere su tiempo». A menudo la falta de tiempo se utiliza como excusa para justificar una dieta inflamatoria, es decir, rica en azúcares rápidos, grasas saturadas y productos procesados. En la tercera parte vimos ya las claves de la dieta antiinflamatoria. Yo soy precisamente una de esas personas que no tienen tiempo para cocinar. El tiempo es un recurso finito, que tenemos que invertir en aquellos ámbitos que consideramos prioritarios.

Cuando atiendo a un paciente en el consultorio por primera vez, suelo pedirle que elabore una lista de las actividades que suele hacer a lo largo de la semana. De ese modo, puedo identificar con facilidad en qué aspectos invierte su tiempo e identificar si existen carencias y desequilibrios en su actividad semanal.

Cocinar no debe formar parte de las actividades de las que, llegado el caso, podemos prescindir para cuadrar nuestro horario. Tiene que ser una actividad cotidiana tan importante como cepillarse los dientes. En los diez últimos años se han multiplicado en Francia los grupos de terapias basadas en la conciencia plena, que aspiran a hacernos más conscientes de todos los acontecimientos que tienen lugar en nuestra mente (a menudo nuestras estimulaciones sensoriales acaban anegadas en un flujo de pensamientos). Pues bien, cocinar con conciencia plena puede ser una actividad terapéutica completa que te permitirá ahorrar en cursos de relajación o sofrología. Gracias a ella, desarrollarás la concentración en una actividad manual y también la gratitud hacia los alimentos que van a saciar tu hambre, hacia todas las personas y los seres vivos que han permitido que esos alimentos lleguen a tu plato y también hacia ti mismo por participar en este ciclo de la vida. Un profesor de medicina me contó en cierta ocasión que, por las noches, después de una intensa jornada de trabajo, se olvidaba de todas sus preocupaciones cuando se ponía a cocinar.

Yo a veces cocino con conciencia plena (sobre todo cuando estoy de vacaciones). Y, cuando no es así, aprovecho el momento de la cocina para telefonear a algún ser querido o escuchar un pódcast inspirador o un programa de humor, a veces mientras saboreo una copa de vino. Ese momento que paso yo solo en la cocina me llena de alegría.

En resumen

Siempre que puedas, prepara tú mismo los alimentos y disfruta de esa comida en casa, ya sea solo, en familia o con amigos, en lugar de salir a un restaurante.
Ese momento será también una ocasión ideal para enriquecer tu espíritu con aquellas cosas que te inspiran.

«No tengo tiempo para comprar productos frescos»

Como muchas personas, antes pensaba que había que consumir preferentemente productos frescos para acceder a la máxima calidad nutricional y cuidar mi salud. Pero te voy a dar una buena noticia: si no tienes mucho tiempo, debes saber que las conservas y los congelados poseen unas interesantes propiedades nutritivas.

De hecho, consumir productos frescos está recomendado cuando se trata de artículos de proximidad (e incluso en ese caso solo si las condiciones de su almacenamiento, el tiempo que tardes en consumirlos en casa y su calidad son los adecuados), pero si compras verduras a granel en el supermercado, nunca podrás saber cuánto tiempo ha pasado desde que se recolectaron ni cuál es su grado de frescura. Es más, en el caso de los productos que proceden del extranjero, es posible que se hayan cosechado hace ya mucho y que sus valores nutricionales se hayan reducido (por no hablar del tiempo que pasarán esos artículos en tu refrigerador hasta que los consumas).

A menudo las sardinas y las caballas en conserva suelen tener una mala reputación porque se trata de productos baratos. Sin embargo, son ricos en vitamina D y en omega-3. En su caso, además, los omega-3 se mantienen mejor porque son pescados que se comercializan enteros. En cambio, en el caso de otros pescados azules congelados estos ácidos desaparecen a medida que pasa el tiempo. Así, por ejemplo, en un salmón congelado casi no quedarán omega-3 una vez transcurridos más de seis meses. Por eso es importante que compruebes bien la fecha de congelación. A menudo te sorprenderá descubrir que algunos de los productos que se encuentran en el supermercado llevan congelados dieciocho meses o incluso más...

En cambio, en el caso de las verduras, el contenido en vitamina C, B9 (folatos) y polifenoles se mantiene estable después de la etapa de escaldado (en la que las verduras se calientan a temperaturas de entre 90 y 95 °C para desactivar las enzimas implicadas en su degradación). Por eso, la calidad de esta etapa es fundamental para la calidad del producto. En ocasiones, hay que evitar descongelar las verduras antes de cocerlas, porque en ese proceso se destruye parte de sus vitaminas. Si hierves los alimentos, es recomendable que consumas también el líquido de la cocción, al que se transmiten algunas de las vitaminas y minerales (por ejemplo, utilízalo para preparar una sopa).

En resumen

Los productos congelados y en conserva mantienen buena parte de las propiedades nutricionales de los alimentos, con excepción de los omega-3. De hecho, una verdura comercializada de esta forma a veces tendrá incluso mejores propiedades que otra fresca que se haya conservado mal o que se consuma demasiado tarde.

UNA CUESTIÓN DE PRESUPUESTO

Una dieta antiinflamatoria y beneficiosa para la microbiota tiene un precio. En cualquier presupuesto es necesario establecer prioridades. Comer adecuadamente, practicar deporte y dormir bien es prioritario, porque las tres cosas son esenciales para que podamos disfrutar de todas las demás facetas de nuestra vida. Si tienes que renunciar a comprar una casa, conducir un coche más grande o pasar unas vacaciones en Nueva York, valdrá la pena: ni la casa ni el coche ni Nueva York te van a proporcionar la energía que necesitas para funcionar el resto del año (y, de paso, estarás haciendo una buena acción para el medioambiente). Esta lógica es coherente con la sobriedad que reivindica una parte cada vez mayor de la ciudadanía, consciente de los efectos que provoca nuestro estilo de vida en el planeta.

Dicho de otro modo: es mejor tener poco y disfrutar de un cuerpo sano que tener mucho, pero con un cuerpo y una mente debilitados, sin energía o habitualmente enfermos. Nuestra sociedad preconiza un modelo que consiste en acumular dinero durante la primera mitad de nuestra vida laboral y, ya en la segunda, gastarlo en atención médica para tratar las patologías que nos genera este modelo. Pero si previniéramos las enfermedades desde el principio, no tendríamos necesidad de ganar tanto dinero.

En 2014, los franceses destinaban un 20% de su presupuesto a la alimentación, frente al 34% de 1960. Nuestros antecesores utilizaban más dinero para alimentarse bien y, de hecho, la alimentación era el principal gasto de los hogares.[1*] Además, cuando el poder adquisitivo aumenta, los alimentos que más incrementan su proporción en el carrito de compras son el borrego, el cerdo, la carne de ave, el pescado fresco troceado, los yogures, los postres lácteos, los helados, los dulces, los jugos de fruta y los espumosos. Y ya hemos visto que, exceptuando la carne de ave y el pescado, el resto no son los alimentos más adecuados para mantener una correcta biodiversidad de la microbiota y una buena salud cerebral.

---

* Según el Instituto Nacional de Estadística, en 2022, los españoles destinaron en promedio 16.4% de su presupuesto a alimentos y bebidas no alcohólicas (<https://cincodias.elpais.com/cincodias/2022/06/28/economia/1656420850_890137.html>). En 1958 ese porcentaje era del 55%, de acuerdo con el informe *Estadísticas históricas en España*, elaborado por la Fundación BBVA en 2006 (<https://www.consumer.es/alimentacion/el-porcentaje-del-gasto-que-las-familias-destinan-a-alimentacion-ha-caido-un-50-en-cien-anos-segun-un-estudio-del-bbva.html>). *(N. de la T.).*

En resumen

La parte de nuestro presupuesto que destinamos a la alimentación se ha reducido en comparación con la generación de nuestros padres. Probablemente, podríamos hacer mejores elecciones a la hora de distribuir ese presupuesto. Cada moneda que invirtamos en una dieta de calidad supondrá un ahorro en nuestros gastos sanitarios y nos proporcionará más energía y mayor bienestar psíquico.

Consejos para los estudiantes

Con frecuencia, los estudiantes se alimentan mal, pese a que, por lo general, su cuerpo y su mente necesitan rendir al máximo. No comen suficientes verduras (especialmente, los hombres), y esta tendencia se observa en todos los países.[2] Se ha demostrado que el consumo de estos alimentos depende en su caso de múltiples factores, como el hecho de que vivan o no en el domicilio familiar, su índice de masa corporal, su nivel de estrés, la importancia que le den a una dieta sana, su nivel socioeconómico, su hábito de tomar o no el desayuno, la etapa de los estudios en la que se encuentren, su mayor o menor apertura a vivir experiencias nuevas, sus ritmos de sueño, sus conocimientos sobre nutrición, su nivel de actividad física, su consumo de alcohol o su ingesta calórica.

En resumen

Si eres estudiante o convives con estudiantes, anímate (o anímalos) a consumir verduras para mejorar el bienestar del cuerpo y del cerebro.

Recomendaciones para los restauradores

A menudo, los dueños de los restaurantes desempeñan un papel fundamental en nuestra forma de alimentarnos. En las grandes ciudades es habitual acudir a sus establecimientos para comer, así que tienen un gran peso en la difusión de las buenas prácticas, que podrían traducirse en las siguientes recomendaciones:

- Ofrecer uno o dos platos vegetarianos por cada entrada, plato principal y postre.
- Configurar cada plato de manera que una cuarta parte de su volumen esté constituida por proteínas (carnes blancas, pescado, huevos, tofu, soya), una cuarta parte por alimentos con fécula (combinando dos tercios de legumbres, como garbanzos o lentejas, con un tercio de cereales, como arroz integral, sémola, quinoa o *bulgur*) y dos cuartas partes por verduras u hortalizas.
- Proponer menús mediterráneos, DASH o cetogénicos, que podrían dar un plus de atractivo al establecimiento.
- Ofrecer con mayor frecuencia postres acompañados con frutas frescas en lugar de helados, por ejemplo.

CAPÍTULO
11

Recomendaciones para los niños

La alimentación de nuestros hijos es uno de esos temas científicos que levantan pasiones. Ocurre lo mismo con todas las cuestiones relacionadas con el cerebro infantil. Mi intención aquí no es entrar en la lógica del rendimiento ni sugerir que existen superalimentos que vuelven más inteligentes a los niños, sino recordar, en cualquier caso, que el cerebro necesita una serie de elementos fundamentales para su desarrollo. Una alimentación adecuada, unida a un entorno idóneo, permitirá que el cerebro alcance sus capacidades óptimas (que es algo que ocurrirá alrededor de los veinte años de edad, cuando este órgano termina su proceso de maduración). Por el contrario, una dieta inflamatoria, cada vez más frecuente en los países occidentales, alterará el desarrollo del cerebro o acentuará los déficits de origen genético que ya estén presentes.

Los estudios sobre la alimentación infantil

El tema es arduo, porque engloba las dificultades de la alimentación, por una parte, y la ciencia del desarrollo, por otra. Las dificultades de estudiar la nutrición se deben a la diversidad de los alimentos y a los problemas para determinar cuáles son los «buenos» y cuáles los «malos», así como para hacer ensayos con grupos de control con placebo, ya que en estos casos los participantes saben perfectamente qué están comiendo. Además, en los niños resulta aún más complicado garantizar el cumplimiento de una dieta que en el caso de los adultos, que de por sí tampoco están muy dispuestos a modificar sus hábitos alimentarios.

Aunque todos los nutrientes son esenciales para el desarrollo del cerebro, los estudios publicados hasta ahora identifican una serie de elementos especialmente importantes, entre ellos las proteínas, el hierro, la colina, el yodo, las vitaminas A, D, B6, B9 y B12 y los omega-3.[1] Se suele hablar de los «mil primeros días» para referirse a la etapa clave en la que el cerebro humano experimenta un crecimiento exponencial al mismo tiempo que se forma la microbiota intestinal. La mayoría de los científicos consideran que este periodo es crucial para la salud futura de la persona y que es necesario proporcionarle entonces una alimentación de calidad.

El desarrollo cerebral durante los mil primeros días de vida

¿Cuándo empieza esta etapa clave? El corpus de conocimientos científicos tiende a señalar que las intervenciones son más eficaces cuando comienzan antes del nacimiento.[1]

Entre las semanas veintitrés y veinticuatro tras la concepción (esto es, antes del principio del tercer trimestre) y la edad de dos años, el cerebro sufre una transformación anatómica y funcional de suma importancia. Entre las semanas veinticuatro y cuarenta del embarazo, pasa de ser un órgano relativamente sencillo, constituido por dos lóbulos, a convertirse en un elemento lleno de repliegues y circunvoluciones parecido al cerebro que conocemos. Algunos comportamientos (especialmente, los relacionados con el tacto, el gusto, el dolor, el oído y, en menor medida, la visión) están presentes desde el nacimiento, lo que significa que la conexión de los circuitos cerebrales fundamentales ya ha empezado.

En los recién nacidos también es posible detectar funciones más sofisticadas, como la memoria de reconocimiento, que implica al hipocampo, una compleja zona del cerebro. Otras funciones, en cambio (como la memoria de trabajo y la atención), no resultan observables, pero su génesis neural se produce mucho antes del nacimiento.

Las regiones y los procesos cerebrales que se desarrollan rápidamente desde el principio del tercer trimestre de embarazo hasta el periodo de entre doce y veinticuatro meses después del nacimiento respaldan el aprendizaje basado en el lenguaje y el aprendizaje implícito, así como la mielinización de las neuronas, un proceso que incrementa la velocidad de procesamiento. Al mismo tiempo, se establecen los sistemas de neurotransmisores que participan en la regulación de las emociones, del sistema de recompensa y de muchas otras funciones.

Los procesos que tengan lugar en esta etapa condicionarán el arranque de otros procesos posteriores, como la formación de la corteza prefrontal, que es la parte de nuestro cerebro que está situada por encima de nuestras órbitas oculares y es la última en terminar de madurar, ya en la edad adulta.

Trastorno por déficit de atención, con o sin hiperactividad
El desarrollo de la región prefrontal del cerebro depende de las conexiones que se hacen durante las primeras etapas de la vida en el cuerpo estriado y el hipocampo. Por eso no debemos sorprendernos de que en los niños que han sufrido un retraso en el crecimiento intrauterino se observen mayores tasas de trastorno por déficit de atención, con o sin hiperactividad.

Precisamente en esa ventana temporal es cuando más crece el cerebro, que consume entonces el 60% del oxígeno y de la energía calórica. A lo largo del crecimiento, este órgano aumentará su capacidad y reducirá su plasticidad: es algo así como una bola de plastilina que poco a poco toma forma y, en ese proceso, se hace cada vez más rígida. Es posible que el aporte de los nutrientes necesarios forme parte de los estímulos que determinarán la forma final de esa plastilina.

La alimentación más adecuada para el desarrollo del cerebro
El cerebro no es homogéneo, ni en sus partes anatómicas (el hipocampo, el cuerpo estriado...) ni en sus procesos (mielinización, neurotransmi-

sores...). Por eso responde de manera distinta a cada nutriente. Algunos provocan un efecto global (es el caso de las proteínas y del yodo, por ejemplo), mientras que otros generan un efecto local (como el hierro). Estos son los principales nutrientes que, según se ha comprobado, favorecen el desarrollo cerebral:[1]

Las proteínas, que inciden en la estructura, los factores de crecimiento y los neurotransmisores.

Los omega-3, que protegen la integridad de las membranas y favorecen las señales.

La glucosa, que proporciona energía al cerebro.

El hierro y el cobre, que son buenos para la energía, la mielinización y la neurotransmisión.

El zinc, que es un factor de crecimiento que mejora la eficacia de las conexiones sinápticas entre neuronas.

El yodo, que desempeña un papel en la mielinización, la sinaptogénesis y el metabolismo energético.

La vitamina B12, que contribuye a la calidad de la estructura neuronal y a la mielinización.

Los folatos, que favorecen el cierre del tubo neural y la estructura neuronal.

La colina, que es importante para los neurotransmisores y la mielinización.

La vitamina D, que ejerce una acción protectora frente a los trastornos del desarrollo.

Los nutrientes pueden afectar tanto a las neuronas como al resto de las células del cerebro: oligodendrocitos, astrocitos y microglías.

Se piensa que si se erradicaran las tres carencias más frecuentes (de hierro, zinc y yodo), el cociente intelectual global podría aumentar diez puntos en los grupos de población que se encuentran en situación de riesgo (pero este es un cálculo que no afecta a los países desarrollados). A la inversa, se piensa también que la malnutrición fetal llega a reducir hasta siete puntos ese cociente y, además, aumenta el riesgo de desarrollar esquizofrenia en la edad adulta.

El déficit de hierro antes del nacimiento o en las primeras etapas de la vida aumenta la probabilidad de que el futuro adulto presente autismo, esquizofrenia, depresión, ansiedad y disfunciones ejecutivas.

El efecto de los omega-3 sobre el desarrollo cerebral se ha estudiado muy bien. Los científicos sugieren que, si durante el embarazo, la madre no toma una cantidad suficiente de estos ácidos, o bien si el recién nacido presenta una carencia de DHA o se le alimenta con una leche artificial que no incluya un complemento de omega-3, el riesgo de que con el tiempo desarrolle trastornos psíquicos o psicopatológicos aumenta. Se ha demostrado que la administración temprana de omega-3 influye de manera determinante en las facultades visuales, motoras y cognitivas de los bebés.

Un aporte adecuado de estos ácidos durante las primeras fases del desarrollo también parece crucial para la salud mental y las capacidades psíquicas del individuo. Los hijos de madres que tomaron complementos de DHA durante la gestación muestran un mejor rendimiento cognitivo en pruebas hechas cuando tienen cuatro y siete años.[1]

Un estudio señala que los niños de entre cuatro y seis años a los que se administran fórmulas enriquecidas con omega-3 presentan un vocabulario más rico, un mayor autocontrol y un mejor aprendizaje de las normas sociales.[2]

Estudios estadounidenses sobre los omega-3 para niños

Los ensayos mencionados se hicieron en Estados Unidos, donde se analizaron tres fórmulas que contenían mezclas de DHA en dosis variables (32%, 64% y 97%, respectivamente). Los niños participantes vivían en Kansas y procedían de familias de un nivel socioeconómico bajo. Se ignora si estos resultados son extrapolables a menores de sectores socioeconómicos medios o altos. También se ha constatado que el consumo de omega-3 varía de un país a otro y tal vez incluso de una región a otra dentro del mismo país, en función de los hábitos alimentarios locales. Por tanto, es lógico pensar que una suplementación con estos ácidos podría tener diferentes efectos en función de estos parámetros de partida. En cualquier caso, en Francia la alimentación de algunos niños no difiere demasiado de la dieta que se sigue en Estados Unidos, ya que también aquí registramos un consumo excesivo de productos procesados, comida chatarra y refrescos.

El déficit de hierro es la carencia nutricional más frecuente en el mundo. De hecho, se trata de una de las cuatro causas de pérdida potencial de desarrollo en los países poco o medianamente desarrollados. Los estudios que han demostrado la importancia de la suplementación con hierro son mayoritariamente nepalíes o chinos. El cobre, los folatos y la colina, que desempeñan un importante papel en el desarrollo cerebral, aún no se han investigado lo suficiente.

¿Lactancia materna o artificial?

Hoy en día no existe un consenso científico suficiente que permita zanjar esta cuestión. Para resolverla, necesitaríamos ensayos controlados aleatorizados que compararan a niños alimentados con leche materna y a niños alimentados con leche artificial, pero asignando cada bebé a uno u otro grupo de manera aleatoria y sin que la familia supiese qué tipo de leche está recibiendo el pequeño. Evidentemente, es imposible hacer una investigación de este tipo por razones éticas y técnicas.

En cualquier caso, los estudios observacionales indican que los niños que han recibido leche materna presentan menos trastornos inmunitarios.[3] También se ha constatado que la dieta de la madre puede tener un impacto en la microbiota del bebé, sobre todo por la modificación de la microbiota vaginal y de la composición de la leche materna. Esta leche no solo tiene un alto valor nutritivo, sino que también proporciona una amplia variedad de moléculas biológicamente activas y que responden a las necesidades de los recién nacidos y los lactantes. La leche materna es una fuente de azúcares complejos vinculados a las proteínas y a los lípidos, con una concentración y una composición verdaderamente únicas. Un dato interesante es que los bebés no son capaces de digerir los oligosacáridos de la leche materna, lo que refuerza la hipótesis de que su función es favorecer el crecimiento de la microbiota intestinal de los niños.

Lactancia y microbiota del bebé

Tan solo un grupo de bacterias (*Bifidobacterium* y *Bacteroides*) pueden utilizar exhaustivamente estos oligosacáridos de la leche materna como alimentos primarios. Estas bacterias, en especial las bifidobacterias, son predominantes en los bebés con lactancia natural. Se ha encontrado una relación entre ellas y una serie de efectos fisiológicos positivos en los niños prematuros y no prematuros, lo cual indica que han sido favorecidas por la selección natural en un proceso de coevolución junto con los azúcares de la leche humana.

Los bebés que toman lactancia natural presentan bacterias intestinales de taxones protectores, mientras que los que se alimentan con leche artificial tienen más bacterias proinflamatorias, una mayor permeabilidad intestinal y más carga de bacterias en la sangre. De hecho, los productos glucoconjugados y los oligosacáridos sialilados de la leche materna mejoran el sistema inmunitario inmaduro del recién nacido. Los intestinos pueden absorber una pequeña cantidad de oligosacáridos sialilados intactos, que se mantienen en la circulación del recién nacido en concentraciones lo suficientemente elevadas como para modular su sistema inmunitario y facilitar el desarrollo de su cerebro a lo largo de la primera infancia.[4] Además, se ha demostrado que el contenido en omega-3 de la leche materna depende de los aportes nutricionales de la madre.[1] Los estudios llevados a cabo con ratones han evidenciado que los omega-3 se incorporan en mayor medida al cerebro cuando el consumo de omega-6 es bajo.

Sin embargo, hay que tener en cuenta que la leche materna también puede transmitir al lactante ciertos medicamentos (como los antibióticos), así como el cortisol, la hormona del estrés. Si la madre presenta un déficit en vitamina D, su bebé recibirá un aporte insuficiente, por lo que conviene que ella tome suplementos de esta vitamina (sobre todo en invierno, teniendo en cuenta que uno de cada cinco franceses presenta carencia de vitamina D y que los complementos alimenticios que la contienen son seguros).[5] * Un estudio ha demostrado que los bebés cuyas madres presentaban un cuadro depresivo antes y después de su nacimiento sufren un retraso en la síntesis de las inmunoglobulinas (incluso cuando se alimentan con lactancia natural), que son imprescindibles para evitar las alergias.[6]

En resumen

La leche materna debe ser la opción prioritaria cuando la madre se encuentra en un buen estado de salud, principalmente por motivos inmunológicos. Sin embargo, hay que evitar demonizar la leche artificial. A la hora de elegir el método de alimentación del bebé, deben tenerse en cuenta también los factores emocionales y personales.

Autismo y microbiota

La microbiota también podría desempeñar un importante papel en la aparición y el mantenimiento del autismo, que constituye un reto fundamental para la salud pública. Este trastorno es, en buena medida, hereditario, es decir, con un componente genético importante, al igual que ocurre con enfermedades mentales como la esquizofrenia. En la primera década de este siglo se identificaron algunos genes que incrementan el riesgo de desarrollar autismo. Sin embargo, se trata de un trastorno muy heterogéneo en su expresión y en su nivel de gravedad, que puede alterar las capacidades lingüísticas y no lingüísticas de los niños afectados. En este capítulo utilizaré la denominación «trastornos del espectro autista» (TEA), de acuerdo con la clasificación de los trastornos mentales actualmente en vigor (*DSM-5*).

* Véase la N. *de la* T. de la página 92.

Todo comenzó con un pequeño estudio, publicado en el año 2000, en el que se administró a diez niños con autismo un antibiótico no absorbible, la vancomicina, durante ocho semanas.[7] Pues bien, en esos menores se observó una regresión de los síntomas, que, sin embargo, volvieron a aparecer cuando se interrumpió el tratamiento. Esta constatación hace pensar que algún agente infeccioso podría mantener la sintomatología del autismo y que tal vez ese agente habite en los intestinos.

Posteriormente, se hizo un metaanálisis sobre dieciocho estudios (493 menores con autismo, comparados con 404 menores sin este trastorno) y se demostró que los autistas presentan microbiotas diferentes de las de los no autistas.[8]

La microbiota de los niños con trastornos del espectro autista

Todos los niños con TEA analizados presentaban una microbiota en la que predominaban los filos Bacteroidetes, Firmicutes y Actinobacteria, más abundantes en ellos que en los menores del grupo de control. Además, también tenían una cantidad significativamente mayor de los géneros *Bacteroides*, *Parabacteroides*, *Clostridium*, *Faecalibacterium* y *Phascolarctobacterium* y un menor porcentaje de *Coprococcus* y *Bifidobacterium*.

Los cambios microbianos en el colon podrían tener un impacto más determinante en la patología de los TEA que las alteraciones en el intestino delgado. La diversidad bacteriana que se observa en los niños con autismo que presentan trastornos gastrointestinales es mucho menor y, además, está directamente relacionada con el nivel de gravedad de esos problemas del aparato digestivo.

Por otra parte, una serie de estudios *post mortem* han evidenciado una expresión anormal de determinadas proteínas de las uniones en la barrera hematoencefálica de los menores con autismo, lo que hace pensar que en su momento se pudo poner en marcha un mecanismo de defensa frente a un agente agresor.

Una de las hipótesis que manejan actualmente los investigadores es que algunos menores autistas recibieron dosis elevadas de antibióticos en sus tres primeros años de vida que podrían haber afectado de forma duradera a su microbiota, aumentando su permeabilidad intestinal y permitiendo así que pasaran a la sangre una serie de agentes perturbadores que generan una respuesta inflamatoria.

Una parte importante de los menores con autismo presentan también trastornos intestinales y son muy selectivos con los alimentos que toman: de hecho, muestran aversión hacia la comida de determinados colores, texturas u olores. Además, sus defensas antioxidantes son más bajas, sobre todo el glutatión, el agente primario de desintoxicación de nuestras células.[9] Por eso son especialmente vulnerables ante todo tipo de toxinas, que entran en su organismo principalmente a través de la respiración o la alimentación.

En algunos niños con autismo se ha detectado también una disfunción de las mitocondrias (las fábricas de energía) de las células intestinales, lo que también podría explicar que estos menores sufran con más frecuencia de estreñimiento.

Además, los niños con trastornos del espectro autista presentan un nivel más bajo de S-adenosilmetionina (SAMe), un donante universal de metilo que participa en cientos de reacciones metabólicas y desempeña un papel fundamental en la epigenética, es decir, en la expresión de los genes. Se trata de una regulación primordial para el desarrollo del cerebro.

La contaminación ambiental se ha convertido en un reto de primer orden para la salud pública, ya que podría estar implicada tanto en los trastornos de la microbiota como en los TEA.[10] De hecho, incluso nos obliga a revisar la recomendación general de comer periódicamente verduras, frutas y pescado si estos productos no son ecológicos.

El cerebro de una parte de los niños autistas se encuentra en un estado de inflamación, es decir, arde a fuego lento bajo el efecto de determinadas sustancias que alteran su funcionamiento.

Agentes contaminantes bajo sospecha

Entre los posibles culpables de estos trastornos podríamos mencionar los óxidos de nitrógeno, los hidrocarburos aromáticos policíclicos, los metales pesados, los pesticidas, los plastificantes, los bifenilos policlorados, las dioxinas, los furanos, algunos aditivos alimentarios, las hormonas y los antibióticos.

Existen innumerables contaminantes potenciales, y la mayoría de ellos nunca se han evaluado para determinar su toxicidad y los riesgos que entrañan para la salud, dado que constantemente aparecen nuevos productos químicos surgidos de las interacciones entre los productos ya existentes. Resulta casi imposible conocer los efectos que estos nuevos compuestos provocan en nuestra salud.

El papel de la contaminación en el desarrollo de las enfermedades

Más allá de una alteración del desarrollo intelectual y psicomotor de los niños, existe una amplia variedad de patologías ligadas a la contaminación: ciertos tumores malignos, el aumento de los índices de mortalidad por todo tipo de causas, la aparición o el agravamiento de enfermedades cardiovasculares, las infecciones recurrentes, el avance de la diabetes tipo 2, las dolencias de los sistemas respiratorio e inmunitario, los trastornos cerebrales degenerativos... Y es probable que todo ello también esté alterando nuestra microbiota.

En el último decenio ha aumentado considerablemente nuestro conocimiento acerca de las múltiples formas en las que el cerebro en desarrollo es vulnerable frente a la exposición a los productos químicos. Una serie de estudios sobre los animales sugieren que los trastornos del desarrollo cerebral de los niños comienzan ya con la exposición del padre a elementos negativos, como una dieta pobre en proteínas y folatos y rica en grasas, o el contacto con productos químicos como pesticidas y herbicidas, lo que desempeñaría un papel crucial en la salud de la futura descendencia y en la transmisión de rasgos adquiridos de generación en generación.[11]

Los pesticidas son productos químicos diseñados para matar o eliminar otros organismos vivos. Cualquier pesticida puede ser tóxico para el ser humano. De hecho, cada vez se estudian más las posibles conexiones entre estos artículos y los trastornos del desarrollo neurológico.[12]

La investigación se interesa especialmente por establecer los vínculos entre los pesticidas y el autismo, pero también entre los pesticidas y el trastorno por déficit de atención, con o sin hiperactividad. Desde el punto de vista biológico, la hipótesis de que una exposición a productos químicos tóxicos durante los periodos críticos del desarrollo cerebral esté detrás de estos problemas es plausible.[13]

Los pesticidas y los disruptores endocrinos problemáticos

Los organofosfatos son uno de esos pesticidas que encontramos en cientos de productos en todo el mundo. Son beneficiosos para la productividad agrícola y el control de las enfermedades mortales de transmisión vectorial, pero, debido a que se está haciendo de ellos un uso generalizado, hoy en día figuran entre los productos químicos sintéticos más presentes en la naturaleza y en los tejidos animales y humanos.

Se trata de un motivo creciente de preocupación, porque muchos organofosfatos son sumamente tóxicos. La exposición a ellos, sea accidental o intencionada, provoca efectos nocivos para la salud, como se viene documentando desde hace décadas.[14] Entre estos efectos dañinos se encuentran diversos trastornos neurológicos y psiquiátricos a largo plazo, principalmente alteraciones de la atención, de la memoria y de otras capacidades cognitivas.

Ciertas enfermedades crónicas, como el síndrome de la guerra del Golfo, se han atribuido (al menos en parte) a una exposición a un tipo de organofosfato. Además de una inhibición aguda de la acetilcolinesterasa, los organofosfatos pueden afectar a otros puntos y generar así estrés oxidativo, déficits de transporte axonal, neuroinflamación y autoinmunidad.

El glifosato, que se utiliza como herbicida, se ha clasificado como un posible agente cancerígeno, pese a que varias autoridades internacionales hayan declarado que es improbable que provoque este efecto en caso de exposición por vía alimentaria. En mayo de 2015, la Agencia Internacional de Investigación sobre el Cáncer clasificó el glifosato como probablemente cancerígeno para los seres humanos (grupo 2A). Algunos investigadores plantean la hipótesis de que esta sustancia esté implicada en el desarrollo de los *Clostridium* en los niños con TEA y, en consecuencia, contribuya al aumento de la prevalencia de este trastorno.[15] Los metales pesados, como el mercurio, el plomo, el aluminio, el arsénico y el cadmio, podrían acumularse en el cerebro de los menores que tienen una menor capacidad de eliminarlos, y sus efectos neurotóxicos provocarían ciertos trastornos del neurodesarrollo, entre ellos los TEA.[16] Sin embargo, en los estudios *post mortem* no se han detectado residuos de estos metales en el cerebro, aunque sí se han encontrado neuronas más cortas y con problemas de conexión. Así pues, el debate sigue abierto.

En nuestro entorno, los disruptores del sistema endocrino están en todas partes. Los encontramos en los plásticos y en los plastificantes (bisfenol A [BPA] y ftalatos), en los productos químicos industriales, como los bifenilos policlorados, y en pesticidas y fungicidas como la vinclozolina.

En resumen

Los niños con autismo parecen presentar microbiotas diferentes de las de otros menores. Sin embargo, aún no está claro qué importancia tienen para el diagnóstico, el seguimiento y el tratamiento. Además, su vínculo bidireccional con el sistema nervioso dificulta el establecimiento de una relación causa-efecto.
Es probable que las sustancias que produce el ser humano y que están contaminando el medioambiente tengan consecuencias en el neurodesarrollo de los niños, pero resulta difícil determinar con exactitud qué compuestos causan cada efecto, sobre todo porque pueden combinarse entre sí.

¿Alguien ha dicho otra vez «gluten»? Sí, y caseína...

Varios estudios han demostrado que los menores con TEA presentan respuestas inmunitarias anómalas frente a determinados alimentos, sobre todo los que contienen gluten (presente en el trigo, el centeno, la cebada y la avena), caseína (que se encuentra en los productos lácteos) y, en ocasiones, soya. Cuatro ensayos han señalado que estos niños son más hipersensibles ante los alérgenos alimentarios que los demás, y esa hipersensibilidad puede estar relacionada con una mayor permeabilidad intestinal. Un estudio realizado con 150 menores con TEA concluyó que el 87% de ellos presentaban anticuerpos contra el gluten, frente al 1% de los niños de su misma edad y su mismo sexo, pero sin TEA. Además, el 90% tenían anticuerpos contra la caseína, frente al 7% de los niños con los que se comparaban.

Recientemente, se ha publicado un metaanálisis de buena calidad, que incluye ocho estudios y 297 participantes, en el que se ha observado que los niños con TEA que mantienen una dieta sin gluten ni caseína muestran menos estereotipias y una mejor cognición que los que siguen una alimentación completa.[17] Los autores de este estudio subrayan que en la mayoría de los ensayos estudiados los resultados eran aún más convincentes cuando los evaluadores ignoraban qué tipo de dieta recibían los menores.

¿Una dieta sin gluten ni caseína para los niños con autismo?

Más del 80% de las familias de los menores autistas manifiestan haber introducido cambios en la alimentación de los niños para mejorar su salud. La dieta elegida en la mayoría de los casos es la que elimina el gluten y la caseína. En algunos menores, durante la digestión de estas dos sustancias se generan péptidos opioides (pequeñas proteínas) que reducen la absorción de cisteína por parte de las células y, en consecuencia, la síntesis de glutatión, que es el principal antioxidante de nuestras células, como hemos visto en páginas anteriores. Estos péptidos también alteran la S-adenosilmetionina (SAMe) y, por tanto, la metilación, un proceso fundamental que, entre otras cosas, permite regular las cascadas de información y de expresión de los genes en las células.

Los efectos de la caseína en el organismo dependerán del tipo al que pertenezca esta sustancia: la leche con caseína humana (de tipo A2) induce mejores niveles de glutatión que la leche rica en caseína A1, un argumento a favor de la lactancia materna (la leche humana contiene abundante caseína A2). Dos estudios han sugerido que la lactancia materna podría proteger del autismo, pero el estudio nacional US National Survey of Children's Health, hecho en Estados Unidos, no ha confirmado esta relación.[9] También se ha hecho un amplio ensayo para evaluar la actividad de la enzima de la digestión de la sacarosa (el azúcar de mesa) a partir de biopsias endoscópicas de noventa niños con TEA. Los investigadores observaron que el 49% de ellos presentaban como mínimo una actividad enzimática deficiente y que el 20% tenían carencias de dos o más enzimas de la digestión de los azúcares simples (por orden de mayor a menor frecuencia en este déficit: lactasa, maltasa, sacarasa, isomaltasa y glucoamilasa).

Todos los niños en los que se detectó una escasa actividad enzimática tenían heces blandas o gases. Otro estudio de gran tamaño con biopsias intestinales de 199 niños y adultos afectados por TEA (sus edades iban de los veintidós meses a los veintiocho años) ha revelado carencias de enzimas de la digestión de los azúcares simples (62% de déficit de lactasa, 16% de sacarasa y 10% de maltasa).

Estos problemas parecen ser tan frecuentes en los menores como en los adultos, lo que sugiere que se trata de carencias permanentes. Un estudio abierto con 46 niños y adultos con TEA ha señalado importantes beneficios relacionados con la administración de enzimas, pero en otros dos ensayos controlados aleatorizados se han obtenido resultados mixtos. Algunos estudios concluyen que los menores con TEA siguen una dieta incorrecta, que no les aporta las cantidades necesarias de nutrientes tan fundamentales como la vitamina D o los omega-3.

> **En resumen**
>
> Se puede probar a dar a los menores con autismo una dieta sin gluten ni caseína para determinar si sus estereotipias se reducen y si su cognición mejora. Sin embargo, esta alimentación no da resultados en todos los niños. Por eso es importante hacer una evaluación antes y después de la intervención con el fin de analizar su verdadera eficacia y evitar un sesgo de confirmación.
> Se recomienda llevar a cabo un seguimiento pediátrico asiduo para comprobar que los menores no sufran carencias ni efectos no deseados.

¿Es necesario administrar complementos alimenticios a los niños con autismo?

Varios suplementos nutricionales han demostrado una eficacia entre baja y media en la reducción de los síntomas del autismo.

En un metaanálisis publicado en 2021 se reunieron los resultados de cinco ensayos controlados aleatorizados sobre los efectos de la administración de N-acetilcisteína (NAC) durante un periodo de entre ocho y doce semanas a niños autistas.[18] Los autores del análisis consideraron que cuatro de aquellos estudios presentaban un «elevado riesgo de sesgo». En general, la NAC (que se suministraba en dosis de 500-2700 miligramos al día o bien de 60 miligramos por kilo al día, según los diversos ensayos) mejoró levemente los síntomas del autismo (sobre todo la hiperactividad y la irritabilidad). También se constataron resultados alentadores en el terreno de la comunicación social, la realización de gestos repetitivos y el lenguaje. No obstante, será preciso hacer más ensayos de buena calidad para confirmar estas conclusiones.

¿Es necesario proporcionar suplementos de NAC a las personas con trastornos del espectro autista?

En todos los ensayos contemplados, se ha informado de ciertos efectos no deseables de la suplementación con NAC en algunos pacientes.

Los más habituales: molestias gastrointestinales, síntomas propios de un resfriado, estreñimiento, aumento del apetito, vómitos e infecciones de las vías respiratorias altas. Sin embargo, ninguno de estos efectos parece estar directamente provocado por los ensayos: entre el grupo que recibió la NAC y el grupo de control no se detectaron diferencias estadísticas sobre estos efectos y tampoco tuvo lugar ningún episodio fatal.

En 2019, un equipo español publicó en *Pediatrics*, la revista oficial de la Academia Estadounidense de Pediatría, los resultados de un metaanálisis realizado a partir de veintisiete ensayos controlados aleatorizados sobre el autismo con una comparación con respecto a un grupo placebo (1 028 participantes, de los que 542 eran niños que recibieron el tratamiento, mientras que 486 eran menores a los que se administró placebo).[19] La edad promedio de los pacientes era de siete años.

Se concluyó entonces que varias intervenciones tuvieron un leve efecto sobre los síntomas del autismo, en comparación con el grupo del placebo:

- La ingesta de complementos alimenticios (omega-3, vitaminas u otros suplementos) mejoró ligeramente la ansiedad, los trastornos del comportamiento, la impulsividad, la hiperactividad, la irritabilidad, el lenguaje (en general), las interacciones sociales, los comportamientos limitados y repetitivos y el estado general.
- La suplementación con omega-3, en concreto, potencia levemente el lenguaje y las interacciones sociales.

Omega-3 y autismo

Los menores con trastornos del espectro autista presentan niveles más bajos de DHA, EPA y ácido araquidónico.[20] En varios estudios sobre las estereotipias, la letargia y la hiperactividad de los niños con TEA (seis ensayos controlados aleatorizados con 194 menores a los que se proporcionaron suplementos durante un periodo de entre seis y dieciséis semanas), los omega-3 demostraron una ligera eficacia.[21] Las dosis proporcionadas eran de 700-840 miligramos al día, en el caso del EPA, y de 240-700 miligramos al día, en el caso del DHA, que se suministraron combinados en todos los estudios menos en uno, donde se optó por aplicar DHA puro. El efecto promedio de los omega-3 sobre los comportamientos repetitivos es discreto, al igual que ocurre con todos los tratamientos farmacológicos que se emplean en la actualidad para modificar esos comportamientos propios del autismo.[22] Pero debe tenerse en cuenta que aquí estamos hablando del efecto promedio, lo que significa que en algunos niños estos ácidos pueden no servir de nada, pero en otros actúan con mayor eficacia. Probablemente, el tratamiento tendrá un mejor resultado cuando el niño presente una carencia de omega-3.

La suplementación con vitaminas mejora ligeramente el lenguaje, los gestos y los comportamientos repetitivos, las limitaciones, los trastornos del comportamiento, la impulsividad, la hiperactividad y la irritabilidad.

Las vitaminas estudiadas han sido la vitamina B12, la vitamina C, la vitamina B6 (ya sea sola o en combinación con el magnesio), el ácido fólico (vitamina B9), la vitamina D y varios cócteles vitamínicos.

Vitaminas con efectos beneficiosos para el autismo

La vitamina B6 (piridoxina) y el magnesio (Mg) contribuyen a la síntesis de la serotonina y de la dopamina, que presentan niveles anómalos en algunos pacientes con TEA. La vitamina B12 se ha utilizado para favorecer la metilación y mejorar así el estado oxidativo de los niños con estos trastornos. Por otra parte, la vitamina D podría ser beneficiosa gracias a su acción antiinflamatoria sobre el cerebro o a sus efectos sobre la serotonina. En algunos menores con autismo se ha detectado una carencia de ácido fólico (B9), una sustancia que el cuerpo humano no puede sintetizar por sí mismo.

Los estudios contemplados eran homogéneos, es decir, estos resultados no se han extraído de un ensayo en concreto ni de un método de análisis específico. Además, los efectos observados podían reproducirse en líneas generales de un estudio a otro. Un dato igualmente importante: no se han detectado sesgos de publicación, lo que significa que es poco probable que se haya tendido más a publicar los estudios que confirmaban la eficacia del tratamiento propuesto en lugar de los estudios que no la corroboraban. La eficacia detectada tampoco tenía que ver con la calidad del estudio: independientemente del nivel de calidad de cada ensayo, todos ellos han llegado a los mismos resultados. Por último, la intervención reveló ser igual de útil para los niños y para las niñas, fuera cual fuera su edad y la duración del ensayo.

Vistos los datos, convendría que el sistema público de salud financiara estos complementos alimenticios, algo que todavía no hace.

Efectos de la vitamina B12 sobre el autismo

Un metaanálisis ha investigado específicamente los efectos de la vitamina B12 en las personas con autismo.[23] Como ya hemos visto, entre las anomalías bioquímicas asociadas al TEA se encuentra una alteración de las capacidades de metilación y de sulfatación y una escasa capacidad de oxidorreducción del glutatión (GSH). La vitamina B12 forma parte de los tratamientos que podrían utilizarse para resolver estas anomalías. En un metaanálisis se estudiaron cuatro ensayos controlados aleatorizados doble ciego con comparación con respecto a un placebo (en dos se examinaron las inyecciones de B12 en exclusiva y otros dos incluyeron la B12 en un complemento multivitamínico oral), así como otros ensayos no aleatorizados o sin grupo de control. La mayoría de ellos (83%) emplearon la metilcobalamina (MeB12) por vía oral o en inyección, mientras que los demás no especificaron qué tipo de B12 habían utilizado. Los estudios que recurrieron a las inyecciones subcutáneas de MeB12 (dos de ellos contaban con control mediante placebo) aplicaron una cantidad de 64.5-75 µg/kg/dosis. En un estudio se detectó anemia en dos niños con TEA que habían recibido cianocobalamina inyectada, anemia que desapareció cuando se pasó a inyectar MeB12. Dos ensayos observaron mejoras en los marcadores del metabolismo mitocondrial. Un metaanálisis de los metabolitos de la metilación demostró que la MeB12 permite reducir la S-adenosilhomocisteína (SAH) y aumentar la metionina, la S-adenosilmetionina (SAMe), la relación SAMe/SAH y la homocisteína (aunque con efectos de poco fondo). Otro metaanálisis, esta vez acerca de los metabolitos de la transulfuración y del metabolismo rédox, ha evidenciado que la MeB12 provoca mejoras significativas en el glutatión oxidado (GSSG), la cisteína, el glutatión total (GSH) y la relación rédox GSH/GSSG total, con efectos entre medios e importantes. Las mejoras de la capacidad de metilación y de la relación rédox GSH van ligadas de manera significativa a una mejora clínica (con un efecto medio moderado de 0.59) de los principales síntomas de los TEA: principalmente, la comunicación expresiva, las aptitudes para desenvolverse en la vida cotidiana personal y doméstica y las capacidades sociales interpersonales, de juego y ocio y de adaptación, lo que sugiere que estos biomarcadores pueden servir para predecir cómo se va a responder ante la B12. El resto de las mejorías clínicas observadas en los estudios sobre la B12 tienen que ver con el sueño, los problemas gastrointestinales, la hiperactividad, las crisis de ira, el cociente intelectual no verbal, la visión, el contacto visual, la ecolalia, las estereotipias, la anemia y la enuresis nocturna. En el metaanálisis se identificaron efectos no deseados, como la hiperactividad (11.9%), la irritabilidad (3.4%), los trastornos del sueño (7.6%), la agresividad (1.8%) y el agravamiento de los trastornos del comportamiento (7.7%), pero en general eran leves y escasos y no diferían de manera significativa de los observados en el grupo del placebo. En un estudio, el 78% de las familias manifestaron su deseo de continuar con las inyecciones de MeB12 una vez finalizado el ensayo. Los datos clínicos preliminares sugieren que la B12, y de manera muy especial la MeB12 suministrada a través de inyección subcutánea, mejora las anomalías metabólicas de los TEA y sus síntomas clínicos. No obstante, para confirmar estos datos será necesario hacer otros estudios multicéntricos de amplia envergadura y con control mediante placebo.

Un metaanálisis publicado en 2017 llevó a cabo un balance de las diferencias de nutrientes presentes en el organismo de los niños autistas con respecto a los niños no autistas. Se constató entonces que estas diferencias son numerosas, lo que lleva a pensar que podrían guardar relación con la aparición de los trastornos. Las concentraciones capilares de cromo, cobalto, yodo, hierro y magnesio en los primeros eran significativamente menores que las de los segundos. Además, los pacientes autistas tenían en el cabello niveles superiores de un metal raro (el molibdeno), así como mayores niveles de cobre en la sangre[24] y menores índices de zinc. También el yodo urinario estaba más presente en los pacientes con autismo. Tres estudios han demostrado que, en los menores afectados por TEA, la metilación y el glutatión son más reducidos, mientras que el estrés oxidativo es mayor. La metilación es importante porque controla la epigenética, y en los niños con autismo se observan precisamente diferencias de expresión de su ADN con respecto a los niños sin trastornos de este espectro.

En aquellos estudios se evidenció que una suplementación nutricional con metil-B12 o metilcobalamina (una forma de la vitamina B12), ácido folínico (una forma de vitamina B9) y trimetilglicina (un aminoácido presente en plantas como el betabel azucarero) podría ser beneficiosa para los menores con TEA que presentan carencias. Estas alteraciones pueden servir de punto de referencia científica a la hora de proponer complementos alimenticios a los niños autistas.

En un ensayo aleatorizado doble ciego y con comparación con placebo, realizado a lo largo de tres meses, se comprobó que mediante estos suplementos es posible restablecer la mayoría de los marcadores anómalos, exceptuando los niveles de sulfato libre y total en el plasma, que, aunque mejoran, siguen por debajo del valor normal. En ese mismo estudio se vio que el grupo que había recibido el suplemento experimentaba mejoras significativamente mayores que el grupo que tomaba placebo en relación con la hiperactividad, las crisis de ira, el estado global y el lenguaje receptivo, y también las familias tenían la impresión general de que se había producido una remisión de los síntomas del autismo.

Algunos estudios preliminares indican que los probióticos podrían tener efectos en el autismo, aunque para confirmar estos resultados será necesario hacer ensayos más amplios.

Efectos de los probióticos en el autismo

Un estudio sin grupo de control señaló una mejora de los síntomas del autismo en 131 niños y adolescentes (sobre todo en los de menor edad) que recibieron una suplementación con el probiótico *Lactobacillus plantarum* PS128.[25] Otros dos pequeños ensayos controlados aleatorizados confirmaron la eficacia de este probiótico en los casos de TEA.[26] Cabe mencionar otro ensayo más, controlado y aleatorizado, en el que se observó que 42 niños autistas que recibieron una suplementación con probióticos durante seis meses experimentaron una reducción de sus síntomas, aunque los efectos fueron diferentes en función de si los pacientes sufrían o no trastornos digestivos.[27] Los autores de este último estudio concluyeron que la eficacia de los probióticos no dependía necesariamente del eje intestinos-cerebro.

Las investigaciones sobre los efectos de los prebióticos en los niños con autismo son aún más escasas, a pesar de que es posible que estas sustancias modifiquen la composición microbiana y reduzcan los síntomas de los TEA. De hecho, los prebióticos podrían mejorar la síntesis de butirato, el ácido graso de cadena corta que desempeña múltiples tareas en el funcionamiento y el metabolismo del cerebro y las células del colon (como ya vimos en la primera parte de este libro).

Terapias para tratar la microbiota de los niños con TEA

Algunos investigadores proponen una serie de técnicas para administrar los medicamentos directamente en el colon de los menores autistas y así evitar que pasen por el resto de los intestinos.

Un equipo de Arizona ha desarrollado una terapia de transferencia de microbiota que consiste en tratar al paciente con vancomicina durante catorce días y, a continuación, hacer una limpieza de los intestinos con el fin de retirar la microbiota residual. Después se administran inhibidores de ácido gástrico (para potenciar al máximo la nueva colonización) y se transfieren altas dosis de microbiota procedente de donantes sanos durante uno o dos días, así como dosis menores de mantenimiento durante siete u ocho semanas.[28]

En los niños estudiados, al final del tratamiento se observó una mejora del 80% de los trastornos intestinales y del 25% de los síntomas del autismo. Dos años más tarde, estos síntomas siguieron reduciéndose (en un 47%) y la microbiota intestinal mantuvo una diversidad comparable a la de los niños no autistas. De hecho, las cepas bacterianas *Bifidobacter* se habían multiplicado por cinco, y las cepas *Prevotella*, por ochenta y cuatro.

Los familiares manifestaban que habían observado en los niños un progreso considerable en el vocabulario, el rendimiento y la capacidad de escuchar sus indicaciones. Los niños que antes de la intervención se despertaban de madrugada debido a dolores abdominales ahora dormían la noche entera, y sus heces, que antes olían especialmente mal, se habían normalizado. Cabe destacar, no obstante, que no existe la certeza de que el tratamiento con vancomicina sea realmente necesario, así que es posible que el protocolo que acabo de describir, en verdad farragoso, pueda simplificarse. De momento, aún no se ha conseguido determinar qué especies microbianas concretas están implicadas en este tipo de síntomas.

Conviene señalar también que todos los menores autistas que participaron en este estudio presentaban problemas gastrointestinales, así que no es seguro que un trasplante de microbiota sea útil para todos los niños con TEA. Además, al igual que ocurre con cualquier otro tratamiento, siempre habrá niños que respondan bien y otros que no. Es probable que hoy en día se estén metiendo en el cajón de los TEA una serie de trastornos del neurodesarrollo diferentes, que afectan el lenguaje, al comportamiento y a las interacciones sociales. En la actualidad, en Francia no existe la posibilidad de solicitar un trasplante de microbiota intestinal en el caso del autismo. Esta opción solo está prevista para el tratamiento de cuadros complicados de colitis por *Clostridium*. Esta técnica entraña riesgo de infección, así que exige un protocolo extremadamente riguroso y de momento solo se ha aplicado en el ámbito de la investigación.

> **En resumen**
>
> La literatura científica señala una eficacia entre leve y moderada de la N-acetilcisteína, los omega-3 y algunas vitaminas (especialmente, la vitamina B12 inyectable) en los niños con autismo. Será necesario hacer más estudios para determinar qué papel desempeña cada vitamina y concretar las dosis recomendables.
> También los probióticos podrían contribuir de manera importante a la mejora de los síntomas.

¿Es necesario administrar complementos alimenticios para tratar la hiperactividad?

El trastorno por déficit de atención con o sin hiperactividad (TDAH o TDA) es una alteración del neurodesarrollo que se traduce en una serie de síntomas correspondientes a la tríada falta de atención-hiperactividad motora-impulsividad, que afecta profundamente el funcionamiento general del niño y de su familia. Se trata de un trastorno habitual, que se encuentra en el 5% de los menores. Es dos veces más frecuente en los hombres, y en más de la mitad de los casos sus síntomas persisten en la edad adulta, aunque la adaptación al entorno suele reducir su alcance.

Un metaanálisis publicado recientemente ha hecho un balance de los vínculos detectados entre la dieta y los síntomas del trastorno por déficit de atención con o sin hiperactividad en los niños. Los estudios actuales sugieren que una alimentación rica en azúcares rápidos y grasas saturadas aumenta en un 40% el riesgo de desarrollar síntomas de TDA o TDAH, mientras que una dieta sana, con abundantes verduras y frutas, lo reduce en un 35%.[29] Se han observado alteraciones inflamatorias en ciertos subgrupos de menores que padecen este trastorno, y en una tercera parte de los casos sus síntomas disminuyeron en un 40% cuando se introdujeron mejoras en la alimentación. Sin embargo, en la literatura faltan ensayos controlados y estudios de seguimiento a largo plazo que permitan consolidar las pruebas.

Los omega-3 presentan una eficacia entre leve y moderada en la mejora de los síntomas de la hiperactividad y del déficit de atención, así como en algunas capacidades cognitivas. Para lograr una eficacia máxima, parece que la dosis recomendable es de más de 500 miligramos al día.

Los detalles de los estudios

Los niños y adolescentes con TDA o TDAH presentan déficits en omega-3 (DHA: siete estudios, 412 pacientes; EPA: siete estudios, 468 pacientes; omega-3 en total: seis estudios, 398 pacientes), y la suplementación con omega-3 ha evidenciado una ligera eficacia en 1 689 niños con este trastorno (tres ensayos controlados aleatorizados, 214 pacientes).[14, 30] Después de la publicación de este trabajo, concretamente en 2018, se presentó un ensayo controlado aleatorizado que se había llevado a cabo en Francia con menores que tenían síntomas moderados de TDA o TDAH, pero en él no se observó que el tratamiento fuera eficaz. En cambio, otro ensayo hecho en Alemania y publicado en el mismo año señaló una eficacia moderada en la mejora de los síntomas del déficit de atención cuando se administraba una mezcla de omega-3 y omega-6 durante cuatro meses. La mayoría de los ensayos han aplicado una monoterapia. En cambio, se ha estudiado poco la eficacia de los aminoácidos combinados con otros tratamientos, como el metilfenidato.

En los trabajos que han constatado una eficacia de los omega-3, se ha observado que mejoraban tanto los síntomas del déficit de atención como los de la hiperactividad que describían las familias. Estos ácidos daban buenos resultados sobre la capacidad de atención tanto en los grupos que recibían una dosis de menos de 500 miligramos de EPA al día como en aquellos a los que se administraba una cantidad superior. En cambio, solo los ensayos en los que se proporcionaba a los participantes más de 500 miligramos de EPA al día indicaban una reducción de la hiperactividad. El único estudio que probó el EPA puro señaló una eficacia tanto en el terreno del déficit de atención como en el de la hiperactividad. Las dosis globales oscilaban entre 2.7 y 640 miligramos de DHA al día y entre 80 y 650 miligramos de EPA al día. Los omega-3 también han conseguido mejorar la fluctuación de las emociones y de ciertas capacidades cognitivas de los pacientes. Por ejemplo, se ha observado que las personas afectadas tendían a cometer menos errores de omisión.[31] Estos resultados son coherentes con respecto a los estudios epidemiológicos que indican que un déficit de EPA va acompañado de un incremento de la impulsividad. Sin embargo, existe un sesgo de publicación, lo que significa que es más frecuente que se publiquen estudios positivos que estudios negativos.

Los ocho ensayos, que incluyen un total de 11 324 niños, han señalado que los menores con TDAH o TDA presentan niveles de vitamina D más bajos que los niños del grupo de control.[32] En un metaanálisis sobre cuatro estudios (256 participantes), esta vitamina ha demostrado ser más eficaz que el placebo para el tratamiento del trastorno, con un efecto modesto, aunque significativo, cuando se combina con metilfenidato.[33] El hecho de que ese efecto sea modesto podría deberse a la escasa calidad metodológica de los ensayos contemplados. Más recientemente, un estudio controlado aleatorizado de Irán ha evidenciado la utilidad de una suplementación con vitamina D (50 000 UI/semana) y con magnesio (6 miligramos/kilo/día) para reducir los síntomas del trastorno por déficit de atención, con o sin hiperactividad, en 33 niños comparados con otros 33 menores a los que se suministró un placebo.[34]

Dosis de omega-3 probadas en los estudios sobre el TDAH o el TDA
Las dosis suministradas en los cuatro estudios fueron, respectivamente, de 1 000 UI al día (en dos estudios), 2 000 UI al día y 50 000 UI a la semana.

En dos metaanálisis se observó que los niveles de magnesio en la sangre y en el cabello estaban inversamente relacionados con los síntomas del TDAH o TDA, pero no hay pruebas suficientes de que este elemento sea eficaz para mejorar los síntomas del trastorno.[35]

Combinaciones de micronutrientes en el tratamiento del TDAH o el TDA

Cada vez son más los ensayos que proponen combinaciones de micronutrientes, yendo así más allá de la idea de recurrir a un único complemento alimenticio. Un ensayo controlado aleatorizado (con 93 niños) concluyó que una suplementación con micronutrientes (trece vitaminas, diecisiete minerales y cuatro aminoácidos) durante diez semanas reduce la agresividad y mejora la regulación emocional de estos menores, con un efecto moderado.[36] Cabe destacar que los médicos que llevaron a cabo el estudio constataron una reducción muy notoria del déficit de atención (32% en el grupo tratado frente al 9% del grupo del placebo), pero no de la hiperactividad. Las dosis de los nutrientes administrados eran superiores a la cantidad diaria recomendada, pero inferiores a los límites máximos aconsejados.

En un estudio reciente se compararon las microbiotas de treinta niños con TDAH o TDA y las de otros treinta niños sin este trastorno y se comprobó que en las de los primeros había menos *Bacteroides coprocola* y más *Bacteroides uniformis*, *Bacteroides ovatus* y *Sutterella stercoricanis*.[37] Las bacterias del género *Bacteroides* son habituales y pueden desencadenar determinadas infecciones, pero no se sabe qué alteraciones exactamente causa su modificación. Ya hemos visto que algunas de estas bacterias podrían desempeñar un papel en la síntesis de los ácidos grasos de cadena corta, necesarios para el desarrollo cerebral. En todos los participantes se constató que *S. stercoricanis* presentaba una asociación significativa con el consumo de productos lácteos, frutos secos, semillas y legumbres, ferritina y magnesio.

Por su parte, *B. ovatus* y *S. stercoricanis* estaban positivamente relacionados con los síntomas de TDAH y TDA.

Sin embargo, dos estudios pequeños no son suficientes para determinar si los omega-3 son útiles para tratar los problemas de aprendizaje de los niños.[38]

En resumen

Aún no existen suficientes datos sobre la eficacia de los complementos alimenticios en el caso del trastorno por déficit de atención con o sin hiperactividad. Es posible que los omega-3 mejoren los síntomas de algunos niños (especialmente si la dosis de EPA supera los 500 miligramos diarios), pero su efecto global sigue siendo entre ligero y moderado, lo cual en determinados casos no será suficiente. Ciertos cocteles de nutrientes podrían reducir algunos síntomas relacionados con la agresividad y la regulación de las emociones, pero se necesitan más estudios para determinar qué perfiles podrían beneficiarse de cada complemento alimenticio específico. Mientras tanto, en tu consulta puede proponerse de entrada una suplementación para probar si da resultado con el paciente.

CAPÍTULO 12

Consejos para las personas mayores

Ya hemos visto que la microbiota tiende a disminuir en cantidad y en calidad a partir de los sesenta y cinco años de edad. Sin embargo, existen intervenciones específicas en la microbiota que permiten envejecer con buena salud y protegiendo al máximo el cerebro. Un reciente metaanálisis ha demostrado que una dieta sana está relacionada con un menor índice de depresión tanto en personas ancianas como en el resto de la población adulta.[1]

Alzhéimer y microbiota

Hay varios indicios de que existe una relación entre el alzhéimer y una alteración en la microbiota.[2] Por ejemplo, sabemos que las personas que padecen esta enfermedad presentan menores niveles de determinadas bacterias *Lachnospiraceae*, *Bacteroidaceae* y *Veillonellaceae* y mayores niveles de *Ruminococcaceae* y *Lactobacillaceae* que las personas cuyas funciones cognitivas se encuentran dentro de la normalidad. Sin embargo, estos resultados no proceden de estudios transversales y en ellos existen numerosos factores que pueden inducir a confusión, como la dieta y la ingesta de antibióticos.

La microbiota es responsable de una parte importante de la síntesis de butirato en nuestro organismo, pero con la edad experimenta un declive, por lo que este fenómeno podría estar detrás del envejecimiento y del deterioro cognitivo.

En las personas ancianas, la microbiota contiene más proteobacterias (nocivas) y menos bifidobacterias (beneficiosas).

La oxidación de la microbiota: un proceso aún por explicar

La microbiota sintetiza la vitamina K y metaboliza las vitaminas del grupo B (particularmente, la B2 y la B9), produciendo moléculas que podrían ser importantes para la activación inmunitaria y el proceso neurodegenerativo. Es posible que la microbiota intervenga en el estrés oxidativo, pero aún no se sabe bien cómo. Tal vez determinadas lactobacterias, bifidobacterias y *E. coli* conviertan el nitrato en monóxido de nitrógeno, que, si está presente en niveles elevados, puede incrementar la permeabilidad de la barrera hematoencefálica y reaccionar con otros compuestos, lo que induciría la neurotoxicidad que se ha constatado en el alzhéimer.

Del mismo modo, la familia de *Enterobacteriaceae* y algunas cepas de *Clostridium* secretan cada día 1 litro de dihidrógeno (H2), que posee propiedades antiinflamatorias y antioxidantes, por lo que es probable que una disbiosis o alteración de la microbiota acabe reduciendo esta producción. En cambio, el crecimiento de las bacterias que fabrican H2 inhibe la fermentación de los polisacáridos y la síntesis de los ácidos grasos de cadena corta, lo que significa que es importante que exista un equilibrio entre las diferentes especies bacterianas. Al igual que el dihidrógeno, el metano es un gas antiinflamatorio y antioxidante. La *Methanobrevibacter smithii* es responsable de casi toda la síntesis de metano de los intestinos a partir del CO_2 y del H_2.

Comer bien para envejecer bien

Aún no existe ningún tratamiento eficaz para el alzhéimer. El problema de tratar las enfermedades neurodegenerativas es que a menudo la patología solo da la cara después de muchos años de evolución, y en ese tiempo ya ha causado daños irreversibles en el organismo.

Una alimentación inadecuada y la resistencia a la insulina constituyen factores de riesgo en el caso del alzhéimer. De hecho, un metaanálisis sobre doce estudios con más de 76 000 personas ha evidenciado que una buena dieta protege del riesgo de desarrollar esta y otras demencias.[3]

Martha Clare Morris, especialista en epidemiología nutricional del Centro Médico de la Universidad Rush, perfeccionó, en el marco de un estudio financiado por el Instituto Nacional del Envejecimiento de Estados Unidos y publicado en febrero de 2015, la dieta MIND (Mediterranean-DASH Intervention for Neurodegenerative Delay [intervención mediterránea-DASH para el retraso neurodegenerativo]).[4,5,6] Esta forma de alimentación preconiza la eliminación de aquellos alimentos que afectan específicamente la salud del cerebro. De ese modo, se puede reducir el riesgo de la pérdida de capacidad cognitiva. La idea es combinar las dietas mediterránea y DASH (un modo de alimentación contra la hipertensión). Aunque no exista ningún método seguro para prevenir el alzhéimer, se piensa que los alimentos sanos, como las verduras, las nueces o los frutos rojos (arándanos, moras y frambuesas), podrían limitar el riesgo de desarrollar un trastorno cerebral progresivo.

En el estudio de Morris, publicado en el prestigioso medio *Alzheimers & Dementia* (la revista de una asociación contra la demencia del alzhéimer), se siguió a 923 participantes de entre cincuenta y ocho y noventa y ocho años durante 4.5 años en promedio y se demostró que aquellos que habían mantenido una dieta mediterránea o DASH presentaban menores índices de esta dolencia.[4] Además, se observó que la dieta MIND disminuía el riesgo de desarrollar esta patología aproximadamente en un 35 % si las personas seguían en buena medida esta forma de alimentación, y en hasta un 53 % si la cumplían de forma estricta.

En el momento en el que escribo estas líneas se está realizando un ensayo controlado aleatorizado para confirmar la eficacia de la propuesta MIND.

No puedo cerrar este apartado sin recoger el elocuente testimonio de uno de mis amigos, que me cuenta lo siguiente sobre sus padres:

Mis padres comen muchos productos frescos no procesados, cocinan con grasa de calidad y en poca cantidad y toman bastantes proteínas (aunque, en mi opinión, no las suficientes para mantener su masa muscular).

El problema está en los (famosos) glúcidos de mala calidad: consumen grandes cantidades de hidratos de carbono de alto índice glucémico (pan, pan tostado...), que van comiendo a lo largo de todo el día (ahora una galleta, después un refresco, más tarde un trocito de pastel de frutas, una bola de helado o un trozo de pan...).

Dicen que no comen porquerías, pero si lo sumamos todo, creo que el total calórico glucídico es altísimo. ¿El resultado? Mi padre presenta sobrepeso y prediabetes y mi madre es obesa (aunque no tiene diabetes ni problemas de colesterol).

Me hago aún más consciente de la situación porque yo mismo contabilizo con precisión las calorías y los hidratos de carbono que tomo, y me doy cuenta de lo rápido que sube la cuenta. Creo que la medicina nutricional debería ser más estricta con las personas que no realizan mucha actividad y que, por su edad, poseen metabolismos más lentos.

En resumen

Una alimentación cercana a la dieta mediterránea o DASH (contra la hipertensión) podría ser la más adecuada para prevenir la demencia del alzhéimer.

¿Es necesario tomar complementos alimenticios para evitar la demencia?

Ya hemos visto que los omega-3 son eficaces en la depresión y en la hiperactividad infantil, pero ¿lo son también para la prevención de la demencia? En un metaanálisis sobre veintiún estudios con más de 4 400 pacientes a los que se siguió durante un periodo de entre dos y veintiún años, se comprobó que existe una relación entre el DHA consumido a través del pescado y la prevención de la demencia, especialmente del alzhéimer, y que el consumo de pescado está asociado a la prevención del deterioro cognitivo.[7]

¿Es necesario tomar vitaminas y minerales para prevenir la demencia? En su momento, leí la obra de una compañera estadounidense que en 2016 afirmaba que determinados suplementos nutricionales, como la vitamina E, podían evitar el alzhéimer. Para salir de dudas, exploré la literatura científica al respecto y encontré un metaanálisis, publicado en 2018, que intentaba responder a esta pregunta a través de veintiocho estudios (con 83 000 participantes).[8]

¿Es necesario tomar vitamina B para prevenir el alzhéimer?

Entre aquellos estudios, había catorce (con 27 882 participantes) que compararon las vitaminas B6, B9 o B12 (o una combinación de ellas) con un placebo. La mayoría de los participantes tenían más de sesenta años y presentaban antecedentes de enfermedades cardiovasculares o cerebrovasculares. Pues bien, la conclusión era que probablemente la administración de suplementos de vitamina B a adultos sanos, sobre todo de entre sesenta y setenta años, tiene poco o ningún efecto en la función cognitiva global hasta cinco años después y ningún efecto entre cinco y diez años después. Por otra parte, en aquellos ensayos se recabaron muy pocos datos sobre los efectos no deseados o sobre la incidencia de la deficiencia cognitiva o de la demencia.

Otro metaanálisis más reciente ha señalado un ligero impacto de la suplementación con vitamina B (B9 y B12, fundamentalmente, a veces combinadas con B6) en la prevención del deterioro cognitivo (veintiún estudios con 7 571 participantes).[9] El resultado se mantenía incluso cuando se excluían los estudios con mayor riesgo de sesgo, lo cual confirma la solidez de las conclusiones de los autores. En cualquier caso, los estudios analizados eran muy heterogéneos, tanto en cuanto a la edad promedio de los participantes (de entre sesenta y casi ochenta años) como en cuanto a la duración de la administración (de 5 semanas a 3.4 años), la población investigada (voluntarios frente a pacientes con deterioro cognitivo o patologías cardiometabólicas), las vitaminas suministradas (B12, B9, B6 o combinaciones de ellas), las dosis, etc.

Por tanto, hoy es difícil hacer recomendaciones sobre quién debería tomar qué. Los cuatro ensayos que apuntaban a cierta eficacia eran aquellos que analizaban el efecto de la vitamina B9 (ácido fólico), administrada sola o en combinación con la vitamina B12 durante entre seis meses y tres años a personas que presentaban deterioro cognitivo o a hombres y mujeres posmenopáusicas de entre cincuenta y setenta años de edad. Dos de aquellos estudios eran obra de un mismo equipo chino.

En definitiva, hoy en día tampoco se pueden hacer recomendaciones sobre el consumo de vitaminas del grupo B para la prevención del deterioro cognitivo. En otro metaanálisis sobre diez ensayos controlados y aleatorizados (1 925 participantes), las conclusiones eran las mismas.[10] Dos de sus estudios señalaban la posible utilidad de administrar vitamina B a pacientes con tasas de homocisteína elevadas, pero en ellos no se demostró realmente que existiera una relación de causalidad.

Ocho estudios con 47 840 participantes se centraron en una o varias vitaminas antioxidantes (betacaroteno, vitamina C o vitamina E). Los resultados no eran concluyentes. En lo referente a la función cognitiva global, se observaron ciertos efectos del betacaroteno (después de dieciocho años de administración) y de la vitamina C (al cabo de entre cinco y diez años), pero no si estos elementos se suministraban durante menos tiempo. De acuerdo con dos estudios sobre la incidencia de la demencia, es poco probable que la combinación de vitaminas antioxidantes o de vitamina E, sola o asociada con el selenio, tenga efectos sobre la aparición de una demencia. Además, entre los hombres que toman vitamina E se ha observado un aumento del número de casos de cáncer de próstata diagnosticados.

Un ensayo clínico con 4 143 participantes comparó la combinación de vitamina D3 (400 UI/día) y calcio con un placebo, pero no constató ningún impacto en la función cognitiva global ni en la aparición de algún tipo de demencia. En un estudio piloto con 60 participantes se utilizó una dosis mayor de vitamina D3 (4 000 UI cada dos días) y se consiguieron pruebas preliminares de que probablemente esta dosis no tiene efecto alguno sobre la función cognitiva tras un periodo de seis meses. Otro ensayo controlado y aleatorizado que se ha publicado recientemente, con 436 voluntarios de más de sesenta años, concluyó que suplementar con vitamina D3 no es eficaz para el funcionamiento cognitivo. En cuanto a la administración de zinc y cobre, se comprobó que su efecto sobre 1 072 participantes seguidos durante un periodo de entre cinco y diez años fue mínimo o inexistente. Otro segundo ensayo más pequeño sobre la suplementación con gluconato de zinc no ha proporcionado datos utilizables ni tampoco ha evidenciado efectos sobre la función cognitiva después de seis meses. La administración de selenio durante cinco años a 3 711 participantes no ha demostrado ser útil para prevenir la demencia.

Por último, tres ensayos sobre complementos complejos (combinaciones de vitaminas B, vitaminas antioxidantes y minerales) con 6 306 participantes seguidos durante un periodo promedio de ocho años y medio tampoco han indicado efectos significativos sobre la función cognitiva global.

Estos resultados, más bien decepcionantes, se deben adoptar con precaución. Entre los límites metodológicos de estos estudios, cabe destacar que la mayoría de ellos no estaban diseñados inicialmente para evaluar la cognición. Muy pocos de estos trabajos han analizado la aparición de la demencia en individuos sanos. La mayoría de los informes finales de los estudios tampoco mencionan efectos no deseados, y los que sí lo hacen realizan observaciones muy confusas.

Apenas diez trabajos incluyeron un seguimiento medio de más de cinco años. Solo dos englobaron en un mismo grupo a los participantes cuya edad era inferior a sesenta años al principio del ensayo. Sin embargo, podemos quedarnos con una conclusión: es posible que algunas de estas vitaminas sean útiles en otros ámbitos. Ese es el caso principalmente de las vitaminas B6 y B9 en la prevención del cáncer y de las enfermedades cardiovasculares.[11, 12]

> **En resumen**
>
> Los datos disponibles no permiten recomendar los complementos alimenticios para prevenir el deterioro cognitivo asociado a la edad, aunque algunos estudios ofrecen conclusiones preliminares sobre la eficacia de ciertas vitaminas del grupo B (principalmente, los folatos o vitamina B9). La suplementación con vitamina D u otras no parece ser útil en este sentido. En la actualidad se piensa que una dieta antiinflamatoria (rica en proteínas y fibra y con escasos azúcares rápidos, grasas saturadas y alimentos procesados) y una estimulación cognitiva y física son las mejores herramientas para evitar el alzhéimer.

Sin embargo, los datos sobre la eficacia de los probióticos en el caso de esta enfermedad son prometedores.

Probióticos y alzhéimer

En un ensayo controlado aleatorizado, publicado en 2016, se probó que la administración durante doce semanas de una leche probiótica con *Lactobacillus acidophilus, Lactobacillus casei, Bifidobacterium bifidum* y *Lactobacillus fermentum* tiene efectos positivos sobre la cognición de los enfermos de alzhéimer. Esta mejora cognitiva iba acompañada de una mejora de ciertos marcadores sanguíneos (malondialdehído, proteína C reactiva, marcadores del metabolismo de la insulina y lípidos séricos).[13]

En cambio, los autores no detectaron evidencias de que suministrar combinaciones de *Lactobacillus fermentum, Lactobacillus plantarum* y *Bifidobacterium lactis* o de *Lactobacillus acidophilus, Bifidobacterium bifidum* y *Bifidobacterium longum* fuese eficaz.

Los estudios con ratones[12] sugieren que los siguientes probióticos podrían ser útiles en los modelos de alzhéimer: [*Lactobacillus acidophilus, Lactobacillus fermentum, Bifidobacterium lactis* y *Bifidobacterium longum*], *Lactobacillus plantarum* MTCC1325, [*Streptococcus thermophilus, B. longum, B. breve, B. infantis* y *L. acidophilus, L. plantarum, L. paracasei, L. delbrueckii subsp. bulgaricus* y *L. brevis*].

Un metaanálisis publicado en 2020 sobre tan solo tres ensayos controlados aleatorizados no pudo probar que los probióticos tengan un impacto positivo en el rendimiento cognitivo, pero sí observó una mejora en parámetros metabólicos como el nivel de triglicéridos y la resistencia a la insulina.[14] Otro metaanálisis sobre cinco ensayos controlados aleatorizados (con 297 pacientes), uno de ellos de escaso riesgo de sesgo y los otros cuatro con un riesgo moderado, indicaba un efecto beneficioso de la suplementación con probióticos sobre la cognición.[15]

Estos resultados pueden parecer contradictorios, porque en este último metaanálisis se incluían dos ensayos más cuyos datos carecían de la solidez necesaria, debido a un moderado nivel de riesgo de sesgo. Además, los probióticos son, por su propia naturaleza, heterogéneos en su composición y su dosificación, así que es necesario seguir haciendo ensayos con muestras amplias.

Los estudios que indicaban una eficacia probaron los siguientes probióticos:

Combinación *Lactobacillus acidophilus*, *casei*, *fermentum* y *Bifidobacterium bifidum*, 8×10^9 UFC, durante doce semanas (se trata del ensayo con el riesgo de sesgo más bajo).

Combinación de *Lactobacillus acidophilus*, *Bifidobacterium bifidum* y *Bifidobacterium longum*, 6×10^9 UFC, acompañada de selenio, durante doce semanas.

Combinación de *Lactobacillus fermentum*, *Lactobacillus plantarum*, *Bifidobacterium lactis*, *Lactobacillus acidophilus*, *Bifidobacterium bifidum* y *Bifidobacterium longum*, 3×10^9 UFC, durante doce semanas.

Bifidobacterium breve A1, 2×10^{10} UFC, durante doce semanas para aquellas personas que presenten un deterioro cognitivo moderado.

En resumen

Aún no disponemos de datos sólidos, pero los resultados actuales son alentadores, ya que sugieren que los probióticos podrían combatir el deterioro cognitivo asociado a la edad y al alzhéimer. Sin embargo, es necesario seguir realizando ensayos en este terreno.

CONCLUSIÓN

La psiconutrición va a producir cambios en la psiquiatría. Es un caso representativo de esos ámbitos que se están abriendo camino a duras penas, a pesar de que lo respaldan numerosos hallazgos científicos realizados en los últimos veinte años. Tiene que enfrentarse a multitud de obstáculos, como la incredulidad o la falta de formación continua de los profesionales sanitarios.

Ciertas moléculas han dado ya pruebas de su eficacia en diferentes metaanálisis de alta calidad y deberían integrarse en los sistemas públicos de salud. Se trata, concretamente, de los omega-3 ricos en EPA (constituidos en más de un 50% por este ácido), en el caso de la depresión; de los omega-3 ricos en DHA en los trastornos de ansiedad; de los omega-3 y las combinaciones de vitaminas en el autismo (TEA) y el trastorno por déficit de atención, con o sin hiperactividad (TDAH y TDA); de la N-acetilcisteína (2-3 gramos al día) en la esquizofrenia, la depresión y probablemente también el autismo, y de los probióticos en la depresión (aunque aún están por determinar las formulaciones y las cepas) y probablemente también en otros problemas de salud mental. Dependiendo de los casos, el efecto logrado puede ser de leve a moderado, y en ciertas circunstancias incluso elevado. Con frecuencia, los resultados obtenidos son comparables a los que se consiguen con otras medidas que ya se aplican en la actualidad, pero, dado que estas moléculas se toleran muy bien, deberían formar parte de los tratamientos propuestos como primera opción y el sistema público de salud tendría que cubrir sus costos.

Todos los establecimientos públicos que ofrecen servicios de restauración, ya sea a adultos o a niños (empresas, instituciones, hospitales, comedores escolares), deberían proporcionar complementos de omega-3 (durante todo el año) y de vitamina D (especialmente en invierno). Sin embargo, los comedores de los centros de enseñanza y de las empresas solo representan una pequeña parte del total de comidas que hacemos en nuestra vida cotidiana, por lo que no pueden aportar todo el equilibrio alimentario que necesitamos.

Nuestra dieta contiene demasiados glúcidos y, aunque el azúcar sea el combustible de nuestro cerebro, este exceso provoca infinidad de consecuencias dañinas para nuestro cuerpo y nuestra salud mental.

La dieta mediterránea es la que de momento ha demostrado tener mejores efectos en la salud psíquica, por lo que debería servir de inspiración para las instituciones públicas a la hora de diseñar los menús de escuelas, administraciones y hospitales. Conviene reducir todo lo posible el consumo de carne, limitándolo a pequeñas porciones de carne blanca, y dar prioridad a los huevos y los productos lácteos, también para reducir el impacto de nuestra alimentación en el medioambiente.

En este libro revisamos ya muchas ideas que nos permitirán cambiar de manera eficaz nuestra dieta. Sin embargo, no hay que olvidar que comer sigue siendo un acto social. La comida es un momento ideal para encontrarnos con otras personas. Mantener una dieta demasiado rígida puede encontrarse con dos problemas: el riesgo de ser demasiado selectivos con nuestros alimentos y perdernos así determinados nutrientes esenciales, por una parte, y la ruptura de los vínculos sociales que puede producirse si adoptamos principios inflexibles que dificultan compartir la comida con los demás, por otra. Así pues, no te obsesiones: es mejor mantener una dieta flexible que renunciar a los amigos (¡sobre todo si son amigos inspiradores!). Por último, conviene recordar que no todo depende de la alimentación: un estudio publicado en la prestigiosa revista *BMJ* ha demostrado que ejercer un trabajo estimulante desde el punto de vista cognitivo también protege del riesgo de padecer demencia.[1]

La psiconutrición es una disciplina fundamental que, sin duda, se desarrollará en las próximas décadas. Debería incluirse en los programas de formación de todo el personal sanitario que trabaja en el ámbito de la salud mental y difundirse ampliamente entre la población general y en las instituciones públicas.

RECOMENDACIONES

Estos son los productos que receto a mis pacientes y que suelo recomendar a mis compañeros en mi práctica clínica.

Para todos los pacientes:

- Colecalciferol: ZymaD 10 000 UI, solución bebible: 6-20 gotas/día (suplemento cubierto por el sistema público de salud francés).
- Omega-3: EPA> 1 g/día y DHA> 400 mg/día (suplemento no cubierto por el sistema de salud de todos los países).

Para la depresión y la esquizofrenia:

- N-acetilcisteína: 2 g/día (complemento alimenticio en polvo), al menos durante 6 meses para probar si es eficaz en el paciente.

Para la depresión:

- Zinc: Effizinc 15 mg, 1 comprimido/día (suplemento cubierto por el sistema de salud en algunos países).

En cuanto a los probióticos, no tengo ninguna composición en concreto para recomendar. En el capítulo correspondiente, ya vimos las cepas que han mostrado cierta eficacia en esta dolencia, así que hay que ir probándolas en cada caso.

Si las terapias habituales de la esquizofrenia no dan resultado en algún paciente:

- L-teanina, 400 mg/día.
- Sarcosina, 2 g/día.
- Minociclina, 100-300 mg/día.

ANEXOS

Conceptos y definiciones

Microbiota

- Diversidad alfa: número de especies de microbios que forman la microbiota y proporción en la que cada especie se encuentra presente en ella. Se considerará que existe una gran diversidad alfa cuando haya un elevado número de especies y sus cantidades sean similares.
- Microbiota: la microbiota intestinal (que antes se conocía como «flora intestinal») es un ecosistema diversificado que se compone, entre otros elementos, de bacterias, virus y comunidades fúngicas (micobiota), que habitan en los intestinos humanos.

    La microbiota intestinal es un paquete de bacterias que puede pesar entre 400 y 1 500 gramos (es decir, su masa es parecida a la de nuestro cerebro) y que llevamos en nuestros intestinos. Hoy en día conocemos la sofisticada distribución de estas bacterias a lo largo del tubo digestivo, prueba de la extraordinaria complejidad de nuestra microbiota, con la que establecimos una relación «simbiótica», es decir, en la que todos salen ganando, ya que es beneficiosa tanto para las bacterias como para su huésped. Las bacterias nos hacen mucho bien: nos ayudan a digerir, a absorber nutrientes y a protegernos frente a la agresión de los agentes infecciosos.

- Micobiota: en la microbiota existen hongos, que constituyen la micobiota. El hongo unicelular más conocido de todos ellos es *Candida albicans*, que está presente de manera natural en nuestros intestinos.[1] Se le suele clasificar dentro del grupo de las levaduras porque posee la capacidad de fermentar materias orgánicas animales o vegetales. Podría causar trastornos digestivos cuando el sistema inmunitario se debilita o el pH intestinal se desequilibra. En algunos pacientes con autismo o esquizofrenia se han identificado precisamente estas alteraciones.[2,3] Cuando existen patologías inflamatorias crónicas en los intestinos, y probablemente también en caso de otras patologías más discretas, estos hongos experimentan una proliferación anormal. Es lo que puede ocurrir, por ejemplo, en el contexto de una inflamación crónica, que en ocasiones tiene su origen en la falta de actividad física, en una alimentación deficiente, en el tabaquismo o en el sobrepeso. También el consumo de antibióticos puede favorecer el desarrollo de *Candida* al erosionar la flora antagonista.
- Paucibiosis y disbiosis: cuando la microbiota sufre una agresión (por ejemplo, por el consumo de antibióticos o por una infección intestinal, como una gastroenteritis), experimenta una alteración cuantitativa (paucibiosis) o cualitativa (disbiosis). En algunos países es posible determinar actualmente a través de un sencillo análisis de laboratorio si una microbiota presenta disbiosis o paucibiosis. La prueba suele ser bastante costosa. Sin embargo, aún no existe una definición consensuada de lo que es una «microbiota sana», ya que hay grandes variaciones de un individuo a otro.

- Prebióticos: sustrato no digerible que los microorganismos de un huésped utilizan de manera selectiva, proporcionándole un beneficio para su salud.
- Probióticos: se trata de microorganismos vivos que, cuando se administran en cantidades apropiadas, confieren al huésped un beneficio para la salud.

    Los probióticos se distribuyen en cuatro grupos: en primer lugar, están las bacterias lácticas, que son unas bacterias fermentativas no patógenas ni tóxicas, ligadas a la producción de ácido láctico, que procede de los glúcidos. Estos lactobacilos se desarrollan en entornos sin oxígeno, pero también pueden crecer en presencia de oxígeno.

    El segundo grupo es el constituido por las bifidobacterias, que son uno de los primeros microbios que colonizan el tracto gastrointestinal humano. También estas bacterias producen ácido láctico (pero a través de una vía metabólica muy diferente).

    El tercer grupo son las endosporas. Estas bacterias viven en el suelo, donde forman esporas, que es una forma en estado de letargo sumamente resistente a los agentes físicos y químicos. Cuando estas esporas se ingieren, buena parte de ellas son capaces de sobrevivir al paso por el estómago y consiguen germinar en el intestino delgado. Es lo que ocurre, por ejemplo, con los bacilos (como *Bacillus coagulans* o *Bacillus subtilis*). También se encuentran en los alimentos fermentados.

    El último grupo es el de las levaduras.
- Posbióticos: los posbióticos son medicamentos de microorganismos inanimados o de sus componentes que aportan beneficios a la salud de la persona que los consume. Se trata de células microbianas o componentes celulares inactivados de manera deliberada, que deben estar presentes, con o sin metabolitos, para ser eficaces. Los beneficios para la salud pueden producirse mediante modificaciones de la microbiota, de la mejora de la función de la barrera intestinal, de la modulación de las res-

puestas inmunitarias o metabólicas o de la señalización a través del sistema nervioso. En la práctica, es habitual que en las conversaciones cotidianas y en las farmacias se llame erróneamente «probióticos» a lo que en realidad son posbióticos.
- Cepa transitoria y cepa residente: en los adultos sanos, la composición de la microbiota es estable, pero puede variar de una persona a otra. Los probióticos que se toman en forma de complementos alimenticios constituyen cepas transitorias; es decir, que se conducen hasta la microbiota y pueden instalarse en ella durante un tiempo. Hoy en día no existe ni una sola prueba de que los probióticos transitorios sean capaces de colonizar los intestinos de manera permanente. De hecho, las cepas residentes ofrecen resistencia a su colonización. No obstante, las cepas transitorias de probióticos pueden proporcionar efectos positivos para la salud al interactuar con el sistema inmunitario o estimular el crecimiento de las cepas residentes beneficiosas.
- Simbióticos: los productos simbióticos tienen un impacto positivo en el huésped, ya que mejoran la supervivencia y la implantación de microorganismos que viven en el tracto gastrointestinal, estimulando de manera selectiva el crecimiento de un número limitado de bacterias beneficiosas para la salud o activando su metabolismo.

Método científico

- Ensayo controlado aleatorizado: un ensayo controlado aleatorizado es el estudio que ofrece pruebas científicas del máximo nivel para demostrar la eficacia de un tratamiento. En ese tipo de estudio hay que separar en dos grupos, de manera aleatoria, al conjunto de participantes. Esta división al azar permite comparar los grupos resultantes si el tamaño de la muestra es suficientemente grande.

El primer grupo recibirá el tratamiento, mientras que al segundo se le proporcionará un placebo, es decir, un tratamiento similar en todo, pero sin el principio activo en cuestión. Para evitar sesgos en la evaluación que puedan favorecer al tratamiento, las personas que llevan a cabo el ensayo también ignoran qué grupo lo está recibiendo. Es importante recordar que ambos grupos presentarán un efecto placebo, es decir, una activación cerebral que permitirá al sujeto activar un proceso terapéutico innato simplemente porque imagina que se está curando.

Lo que dificulta la evaluación en el caso de las dietas es que no siempre es fácil (o posible) proponer ensayos ciegos para comparar dos tipos de alimentación. En este caso, se recurre a marcadores biológicos objetivos, como los niveles en la sangre o los marcadores fecales, que proporcionan índices de eficacia adicionales.

- Metaanálisis: un metaanálisis es una recopilación de estudios que proporciona el máximo nivel de demostración científica. Sin embargo, en algunas materias controvertidas encontramos metaanálisis que pueden englobar resultados contradictorios. ¿Por qué? Depende de los estudios que se haya decidido incluir. Hay un proverbio en inglés que lo ilustra perfectamente: *garbage in, garbage out* («si metes basura, sacarás basura»); es decir, si los estudios incluidos son de mala calidad, los resultados del metaanálisis también lo serán.

Para evitar este sesgo, existen métodos que permiten analizar la calidad de los ensayos y filtrar los resultados inadecuados. También hay métodos para evaluar el sesgo de publicación, esto es, el riesgo de que los resultados positivos tiendan a publicarse con más frecuencia que los resultados negativos.

Solo es posible hacer un metaanálisis cuando existen como mínimo tres o cuatro estudios sobre un tema. La mayoría de los resultados que presento en este libro proceden de metaanálisis, en caso de que existan sobre la materia en cuestión. Sin embargo, en algunos ámbitos aún no hay suficientes ensayos que permitan elaborar un metaanálisis, así que en esos casos solo es posible basarse en los resultados preliminares.

Nutrición

- Ácidos grasos saturados e insaturados: los ácidos grasos son grasas. Cuando son saturados, pueden mantenerse muy estables e incluso solidificarse a temperatura ambiente (como ocurre, por ejemplo, con la mantequilla o la grasa de pato). En cambio, cuando son insaturados, pueden ser inestables, que es lo que ocurre con los aceites, líquidos a temperatura ambiente. Las grasas insaturadas son mejores para la salud cardiovascular porque generan menos inflamación. Los omega-3 son un tipo de grasas insaturadas fundamentales para el cerebro, que encontramos en ciertos pescados y en algunos vegetales.
- Verduras: la definición de verdura es meramente aproximativa y varía en cada ámbito científico. En esta obra consideraremos que una verdura es todo aquel vegetal que no es ni legumbre ni alimento con fécula ni fruta.

Enfermedades mentales y trastornos del neurodesarrollo

- Autismo: los trastornos del espectro autista (TEA) constituyen un conjunto de problemas del desarrollo que se manifiestan antes de los tres años de edad, pero cuyo diagnóstico puede llegar mucho más tarde. Se caracteriza principalmente por alteraciones en las interacciones sociales y el lenguaje, acompañadas a veces de trastornos del comportamiento. Los TEA son más frecuentes en los hombres.
- Trastorno por déficit de atención, acompañado o no de hiperactividad: el TDA o TDAH es un trastorno del neurodesarro-

llo que se traduce en una serie de síntomas correspondientes a la tríada falta de atención-hiperactividad motora-impulsividad, que afecta profundamente el funcionamiento del niño y el de su familia. Se trata de un trastorno habitual, que se encuentra en el 5% de los menores. Es dos veces más frecuente en los hombres, y en más de la mitad de los casos sus síntomas persisten en la edad adulta, aunque la adaptación al entorno suele reducir su alcance.

- Depresión: es la patología mental más frecuente y la que presenta un mayor impacto sobre la salud de la población mundial y sobre la economía (debido a que entraña una pérdida de productividad y bajas laborales). Se calcula que actualmente afecta al 10% de los franceses.[4,*] Los dos síntomas más importantes de la depresión son la tristeza permanente y la anhedonia (la pérdida de la capacidad de disfrutar y de la alegría de vivir). Estos síntomas pueden deberse o no a factores desencadenantes externos. La depresión es más frecuente en las mujeres.
- Esquizofrenia: las esquizofrenias afectan al 0.7% de la población francesa, es decir, a más de 500 000 personas.[**] Suelen manifestarse entre los dieciocho y los veinticinco años de edad, son más frecuentes en los hombres y entrañan consecuencias importantes para la vida de las personas. Los síntomas más visibles son los delirios o las alucinaciones, y los más discapacitantes son las dificultades para las relaciones sociales y la falta de motivación.

---

* Véase la *N. de la T.* de la página 162.

** Según datos de 2017, la esquizofrenia está presente en el 3.7% de la población española (<https://www.sanidad.gob.es/estadEstudios/estadisticas/estadisticas/estMinisterio/SIAP/Salud_mental_datos.pdf>). *(N. de la T.)*.

Cuestionario sobre hábitos alimentarios

Puedes utilizar la siguiente tabla para anotar tus hábitos alimentarios. Las casillas con fondo gris corresponden a frecuencias consideradas «no recomendables» para la salud.

Hidratos de carbono rápidos o escondidos

	Menos de una vez por semana	Una o dos veces por semana	Tres o cuatro veces por semana	Cinco o seis veces por semana	Una vez al día	Dos o tres veces al día	Cuatro o más veces al día
Pan no integral, pan tostado, cereales (exceptuando la avena en hojuelas)	☐	☐	☐	☐	☐	☐	☐
Papas (al horno, hervidas)	☐	☐	☐	☐	☐	☐	☐
Mermeladas, cremas para untar (tipo Nutella®) (medidas en cucharaditas de café)	☐	☐	☐	☐	☐	☐	☐
Refrescos con azúcar (incluidos Redbull® y similares)	☐	☐	☐	☐	☐	☐	☐
Refrescos *light* o zero	☐	☐	☐	☐	☐	☐	☐
Jugos de frutas (caseros o industriales)	☐	☐	☐	☐	☐	☐	☐
Natillas, *mousses*, postres con azúcar, helados	☐	☐	☐	☐	☐	☐	☐
Yogures o quesos blancos con frutas o saborizados	☐	☐	☐	☐	☐	☐	☐

Proteínas

	Menos de una vez por semana	Una o dos veces por semana	Tres o cuatro veces por semana	Cinco o seis veces por semana	Una vez al día	Dos o tres veces al día	Cuatro o más veces al día
Carnes rojas (res, vaca, cerdo, borrego, oveja, caballo, cabra, pato)	☐		☐	☐	☐	☐	☐
Carnes blancas no procesadas (pollo, pavo)	☐	☐	☐			☐	☐
Carnes blancas procesadas (jamón de pollo, pavo o cerdo)	☐	☐	☐	☐	☐	☐	☐
Embutidos (jamones, salchichas, tocino, etc.)	☐	☐	☐	☐	☐	☐	☐
Legumbres (lentejas, garbanzos, frijoles blancos o rojos...)	☐	☐	☐	☐	☐	☐	☐
Clara de huevo	☐	☐	☐	☐	☐	☐	☐

ANEXOS 235

	☐	☐	☐	☐	☐
	☐	☐	☐	☐	☐
	☐	☐	☐	☐	☐
	☐	☐	☐	☐	☐
	☐	☐	☐	☐	☐
	☐	☐	☐	☐	☐
	☐	☐	☐	☐	☐
Yema de huevo (marca la misma casilla que en el caso de la fila anterior si todos los huevos que consumes incluyen tanto la clara como la yema)	Leche (entera, deslactosada o semideslactosada) (medida en vasos)	Yogur natural (Activia®, Danonino®) o queso fresco natural	Queso (porción)	Complementos alimenticios con proteínas (en polvo, en comprimidos, en barritas energéticas o en otras formas)	

Fibra

	Menos de una vez por semana	Una o dos veces por semana	Tres o cuatro veces por semana	Cinco o seis veces por semana	Una vez al día	Dos o tres veces al día	Cuatro o más veces al día
Lechuga o escarola	☐	☐	☐	☐	☐	☐	☐
Verdura (ejotes, brócolis, espárragos, etc.)	☐	☐	☐	☐	☐	☐	☐
Quinoa, bulgur, sémola	☐	☐	☐	☐	☐	☐	☐
Arroz integral o semiintegral	☐	☐	☐	☐	☐	☐	☐
Pasta integral o semiintegral	☐	☐	☐	☐	☐	☐	☐
Avena en hojuelas	☐	☐	☐	☐	☐	☐	☐
Fruta	☐	☐	☐	☐	☐	☐	☐
Pan integral	☐	☐	☐	☐	☐	☐	☐

ANEXOS 237

Omega-3

Aceite de oliva, de canola o de soya (cucharada sopera)	☐	☐	☐	☐	☐	☐	☐
Pescado azul (sardina, salmón, caballa, atún, pero solo si se consume fresco o en conserva, y no congelado)	☐	☐	☐	☐	☐	☐	☐
Otros pescados y mariscos (no mencionados en la fila de arriba)	☐	☐	☐	☐	☐	☐	☐
Nueces, almendras o avellanas (porción de unas seis unidades)	☐	☐	☐	☐	☐	☐	☐
Semillas de chía	☐	☐	☐	☐	☐	☐	☐
Suplementos de omega-3 (en cápsulas o jarabe)	☐	☐	☐	☐	☐	☐	☐

Alimentos procesados

	Menos de una vez por semana	Una o dos veces por semana	Tres o cuatro veces por semana	Cinco o seis veces por semana	Una vez al día	Dos o tres veces al día	Cuatro o más veces al día
Comida chatarra (McDonald's, KFC, Burger King, sándwiches tacos, empanadas, tortas, etc.)	☐	☐	☐	☐	☐	☐	☐
Platos precocinados (en conserva, en bandeja, congelados)	☐	☐	☐	☐	☐	☐	☐
Pasta y pasta fresca (no integral ni semiintegral)	☐	☐	☐	☐	☐	☐	☐
Fritos (papas a la francesa, congeladas o no, pescado empanizado, nuggets, alitas	☐	☐	☐	☐	☐	☐	☐
Frutos secos tostados y presentados como aperitivo (cacahuates, almendras, pistaches)	☐	☐	☐	☐	☐	☐	☐
Pasteles, repostería, galletas y dulces	☐	☐	☐	☐	☐	☐	☐

Galletas saladas, papas fritas	☐	☐	☐	☐	☐	☐		☐	☐	☐	☐
Mantequilla o margarina	☐	☐	☐	☐	☐	☐		☐	☐	☐	☐
Alimentos en conserva no cocinados (maíz, frijoles blancos...)	☐	☐	☐	☐	☐	☐		☐	☐	☐	☐
Alimentos congelados no cocinados (chícharos, ejotes...)	☐	☐	☐	☐	☐	☐		☐	☐	☐	☐

En general

Café (taza)	☐	☐	☐	☐	☐	☐		☐	☐	☐	☐
Café descafeinado (taza)	☐	☐	☐	☐	☐	☐		☐	☐	☐	☐
Vino tinto (copa)	☐	☐	☐	☐	☐	☐		☐	☐	☐	☐
Vino blanco o rosado (copa)	☐	☐	☐	☐	☐	☐		☐	☐	☐	☐
Cerveza (25 cl)	☐	☐	☐	☐	☐	☐		☐	☐	☐	☐
Suplementos de vitamina D	☐	☐	☐	☐	☐	☐		☐	☐	☐	☐
Suplementos de vitamina B6	☐	☐	☐	☐	☐	☐		☐	☐	☐	☐
Suplementos de vitamina B9 (metilfolato)	☐	☐	☐	☐	☐	☐		☐	☐	☐	☐

	Menos de una vez por semana	Una o dos veces por semana	Tres o cuatro veces por semana	Cinco o seis veces por semana	Una vez al día	Dos o tres veces al día	Cuatro o más veces al día
Suplementos de vitamina B12	☐	☐	☐	☐	☐	☐	☐
Suplementos de vitamina C	☐	☐	☐	☐	☐	☐	☐
Suplementos de vitamina E							
Suplementos de zinc	☐	☐	☐	☐	☐	☐	☐
Suplementos de magnesio							
Suplementos de hierro	☐	☐	☐		☐	☐	☐
Suplementos de selenio							
Suplementos de N-acetilcisteína	☐	☐	☐	☐	☐	☐	☐
Suplementos de espirulina	☐	☐	☐	☐	☐	☐	☐
Suplementos de L-glutamina	☐	☐	☐	☐	☐	☐	☐
Suplementos de L-arginina	☐	☐	☐	☐	☐	☐	☐

Índice glucémico de algunos alimentos

Valores de los índices glucémicos de algunos alimentos		
ÍNDICE GLUCÉMICO BAJO	**ÍNDICE GLUCÉMICO MEDIO**	**ÍNDICE GLUCÉMICO ALTO**
Naranjas, manzanas, peras, duraznos, cerezas, ciruelas, uvas Jugo de naranja, jugo de toronja, jugo de manzana Pasta Legumbres (garbanzos, lentejas, frijoles, etc.) Productos lácteos (yogur, leche, etc.) Fructosa (azúcar de la fruta) Cacahuates	Azúcar refinada Miel, mermelada, chocolate Pasteles Helados Barritas con chocolate Plátanos, kiwis, chabacanos Granola, avena en hojuelas Arroz (incluido el integral) Maíz Pizzas Zanahorias Frutas en almíbar	Dátiles Caramelos Cereal de maíz, arroz inflado Pan (incluido el integral) Papas fritas Puré de papa instantáneo Papas al vapor Repostería Refrescos Sémola para cuscús Piñas, sandías

Fuente: <vidal.fr>.

Los cien alimentos con la mejor relación proteínas/calorías

Fuente: <ciqual.anses.fr>.

En esta tabla se muestran los alimentos que presentan la mejor relación proteínas/calorías. Como ya vimos, nuestra dieta occidental suele contener demasiados azúcares rápidos y grasas saturadas, pero pocas proteínas y fibra. En la primera columna se indica el porcentaje de proteínas (ya que un alimento puede presentar un cociente adecuado, pese a que sea pobre en proteínas en términos de valor absoluto).

Como la mayoría de estos alimentos son de origen animal, después he añadido una tabla específica para productos vegetales.

Alimento	Proteínas, N × factor de Jones (g/100 g)	Energía, N × factor de Jones, con fibra (kcal/100 g)	Relación proteínas/energía, N × factor de Jones (g/cal)
Lenguado a la plancha	23.6	96.7	244.0538
Abadejo cocido	24.4	100	244
Atún al natural, en conserva (apertizado) y escurrido	26.8	111	241.4414
Faneca cruda	19.7	81.6	241.4216
Fogonero o carbonero congelado y crudo	19.8	82.4	240.2913
Eglefino crudo	17.3	72.3	239.2808
Raya asada u horneada	23	96.3	238.837
Pintarroja o pintarrosa cruda	23.3	97.8	238.2413
Raya cruda	21.4	89.9	238.0423
Rape crudo	16.7	70.2	237.8917
Molva cruda	19.2	80.8	237.6238
Sangre de res cruda	19.5	82.1	237.5152
Molva azul o arbitán crudos	18.9	79.6	237.4372
Langostino crudo	21.9	92.3	237.2698
Raya cocida para preparar un caldo	23.2	97.8	237.2188
Merlán crudo	18.8	79.3	237.0744
Bacalao asado u horneado	22.3	94.6	235.7294
Eglefino a la parrilla o a la plancha	20	84.9	235.5713
Eglefino al vapor	20.9	89	234.8315
Gallina de Guinea o gallina pintada (pechuga) cruda	25.1	107	234.5794

ANEXOS

Alimento	Proteínas, N × factor de Jones (g/100 g)	Energía, N × factor de Jones, con fibra (kcal/100 g)	Relación proteínas/energía, N × factor de Jones (g/cal)
Abadejo crudo	17.7	75.5	234.4371
Rape a la parrilla o a la plancha	23	98.2	234.2159
Merlán al vapor	23	98.3	233.9776
Bacalao cocido, sin más precisión (alimento medio)	23.1	98.9	233.5693
Molva cocida	24.5	105	233.3333
Bacalao crudo	18.1	77.6	233.2474
Eglefino ahumado	22.6	97	232.9897
Lenguado crudo	18	77.3	232.859
Perca del Nilo cruda	19.1	82.4	231.7961
Fogonero o carbonero cocido	23.1	99.7	231.6951
Lubina o róbalo crudos, sin más precisión	19.1	82.5	231.5152
Atún de aleta amarilla o rabil crudo	25	108	231.4815
Rana (anca) cruda	16.2	70	231.4286
Lota cruda	17.8	77	231.1688
Bacalao al vapor	24.5	106	231.1321
Bacalao en salazón	47.6	206	231.068
Lucio asado u horneado	23.1	100	231
Abadejo de Alaska o colín de Alaska crudo	16.3	70.8	230.226
Lengua tropical cruda	15.7	68.2	230.2053
Bacalao en conserva hervido o cocido en agua	26	113	230.0885

Alimento	Proteínas, N × factor de Jones (g/100 g)	Energía, N × factor de Jones, con fibra (kcal/100 g)	Relación proteínas/energía, N × factor de Jones (g/cal)
Pavo (escalope) salteado o a la plancha	28.5	124	229.8387
Gallo crudo	19.9	86.7	229.5271
Corvallo crudo	20	87.2	229.3578
Huevo (clara) en polvo	81.2	356	228.0899
Fogonero o carbonero crudo	18.8	82.5	227.8788
Listado crudo	22	97.1	226.5705
Limanda o lenguadina cruda	18.3	80.8	226.4851
Mero crudo	18.6	82.3	226.0024
Solla cruda	20	88.6	225.7336
Abadejo de Alaska o colín de Alaska ahumado	18.3	81.3	225.0923
Atún blanco, bonito del norte o albacora crudos	27.2	121	224.7934
Rape blanco crudo	15.1	67.2	224.7024
Lucio crudo	18.8	83.7	224.6117
Huevo (clara) crudo	10.8	48.1	224.5322
Granadero crudo	15.4	68.9	223.5123
Pollo (filete sin piel) crudo, ecológico	25.2	113	223.0088
Camarón congelado crudo	23.4	105	222.8571
Cangrejo del Danubio cocido	16.3	73.5	221.7687
Panga (filete), cocido	17.5	79	221.519
Pavo (escalope), crudo	24.1	109	221.1009

ANEXOS

Alimento	Proteínas, N × factor de Jones (g/100 g)	Energía, N × factor de Jones, con fibra (kcal/100 g)	Relación proteínas/energía, N × factor de Jones (g/cal)
Lucioperca cruda	18.3	82.9	220.7479
Atún asado u horneado	29.9	136	219.8529
Fletán o halibut atlántico crudo	21.2	96.5	219.6891
Lenguado frito	15.8	72.2	218.8366
Pulpo hervido o cocido en agua	32.5	149	218.1208
Pargo amarillo, pargo australiano o pargo azul crudo	20.5	94.1	217.8533
Perca cruda	17.9	82.2	217.7616
Huevo (clara) cocido	10.3	47.3	217.7590
Pato (molleja confitada) en conserva (apertizada)	32.4	149	217.4497
Lenguado hervido o cocido en agua	15	69	217.3913
Pargo amarillo, pargo australiano o pargo azul cocido	26.3	121	217.3554
Res (filete) cruda	20.6	95	216.8421
Cangrejo del Danubio crudo	14.8	68.3	216.6911
Pollo (filete sin piel) salteado o a la plancha, ecológico	31.1	144	215.9722
Cabracho crudo	18.9	87.6	215.7534
Res (filete o bistec) a la parrilla	27.6	128	215.6250
Bogavante hervido o cocido en agua	19.6	90.9	215.6216
Pulpo crudo	12.9	60.1	214.6423
Lenguado al vapor	20.3	94.6	214.5877

Alimento	Proteínas, N × factor de Jones (g/100 g)	Energía, N × factor de Jones, con fibra (kcal/100 g)	Relación proteínas/energía, N × factor de Jones (g/cal)
Caballo (tapa) crudo	22.7	106	214.1509
Vieira (carne sin coral) cruda	17.9	83.6	214.1148
Pollo (filete sin piel) salteado o a la plancha	30.1	141	213.4752
Merluza cruda	17.6	82.6	213.0751
Gallo del norte crudo	19.9	93.4	213.0621
Vieira canadiense (carne sin coral) cruda	17.3	81.3	212.7921
Pollo (filete sin piel) crudo	23.4	110	212.7273
Cigala cruda	19.1	89.8	212.6949
Sepia cruda	16.2	76.3	212.3198
Bocina o caracola cocida	20.7	97.7	211.8731
Mendo limón (o falsa limanda) crudo	17	80.6	210.9181
Res (escalope) cocida	31	147	210.8844
Gallineta nórdica cruda	18.8	89.5	210.0559
Ciervo crudo	23.7	113	209.7345
Rodaballo crudo	17.9	85.5	209.3567
Bogavante crudo	17.9	85.5	209.3567
Corzo crudo	23	110	209.0909

Los cien alimentos con la mejor relación proteínas/calorías exceptuando carnes, pescados, moluscos, huevos y similares

Fuente: <ciqual.anses.fr>.

En esta lista aparecen los alimentos con mejor proporción de proteínas en relación con su aporte calórico y que no son carnes ni pescados ni moluscos ni huevos (que son los alimentos que presentan, con diferencia, el mejor cociente en este sentido). Incluyo esta clasificación por razones medioambientales, dado que nuestro planeta se está agotando a toda velocidad y es imposible alimentar con productos animales a una humanidad creciente, pero también lo hago por razones relacionadas con la lucha contra el sufrimiento animal. Para las personas especialmente concienciadas con este último punto, incluyo una tercera tabla sin ningún producto de origen animal.

Alimento	Proteínas, N × factor de Jones (g/100 g)	Energía, N × factor de Jones, con fibra (kcal/100 g)	Relación proteínas/energía, N × factor de Jones (g/cal)
Gelatina con vino de Madeira	2	11.3	177.0
Queso redondo de pasta blanda y corteza enmohecida (tipo camembert), bajo en grasa (aproximadamente un 5%)	25.7	152	169.1
Queso blanco natural, 0% de grasa	7.95	50.1	158.7
Salsa de soya fresca envasada	7.08	45.5	155.6
Queso tomme, bajo en grasa (aproximadamente un 13%)	31	233	133.0
Queso redondo de pasta blanda y corteza enmohecida (tipo camembert), bajo en grasa (aproximadamente un 5-11%)	22.6	175	129.1
Cagarria cruda	3.16	24.5	129.0
Queso de cabra, bajo en grasa	22.6	180	125.6
Alga nori (*Porphyra sp.*), secada o deshidratada	31.5	255	123.5
Yogur o leche fermentada natural, con 0% de grasa	4.82	39.8	121.1
Levadura alimentaria	40.4	334	121.0
Queso de pasta dura (tipo maasdam), bajo en grasa (aproximadamente un 14%)	29	240	120.8
Espinaca hervida o cocida en agua	3.38	28.1	120.3
Hongo ostra crudo	3.06	25.5	120.0
Queso redondo de pasta blanda y corteza enmohecida (tipo coulommiers), bajo en grasa (aproximadamente un 11%)	22.5	189	119.0

Alimento	Proteínas, N × factor de Jones (g/100 g)	Energía, N × factor de Jones, con fibra (kcal/100 g)	Relación proteínas/energía, N × factor de Jones (g/cal)
Canónigo crudo	2	16.8	119.0
Mousse de fruta refrigerada	6.25	53.6	116.6
Champiñón salteado o a la plancha sin grasa	4.44	38.4	115.6
Champiñón en conserva (apertizado) y escurrido	2.23	19.4	114.9
Salsa *nuoc mam* o salsa de pescado fresca envasada	9.3	81.2	114.5
Champiñón congelado y crudo	1.8	15.9	113.2
Espinaca (brotes tiernos para ensalada) cruda	2.06	18.3	112.6
Queso fresco (tipo *petit suisse*) natural, con aproximadamente un 4% de grasa	9.95	89.6	111.0
Brócoli al vapor	4.13	37.6	109.8
Queso azul bajo en grasa (aproximadamente un 15%)	27.1	248	109.3
Hongo de cualquier tipo crudo	2.37	21.7	109.2
Salvia fresca	4	36.7	109.0
Queso de pasta blanda y corteza lavada, bajo en grasa (aproximadamente un 13%)	21.6	199	108.5
Queso de pasta prensada cocida (tipo emmental) bajo en grasa	30.6	284	107.7
Yogur o leche fermentada con fruta y edulcorantes, 0% de grasa	4.21	39.3	107.1
Brócoli hervido o cocido en agua, textura crujiente	2.5	23.5	106.4

Alimento	Proteínas, N × factor de Jones (g/100 g)	Energía, N × factor de Jones, con fibra (kcal/100 g)	Relación proteínas/energía, N × factor de Jones (g/cal)
Leche deslactosada UHT	3.51	33.7	104.2
Queso blanco natural con aproximadamente un 3% de grasa	8.03	77.5	103.6
Leche fermentada para beber, natural, deslactosada	3.51	33.9	103.5
Espárrago verde hervido o cocido en agua	2.69	26.6	101.1
Yogur o leche fermentada saborizados o con frutas, 0% de grasa (alimento medio)	4.29	42.8	100.2
Yogur o leche fermentada saborizados o con frutas, con edulcorantes (alimento medio)	4.29	42.8	100.2
Perejil seco	29	291	99.7
Boletus crudo	3.13	31.6	99.1
Haba hervida o cocida en agua	8.06	82.9	97.2
Leche en polvo deslactosada	35.3	364	97.0
Albahaca fresca	3.35	34.8	96.3
Mlujie, hojas secas en polvo	23	239	96.2
Cilantro fresco	2.13	22.3	95.5
Col china, repollo chino, *pak choi* o *bok choy* (tallos y hojas) al vapor	1.69	17.7	95.5
Brócoli hervido o cocido en agua, de textura blanda	2.19	23.1	94.8
Albahaca seca	23	244	94.3

ANEXOS

Alimento	Proteínas, N × factor de Jones (g/100 g)	Energía, N × factor de Jones, con fibra (kcal/100 g)	Relación proteínas/energía, N × factor de Jones (g/cal)
Leche deslactosada y pasteurizada	3.28	34.8	94.3
Champiñón crudo	2.62	28	93.6
Puerro hervido o cocido en agua	2.56	27.4	93.4
Perejil francés fresco	3.72	39.9	93.2
Champiñón de prado (hongo campesino o seta campesina) crudo	2.3	25.3	90.9
Cancoillotte (tipo de queso fundido)	13.8	152	90.8
Coliflor congelada y cocida	1.61	18	89.4
Queso Asiago	32.1	359	89.4
Postre a base de soya, natural, sin azúcar, enriquecido con calcio, fermentado, fresco y envasado	3.59	40.6	88.4
Queso mimolette añejo	33.9	389	87.1
Tofu blando, fresco y envasado	4.57	52.5	87.0
Postre a base de soya, natural, sin azúcar, no enriquecido, fermentado, fresco y envasado	3.76	43.3	86.8
Queso mimolette tierno	28.9	333	86.8
Cebollín fresco	2.57	29.7	86.5
Yogur o leche fermentada natural	3.96	45.8	86.5
Estragón fresco	3.8	44	86.4
Perejil fresco	3.71	43	86.3
Seta oronja (amanita de los césares) cruda	2	23.2	86.2

Alimento	Proteínas, N × factor de Jones (g/100 g)	Energía, N × factor de Jones, con fibra (kcal/100 g)	Relación proteínas/energía, N × factor de Jones (g/cal)
Queso mimolette semicurado	31.5	368	85.6
Queso Grana Padano	34.1	399	85.5
Coliflor al vapor	2.56	30.1	85.0
Queso mimolette viejo	34	400	85.0
Romanesco o romicia cocido	3	35.8	83.8
Frijol rojo hervido o cocido en agua	9.63	116	83.0
Yogur o leche fermentada saborizados, con edulcorantes y 0% de grasa	4.53	54.8	82.7
Soya (haba entera)	34.5	419	82.3
Leche de cabra semidesleactosada UHT	3.77	46.1	81.8
Eneldo fresco	3.93	48.2	81.5
Queso Livarot	24.6	303	81.2
Queso mimolette, sin más precisión	24.9	310	80.3
Queso blanco natural o con frutas (alimento medio)	7.1	88.5	80.2
Lenteja verde hervida o cocida en agua	10.1	127	79.5
Chícharo hervido o cocido en agua	6.38	80.3	79.5
Lechuga hoja de roble cruda	1.13	14.3	79.0
Queso Brie de Meaux	21.4	273	78.4
Fenogreco (semilla)	27.1	350	77.4
Espárrago blanco hervido o cocido en agua	1.44	18.6	77.4

ANEXOS

Alimento	Proteínas, N × factor de Jones (g/100 g)	Energía, N × factor de Jones, con fibra (kcal/100 g)	Relación proteínas/energía, N × factor de Jones (g/cal)
Leche deslactosada (o con un contenido de grasa ligeramente inferior), baja en lactosa	3.45	44.7	77.2
Queso Edam	25.5	331	77.0
Caldo de res	3.15	40.9	77.0
Queso camembert elaborado con leche cruda	20.7	269	77.0
Alga wakame (*Undaria pinnatifida*) seca o deshidratada	14.1	184	76.6
Coliflor cocida	1.6	20.9	76.6
Leche con un 1.2% de grasa, UHT, enriquecida con varias vitaminas	3.38	44.4	76.1
Queso parmesano	31.1	409	76.0
Queso emmental, rallado o no	28.1	370	75.9
Brie de Melun	22	290	75.9
Alga dulse, dillisk, dilsk o creathnach (*Palmaria palmata*), seca o deshidratada	17.2	227	75.8

Los cien alimentos (frutas, verduras, legumbres, semillas oleaginosas y cereales) con la mejor relación proteínas/calorías

Fuente: <ciqual.anses.fr>.

Esta tabla es adecuada para personas veganas. Algunos de los alimentos incluidos en ella presentan una proporción comparable a la de los productos de la tabla anterior, pero son difíciles de encontrar. Además, hay que tener en cuenta que estos alimentos contienen pocas proteínas. Los veganos deberán evitar las carencias nutricionales y también hacer actividad física para limitar la pérdida de masa muscular y compensar el aporte energético de la dieta. Una posible solución es tomar suplementos de proteínas. De hecho, en algunas tiendas es posible encontrar proteínas en polvo (a base de legumbres, espirulina y arroz, por ejemplo) y barritas enriquecidas con proteínas veganas.

Alimento	Proteínas, N × factor de Jones (g/100 g)	Energía, N × factor de Jones, con fibra (kcal/100 g)	Relación proteínas/energía, N × factor de Jones (g/cal)
Cagarria negra o colmenilla cruda	3.16	24.5	129.0
Espinaca hervida o cocida en agua	3.38	28.1	120.3
Hongo ostra crudo	3.06	25.5	120.0
Canónigo crudo	2	16.8	119.0
Champiñón salteado o a la plancha, sin grasa	4.44	38.4	115.6
Champiñón en conserva (apertizado) y escurrido	2.23	19.4	114.9
Champiñón congelado y crudo	1.8	15.9	113.2
Espinaca (brotes tiernos para ensalada) cruda	2.06	18.3	112.6
Brócoli al vapor	4.13	37.6	109.8
Hongo de todo tipo crudo	2.37	21.7	109.2
Brócoli hervido o cocido en agua, de textura crujiente	2.5	23.5	106.4
Espárrago verde hervido o cocido en agua	2.69	26.6	101.1
Boletus crudo	3.13	31.6	99.1
Haba hervida o cocida en agua	8.06	82.9	97.2
Col china, repollo chino, pak choi o bok choy (tallos y hojas) al vapor	1.69	17.7	95.5
Brócoli hervido o cocido en agua, de textura blanda	2.19	23.1	94.8
Champiñón crudo	2.62	28	93.6
Puerro hervido o cocido en agua	2.56	27.4	93.4
Champiñón de prado (hongo campesino o seta campesina) crudo	2.3	25.3	90.9

Alimento	Proteínas, N × factor de Jones (g/100 g)	Energía, N × factor de Jones, con fibra (kcal/100 g)	Relación proteínas/energía, N × factor de Jones (g/cal)
Coliflor congelada y cocida	1.61	18	89.4
Seta oronja (amanita de los césares), cruda	2	23.2	86.2
Coliflor al vapor	2.56	30.1	85.0
Romanesco o romicia cocido	3	35.8	83.8
Frijol rojo hervido o cocido en agua	9.63	116	83.0
Soya (haba entera)	34.5	419	82.3
Lenteja verde hervida o cocida en agua	10.1	127	79.5
Chícharo hervido o cocido en agua	6.38	80.3	79.5
Lechuga hoja de roble cruda	1.13	14.3	79.0
Espárrago blanco cocido o hervido en agua	1.44	18.6	77.4
Coliflor cocida	1.6	20.9	76.6
Champiñón hervido o cocido en agua	2.17	28.7	75.6
Col forrajera hervida o cocida en agua	1.63	21.6	75.5
Hongo de todo tipo, en conserva (apertizada) y escurrida	1.87	24.9	75.1
Calabacita (pulpa y piel) cruda	1.23	16.5	74.5
Guisante de nieve hervido o cocido en agua	2.25	30.5	73.8
Frijol blanco hervido o cocido en agua	9.63	131	73.5
Bambú (brote) crudo	2.52	35.1	71.8
Pasta sin gluten elaborada a base de lentejas rojas, cocida en agua y sin sal	11.7	164	71.3
Col de Bruselas hervida o cocida en agua	3.19	45.4	70.3

ANEXOS

Alimento	Proteínas, N × factor de Jones (g/100 g)	Energía, N × factor de Jones, con fibra (kcal/100 g)	Relación proteínas/energía, N × factor de Jones (g/cal)
Lechuga batavia cruda	1.25	17.9	69.8
Alcachofa (corazón) en conserva (apertizada) y escurrida	1.8	26	69.2
Coliflor cruda	1.81	26.2	69.1
Seta rebozuelo, anacate o chantarela cruda	2.28	33.1	68.9
Ejote cocido	2	29.4	68.0
Calabacita (pulpa y piel) asada u horneada	1.5	23	65.2
Rábano rojo crudo	0.94	14.5	64.8
Mezcla de verduras congelado y precocida (para terminar de cocer)	3.48	54.5	63.9
Ejote manteca o ejote amarillo hervido o cocido en agua	2.19	34.6	63.3
Cogollo de lechuga crudo	1.13	17.9	63.1
Chícharo en conserva (apertizado) y escurrido	5.12	81.5	62.8
Ejote hervido o cocido en agua	1.75	28	62.5
Acelga cruda	1	16.4	61.0
Frijol blanco hervido o cocido en agua	6.75	112	60.3
Verdinas hervidas o cocidas en agua	6.75	112	60.3
Calabacita (pulpa y piel) cocida	0.93	15.5	60.0
Escarola cruda	1.19	20.2	58.9
Jitomate pelado en conserva (apertizado) y escurrido	1.07	18.3	58.5
Ejote congelado y crudo	1.97	34	57.9
Ejote en conserva (apertizado) y escurrido	1.33	23.1	57.6

Alimento	Proteínas, N × factor de Jones (g/100 g)	Energía, N × factor de Jones, con fibra (kcal/100 g)	Relación proteínas/energía, N × factor de Jones (g/cal)
Mezcla de verduras en conserva (apertizada) y escurrida	2.32	40.4	57.4
Garbanzo hervido o cocido en agua	8.31	147	56.5
Alcachofa cocida al vapor y a presión	2.63	47.3	55.6
Ejote congelado y cocido	1.95	36.3	53.7
Puerro congelado y crudo	1.42	26.7	53.2
Acelga (tronco y hoja) hervida o cocida en agua	0.88	16.9	52.1
Mezcla de chícharos y zanahorias en conserva (apertizada) y escurrida	2.51	49	51.2
Verdura cocida (alimento medio)	2.11	43.5	48.5
Apio en conserva (apertizado) y escurrido	0.63	13.1	48.1
Escarola asada u horneada	1.13	23.5	48.1
Acelga cocida	0.7	14.7	47.6
Alcachofa (corazón), en conserva (apertizada) y escurrida	1.2	25.2	47.6
Muffin fresco envasado	10.6	224	47.3
Raíz de nabo cruda	1.38	29.3	47.1
Puerro crudo	1.49	32.3	46.1
Jitomate (pulpa) en conserva (apertizado)	1,2	26.1	46.0
Hinojo	1	21.8	45.9
Salsifí hervido o cocido en agua	2.63	57.9	45.4
Avena cruda	16.9	374	45.2

Alimento	Proteínas, N × factor de Jones (g/100 g)	Energía, N × factor de Jones, con fibra (kcal/100 g)	Relación proteínas/energía, N × factor de Jones (g/cal)
Apio cocido en recipiente hermético	0.75	16.7	44.9
Jitomate crudo	0.86	19.3	44.6
Jitomate concentrado en conserva (apertizado)	4.4	99.2	44.4
Mezcla de hortalizas para cuscús, congelada y cruda	2.05	46.5	44.1
Morrón verde salteado o a la plancha sin grasa	1.25	28.6	43.7
Galleta salada, elaborada con papa y soya infladas	17.4	402	43.3
Trigo de Jorasán o trigo oriental crudo	14.5	337	43.0
Espelta cruda	14.6	340	42.9
Col hervida o cocida en agua	1	23.5	42.6
Mezcla de verduras para sopa, congelada y cruda	1.44	34.1	42.2
Alcachofa china, alcachofa betónica o crosne cocido	2.13	50.8	41.9
Pepino (pulpa y piel) crudo	0.64	15.6	41.0
Cebollín salteado o a la plancha sin grasa	1.13	27.6	40.9
Jitomate, doble concentrado, en conserva (apertizado)	3.73	92.8	40.2
Cebolla morada salteada o a la plancha sin grasa	1.69	42.4	39.9
Jitomate asado u horneado	1	25.3	39.5
Mezcla de cereales y legumbres cruda	13.7	349	39.3
Papa, puré, reconstituido con leche semideslactosada y agua, sin sal	2.63	67.3	39.1
Jitomate cherri crudo	1.31	33.7	38.9
Cebolla blanca salteada o a la plancha sin grasa	1.56	40.2	38.8

Los alimentos (que debemos evitar) con más de 10 gramos de azúcar por cada 100 gramos

Fuente: <ciqual.anses.fr>.

En este caso se trata de azúcares rápidos, y no de glúcidos complejos. Las personas con sobrepeso o problemas de fatiga, sueño o agotamiento mental deberían reducir drásticamente el consumo de estos alimentos o incluso eliminarlos por completo de su dieta.

Azúcar blanca	99.8
Azúcar aligerada con aspartamo	98.7
Azúcar vainillada	97.2
Azúcar morena	95.5
Merengue	94.3
Chochitos de colores	91
Cacao o chocolate en polvo para preparar bebidas, con azúcar y enriquecido con vitaminas	82.7
Piel de naranja confitada	82.7
Miel	79.8
Dulce duro o paleta	74.9
Miel de caña	74.7
Macarrón seco	74
Arándano rojo deshidratado y azucarado	72.8
Almendra confitada	71.9
Uva pasa	70.3
Miel de agave	70.2
Dulce a base de fruta confitada	69.2
Chocolate negro con relleno de menta	69
Gomitas	68.1
Chicle con azúcar	68,1
Bombones	65.6
Dátil (pulpa y piel) deshidratado	64.7
Fruta confitada	62.9
Miel de arce	62.6
Café con leche o *cappuccino* con chocolate (soluble)	62.2
Gelificante para mermeladas	62
Palomitas de maíz con caramelo	62
Gelatina de frutas diversas (especial o clásica)	61.6
Caramelo líquido o cobertura de caramelo	61

Barrita con cobertura de chocolate y sin textura de galleta	60.5
Barrita de chocolate con leche y relleno de turrón	60.1
Mazapán fresco envasado	60.1
Mermelada de cualquier tipo de fruta, excepto cítricos (alimento medio)	59
Turrón	58
Almendra confitada de chocolate	57.4
Mermelada de naranja	56.9
Castaña confitada	56.6
Bombones con cobertura de chocolate	56.3
Crema de chocolate y avellanas para untar	56.2
Tableta de chocolate blanco	56
Leche condensada entera y con azúcar	55.6
Manzana deshidratada	54.6
Tableta de chocolate con leche	53.1
Leche en polvo deslactosada	53.1
Barrita de coco con cobertura de chocolate	53
Galleta blanda rellena de naranja y con cobertura de azúcar glass	52.9
Café con leche o *cappuccino* (soluble)	52
Panqué genovés seco relleno de fruta y con cobertura de chocolate	51.7
Panqué genovés seco con cobertura de fruta	51.1
Cacahuate confitado con cobertura de chocolate	50.5
Dulce *calisson* (especialidad de Aix en Provence)	50.1
Tableta de chocolate con leche relleno de almendra garapiñada	49.9
Higo deshidratado	49.2
Tableta de chocolate negro relleno de almendra garapiñada	48.8
Laurel (hoja)	48.6
Panqué de soletilla	47.9
Pastel de coco	47.5
Plátano deshidratado (pulpa)	47.3
Barrita de chocolate con textura de galleta	46.9
Trozo de chocolate relleno de frutos secos o almendra garapiñada	46.2
Pastelito con merengue	46.1
Macarrón blando relleno de mermelada o crema	45.2
Tableta de chocolate blanco con frutos secos (avellanas, almendras, pasas, almendra garapiñada)	45.1
Barrita de chocolate con frutos secos	45.1
Chocolate con leche relleno	44.5
Maíz inflado, bañado en chocolate y enriquecido con vitaminas y minerales	44.4
Galleta seca con azúcar, chocolate y almendras (*florentin*)	44.1
Pan de especias relleno de mermelada (*nonette*)	44
Pastelito blando relleno de frutas, fresco y envasado	43.9

Pastel blando relleno de chocolate o con chispas de chocolate o leche, fresco y envasado	43.7
Galleta seca rellena de crema o puré de fruta	43.4
Leche en polvo semidesnatada	43.4
Barritas o dulces de chocolate con leche	43.3
Panqué seco de chocolate	43.1
Crema de castañas y vainilla en conserva (apertizada)	43
Trozo de chocolate relleno de barquillo	42.9
Azafrán	42.4
Crepa crujiente con chocolate, fresca y envasada	42.4
Pastel vasco de cereza	42
Barrita con textura de galleta y rellena de fruta, baja en grasa	41.9
Barquillo relleno de fruta	41.7
Chocolate negro con al menos un 40% de cacao para preparar postres	41.6
Crema de grosella negra	40.9
Preparaciones a base de diferentes frutas (ordenadas por su contenido en azúcares: mermeladas bajas en azúcar, mermeladas normales)	40.5
Galleta seca tipo lengua o de barquillo	40.3
Baklava (dulce oriental a base de almendras u otros frutos secos y almíbar)	39.6
Salsa de soya con azúcar, fresca y envasada	39.5
Tableta de chocolate (alimento medio)	39.5
Galleta seca o pastelitos surtidos	39.4
Galleta seca tipo teja de almendra	39.2
Galleta *sablée* con fruta, fresca y envasada	39
Waffle crujiente (fino o seco) con chocolate, fresco y envasado	39
Zanahoria deshidratada	38.8
Fruto maduro del tamarindo (pulpa) crudo	38.8
Tableta de chocolate negro con menos de un 70% de cacao	38.3
Tableta de chocolate negro con frutos secos (avellanas, almendras, pasas, almendra garapiñada)	38.3
Pan de especias	38.2
Crepa rellena de chocolate, fresca y envasada	38.2
Ciruela deshidratada	38.1
Mermelada de todo tipo de frutas (excepto cítricos) con bajo contenido en azúcares (especial o clásica)	38
Jitomate seco	37.6
panqué con ron y vainilla tipo *canelé*	37.6
Waffle crujiente (fino o seco), natural o azucarado, fresco y envasado	37.6
Leche en polvo entera	37.5
Cebolla deshidratada	37.4

Barquillo relleno de frutos secos (avellana, almendra, almendra garapiñada, etc.), con o sin chocolate, fresco y envasado	37.4
Pastel de almendra fresco envasado	37.4
Waffle Gofre fino relleno con miel, fresco y envasado	37
Galleta seca con una onza de chocolate	36.8
Galleta seca con cobertura de chocolate	36.7
Crepa crujiente	36.7
Polen parcialmente deshidratado	36.5
Barquillo relleno de chocolate, fresco y envasado	35.8
Pastel de fruta, fresco y envasado	35.8
Tableta de chocolate negro con frutas (naranja, frambuesa, pera)	35.7
Maíz inflado con miel o caramelo y enriquecido con vitaminas y minerales	35.3
Licor	35.3
Brownie de chocolate, fresco y envasado	35.1
Pastel de varias capas de almendra, crema de café y *ganache* de chocolate tipo ópera	35.1
Barquillo sin relleno	35
Panqué genovés con relleno y cobertura de chocolate, fresco y envasado	35
Barrita de cereales con chocolate y frutas	34.8
Pastel blando de frutos secos, fresco y envasado	34.7
Pastel seco relleno (tipo «sándwich») de leche o vainilla	34.7
Pastel de almendra tipo *financier*	34.6
Chabacano deshuesado y deshidratado	34.3
Cereales para el desayuno rellenos de crema de chocolate o chocolate y avellanas	34.3
Pastel seco de chocolate, fresco y envasado	34.3
Pastel blando de frutas, fresco y envasado	34.2
Postre helado con merengue, tipo *vacherin*	33.7
Pastel blando de chocolate, fresco y envasado	33.4
Chips de chabacano (pulpa) de Martinica	33.3
Barrita de leche y chocolate con panqué genovés	33.3
Multicereales inflados o moldeados, enriquecidos con vitaminas y minerales	33.3
Barrita de cereales con chocolate	32.9
Barquillo relleno de vainilla, fresco y envasado	32.9
Papilla instantánea de cereales en polvo para bebés a partir de seis meses	32.8
Barrita de leche y chocolate	32.8
Pastel de helado de vainilla y merengue (tortilla noruega)	32.7
Tartas con cobertura de frutas	32.7
Spéculoos	32.6
Arroz inflado, bañado en chocolate y no enriquecido con vitaminas ni minerales	32.5

Barrita «equilibrada» de cereales con chocolate y enriquecida con vitaminas y minerales	32.4
Pastel de chocolate	32.2
Cuernos de gacela (dulce oriental a base de almendras y almíbar)	32
Cereales integrales inflados y enriquecidos con vitaminas y minerales	32
Galleta *sablée* con frutas (manzana, frutos rojos, etc.)	32
Waffle blando, natural o azucarado, fresco y envasado	32
Pastel (alimento medio)	32
Pastel seco relleno (tipo «sándwich»), sabor a frutas	31.6
Galleta con chispas de chocolate	31.5
Copa de helado de duraznos Melba o pera Bella Helena	31.4
Cereales para el desayuno bañados en chocolate, no rellenos y no enriquecidos con vitaminas ni minerales	31.2
Cereales para el desayuno rellenos (aunque no de chocolate) y enriquecidos con vitaminas y minerales	31.2
Galleta seca tipo *sablée*, *galette* o *palet* con frutas	31
Crepa rellena de azúcar, fresca y envasada	31
Salsa para rollitos de arroz vietnamitas a base de *nuoc-mam* diluida, fresca y envasada	30.9
Pastel de chocolate con interior líquido, fresco y envasado (refrigerado)	30.9
Bolitas de maíz inflado con miel y no enriquecidas con vitaminas ni minerales	30.9
Crepa rellena de fresa, fresca y envasada	30.8
Hojuelas de trigo bañadas en chocolate y no enriquecidas con vitaminas ni minerales	30.3
Galleta crujiente, moldeada y tostada, con relleno de chocolate	30.2
Barrita «equilibrada» de cereales con fruta y enriquecida con vitaminas y minerales	30.2
Tarta de limón	30.1
Granola crujiente con frutas o frutos secos y enriquecido con vitaminas y minerales	30
Hojuelas de maíz glaseadas con azúcar y enriquecidas con vitaminas y minerales	30
Hojuelas de trigo bañadas en chocolate y enriquecidas con vitaminas y minerales	29.9
Chabacano deshuesado, deshidratado y vuelto a rehidratar (entre un 35 y un 45%)	29.9
Panqué borracho	29.9
Pastel seco relleno (tipo «sándwich»), sabor a chocolate	29.8
Galleta seca con chocolate para el desayuno	29.8
Galleta seca rellena de frutos secos, sin chocolate o con un ligero toque de chocolate	29.7
Arroz inflado, bañado en chocolate y enriquecido con vitaminas y minerales	29.7
Barrita de cereales con frutas	29.6

ANEXOS

Hojuelas de maíz glaseadas con azúcar y no enriquecidas con vitaminas ni minerales	29.6
Pastel de chocolate tipo selva negra (capas de pan genovés, chocolate y crema, con o sin cerezas)	29.5
Mezcla de semillas (sin sal) y pasas como aperitivo	29.4
Galleta seca y crujiente (tipo teja) sin chocolate y baja en grasa	29.4
Waffle blando, bañado en chocolate, fresco y envasado	29.4
Galleta seca de chocolate, tipo tarta	29.4
Cereales para el desayuno rellenos de crema de chocolate o chocolate y avellanas, y enriquecidos con vitaminas y minerales	29.1
Magdalena de chocolate, fresca y envasada	29
Galleta seca de mantequilla (tipo *sablée*, *galette* o *palet*) con chocolate	28.9
Galleta crujiente, moldeada y tostada, con relleno de frutas	28.8
Milhojas	28.8
Ruibarbo (tallo) cocido y azucarado	28.7
Cereales para el desayuno no enriquecidos con vitaminas ni minerales (alimento medio)	28.6
Mousse de crema de castañas, fresca y envasada	28.3
Galleta seca de chocolate, tipo *galette*	28.2
Barrita de cereales para el desayuno con leche, bañada o no en chocolate y enriquecida con vitaminas y minerales	28.1
Crepa natural, fresca y envasada, vendida a temperatura ambiente	28.1
Pastel vasco con crema pastelera	28.1
Panqué de mármol, fresco y envasado	27.9
Muffin de arándanos o chocolate	27.9
Paleta con cobertura de chocolate	27.9
Vino Marsala	27.9
Granola enriquecida con vitaminas y minerales (alimento medio)	27.7
Barrita helada con chocolate	27.7
Cono para helado	27.6
Pastel (alimento medio)	27.5
Salsa para barbacoa, fresca y envasada	27.5
Magdalena de mantequilla, fresca y envasada	27.4
Galleta *sablée* con cacao, chocolate, almendra garapiñada u otros ingredientes	27.3
Bocaditos tipo *chouquette*	27.1
Pastel blando natural tipo panqué genovés	27.1
Bolitas de maíz con miel infladas y enriquecidas con vitaminas y minerales	27
Galleta seca tipo teja con frutas	26.9
Pastel de yogur	26.9
Polen fresco	26.8
Panqué en forma de barra alargada, fresco y envasado	26.8

Panqué tipo cuatro cuartos de fabricación artesanal	26.8
Panqué tipo cuatro cuartos fresco y envasado	26.4
Cereales para el desayuno bañados en chocolate, no rellenos y enriquecidos con vitaminas y minerales	26.2
Granola (alimento medio)	25.9
Tarta de manzana (con relleno de harina, huevos, crema, azúcar y aguardiente calvados)	25.8
Cono de helado (tamaño estándar)	25.7
Cono clásico para helados	25.6
Copa de helado de café o chocolate de Lieja	25.6
Tronco helado	25.6
Paleta, nieve o crema helada de cualquier sabor (alimento medio)	25.3
Pastel de *mousse* de frutas sobre panqué genovés tipo *miroir* o *bavarois*	25.1
Coulis de frutos rojos (frambuesas, fresas, grosellas rojas o negras)	25.1
Nieve de limón	25
Postre helado tipo *sundae*	24.9
Tarta Tatin de manzana	24.9
Galleta seca, sin más precisiones	24.7
Cereales para el desayuno (alimento medio)	24.6
Tarta de frutas	24.6
Limón o naranja rellenos de helado	24.4
Cereales para el desayuno enriquecidos con vitaminas y minerales (alimento medio)	24.4
Helado o crema helada *gourmet* en tarrina	24.4
Galleta seca de mantequilla (tipo *sablée*, *galette* o *palet*)	24.3
Galleta *sablée* de coco	24.2
Chocolate fundido, fresco y envasado	24.1
Nieve, envase individual	24
Chicle con contenido en azúcar desconocido (alimento medio)	24
Granola con frutas o frutos secos y enriquecida con vitaminas y minerales	23.8
Magdalena estándar, fresca y envasada	23.8
Cereales «equilibrados» para el desayuno con frutos secos y enriquecidas con vitaminas y minerales	23.7
Postre (alimento medio)	23.7
Tronco de Navidad	23.7
Galleta seca natural	23.6
Galleta de cereales para el desayuno enriquecida con vitaminas y minerales	23.4
Galleta seca con contenido de vitaminas garantizado	23.3
Mousse de chocolate vegetal, fresca y envasada	23.1
Puré de cualquier tipo de fruta	23.1
Nieve o paleta	23.1

ANEXOS

Cereales «equilibrados» para el desayuno con chocolate, no enriquecidos con vitaminas ni minerales	22.9
Masa *sablée* cocida	22.9
Granola crujiente con chocolate y no enriquecida con vitaminas ni minerales	22.7
Tarta de chocolate de fabricación artesanal	22.7
Galleta seca y crujiente con chocolate y baja en grasa	22.4
Caldo de res para la elaboración de salsas y la cocción de alimentos, deshidratado	22.3
Coctel a base de ron	22.3
Cereales para el desayuno ricos en fibra, con o sin frutas y enriquecidos con vitaminas y minerales	22.1
Galleta seca con contenido de vitaminas y minerales garantizado	22.1
Helado o crema helada en envase individual	21.9
Postre helado de hojaldre para compartir	21.9
Granola crujiente con chocolate, con o sin frutas y enriquecida con vitaminas y minerales	21.8
Galleta tipo orejita	21.8
Achicoria (soluble)	21.7
Granola crujiente con frutas o semillas y frutos secos, no enriquecida con vitaminas ni minerales	21.7
Galleta seca elaborada con grasa vegetal	21.7
Tarta carlota de fruta	21.7
Mezcla de semillas (con sal) y pasas como aperitivo	21.6
Galleta seca de hojaldre, tipo orejita u otras	21.6
Pastel de queso, fresco y envasado	21.6
Mousse de chocolate tradicional, fresca y envasada	21.5
Pastel de flan bretón (*far*) con ciruelas	21.5
Galleta de mantequilla tipo *petit beurre*	21.5
Helado o crema helada en tarrina grande o pequeña (alimento medio)	21.5
Tarta *clafoutis* de frutas, fresca y envasada	21.4
Masa *sablée* de mantequilla, congelada y cruda	21.3
Tarta de almendras y peras tipo *amandine*	21.2
Granola no enriquecida con vitaminas ni minerales (alimento medio)	21.1
Brioche relleno de chocolate	21.1
Galleta seca para el desayuno	21
Pera Bella Helena	21
Pétalos de trigo con nueces, avellanas o almendras y enriquecidos con vitaminas y minerales	20.9
Tarta de frutos rojos	20.9
Profiteroles rellenos de crema pastelera y cubiertos de chocolate fundido, frescos y envasados	20.9

Cátsup fresca y envasada	20.8
Helado de yogur	20.7
Tarta de manzana	20.7
Puré de manzana	20.7
Brioche relleno de crema pastelera (tipo «pan chino»), fresco y envasado	20.7
Granola con frutas o frutos secos y no enriquecida con vitaminas ni minerales	20.6
Cereales «equilibrados» para el desayuno con frutas y enriquecidos con vitaminas y minerales	20.6
Turrón helado	20.5
Tarta bretona de mantequilla *kouign-amann*	20.5
Barrita de cereales con almendras o avellanas	20.4
Crepa casera rellena de chocolate o de crema de chocolate y avellanas para untar	20.4
Galleta seca para el desayuno, con bajo contenido en azúcares	20.2
Galleta seca con frutas, hiposódica	20.2
Masa *sablée* de mantequilla, cocida	20.1
Paleta	20.1
Galleta seca con leche	20
Buñuelo con mermelada	19.9
Uva negra moscatel cruda	19.6
Brioche de Navidad con fruta confitada, fresco y envasado	19.6
Cereales «equilibrados» para el desayuno con chocolate y enriquecidos con vitaminas y minerales	19.5
Tiramisú fresco y envasado	19.5
Pastel de queso blanco	19.5
Crepa casera rellena de mermelada	19.4
Galleta seca baja en hidratos de carbono	19.3
Cereales para el desayuno ricos en fibra, con chocolate y enriquecidos con vitaminas y minerales	19.3
Pastel de sémola con uvas y caramelo, refrigerado	19.2
Crepa natural, fresca y envasada, refrigerada	19.1
Vinagre balsámico	19.1
Cereales «equilibrados» para el desayuno con frutas y no enriquecidos con vitaminas ni minerales	19
Crumble de manzana	19
Profiteroles con helado de vainilla y chocolate fundido	19
Mousse de chocolate (base láctea), refrigerada	18.9
Petisú	18.9
Queso fresco tipo *petit suisse*, con sabor a chocolate y azucarado	18.9
Pan de hojaldre con pasas	18.7
Tarta de frutas y crema pastelera	18.7

ANEXOS

Granola con frutas o frutos secos y sin azúcares añadidos	18.6
Buñuelo con relleno sabor a chocolate, fresco y envasado	18.6
Hierbas provenzales secas	18.5
Brioche relleno de frutas, fresco y envasado	18.4
Mango de la variedad José (*Mangifera indica L.*) (pulpa), crudo, cultivado en la isla de La Reunión	18.4
Pastel de flan de huevo	18.4
Mousse de Lieja (chocolate, café, caramelo o vainilla), refrigerada	18.3
Peach Melba	18.2
Panqué borracho, fresco y envasado	18.2
Flan refrigerado	18
Cereales para el desayuno con muy alto contenido en fibra y enriquecidos con vitaminas y minerales	18
Pan de leche con chispas de chocolate, fresco y envasado	18
Tableta de chocolate negro con 70% de cacao, calidad superior	17.9
Isla flotante, refrigerada	17.9
Ponche con un 16% de alcohol	17.8
Postre lácteo saborizado y refrigerado	17.6
Manzana (pulpa) asada u horneada	17.5
Tarta de chabacano	17.4
Mandarina común (pulpa) con almíbar, en conserva (apertizada), no escurrida y cultivada en Martinica	17.4
Pastel de pan genovés, crema y fresas o frambuesas	17.3
Cereales «equilibrados» para el desayuno naturales o con miel y enriquecidos con vitaminas y minerales	17.3
Brioche (grande o pequeño) con chispas de chocolate, fresco y envasado	17
Natillas de chocolate en conserva (apertizadas)	16.8
Bocadillos de crema (pastelera o chantillí)	16.7
Puré o producto similar, de cualquier tipo de fruta, con un contenido de azúcar desconocido (bajo en azúcar o no, sin azúcar...) (alimento medio)	16.7
Postre de cualquier tipo de fruta (purés con más o menos contenido en azúcares)	16.6
Jitomate, doble concentrado, en conserva (apertizado)	16.5
Uva de la variedad chasselas, cruda	16.5
Natillas de chocolate refrigeradas	16.5
Cuajada saborizada aromatizada y refrigerada	16.5
Natillas en conserva (apertizadas) (alimento medio)	16.4
Crema de huevo (envase pequeño con crema de chocolate, vainilla, etc.), refrigerada	16.4
Bebida láctea infantil con cereales y verduras para la cena, a partir de los doce meses	16.2

Rosca con crema muselina y almendra garapiñada (*gâteau Paris-Brest*)	16.2
Flan de huevo refrigerado	16
Natillas de vainilla en conserva (apertizadas)	16
Jugo de uva a base de concentrado	16
Jugo de uva exprimido	16
Piña en almíbar bajo en azúcares, en conserva (apertizada) y escurrida	15.9
Salsa agridulce fresca y envasada	15.9
Natillas de caramelo refrigeradas	15.9
Cremas elaboradas con diversas frutas y con azúcares añadidos (mezcla de pulpas o fruta triturada y combinada siempre con otro ingrediente)	15.8
Coctel a base de whisky	15.8
Pastel de arroz con caramelo, refrigerado	15.7
Lichi (pulpa) crudo	15.7
Piña en almíbar baja en azúcares, en conserva (apertizada) y no escurrida	15.7
Natillas refrigeradas (alimento medio)	15.7
Plátano (pulpa) crudo	15.6
Rosca de Reyes (estilo francés) con hojaldre, rellena de crema franchipán, y pastel de Pithiviers	15.6
Crème brûlée refrigerada	15.6
Crema de Lieja (chocolate, café, caramelo o vainilla), refrigerada	15.6
Uva blanca de semilla gruesa (de variedades como Italia o Dattier), cruda	15.5
Uva cruda	15.5
Queso blanco o leche fermentada con virutas de chocolate y azúcar y aproximadamente un 7% grasa	15.5
Cereales «equilibrados» para el desayuno naturales y no enriquecidos con vitaminas ni minerales	15.4
Chabacano en almíbar (sin precisiones sobre si se trata de un almíbar clásico o bajo en azúcares), en conserva (apertizado) y escurrido (alimento medio)	15.3
Crema pastelera	15.3
Crema de Lieja con frutas, fresca y envasada	15.1
Queso blanco y nata montada sobre lecho de frutas, azucarado	15
Uva negra cruda	15
Yogur griego sobre lecho de frutas	15
Almíbar para frutas en conserva (apertizadas)	14.9
Piña Victoria o Queen Victoria (*Ananas comosus [L.] merr var. Queen*) (pulpa) cruda, cultivada en la isla de La Reunión	14.9
Panna cotta con crema de frutas o caramelo, refrigerada	14.7
Puré de todo tipo de frutas con bajo contenido en azúcares	14.6
Yogur o leche fermentada sobre lecho de frutas, con azúcar	14.6
Postre lácteo saborizado y recubierto de caramelo, refrigerado	14.6
Buñuelo relleno de frutas, fresco y envasado	14.5

Vainilla (extracto líquido)	14.5
Galleta seca con frutas, hiposódica y sin azúcares añadidos	14.4
Puré de todo tipo de frutas con bajo contenido en azúcares, refrigerado	14.3
Coctel o ensalada de frutas en almíbar, en conserva (apertizados) y no escurridos	14.3
Jugo refrigerado de fruta de la pasión o maracuyá	14.3
Queso blanco o leche fermentada con frutas, azúcar y aproximadamente un 3% de grasa	14.3
Natillas de vainilla refrigeradas	14.3
Crepa crujiente con queso para el aperitivo, fresco y envasado	14.2
Cuernito artesanal con almendras	14.2
Yogur o leche fermentada con virutas de chocolate, nata y azúcar	14.1
Jalea real	14
Plátano macho cocido	14
Chabacano en almíbar bajo en azúcares, en conserva (apertizado) y no escurrido	14
Sémola con leche refrigerada	14
Natillas de café refrigeradas	14
Caqui (pulpa) crudo	13.9
Néctar de papaya	13.9
Coctel o ensalada de frutas en almíbar, en conserva (apertizados) y escurridos	13.8
Queso blanco o leche fermentada saborizados, con azúcar y bífidus y con aproximadamente un 3% de grasa	13.8
Yogur o leche fermentada con frutas, nata y azúcar	13.7
Almíbar bajo en azúcares para frutas en conserva (apertizadas)	13.6
Caldo de pollo para la elaboración de salsas y la cocción de alimentos, deshidratado	13.6
Licuado procedente del entorno de la comida rápida	13.6
Yogur o leche fermentada con frutas y azúcar	13.6
Bocadillos de crema pastelera	13.5
Jugo de ciruela	13.5
Bebida láctea, leche fermentada o yogur líquido con frutas y azúcar y enriquecidos con vitamina D	13.5
Masa *sablée* de mantequilla, cruda	13.4
Brioche de mantequilla, fresco y envasado	13.4
Jitomate concentrado en conserva (apertizado)	13.3
Granada (pulpa y pepitas) cruda	13.3
Ciruela mirabel cruda	13.3
Chabacano en almíbar bajo en azúcares, en conserva (apertizado) y escurrido	13.3
Pan francés	13.3

Coctel o ensalada de frutas en almíbar (sin precisiones sobre si se trata de un almíbar clásico o bajo en azúcares), en conserva (apertizados) y escurridos (alimento medio)	13.2
Postre de soya, saborizado, con azúcar y enriquecido con calcio, fresco y envasado	13.2
Salsa *teriyaki*, fresca y envasada	13.2
Durazno en almíbar bajo en azúcares, en conserva (apertizado) y escurrido	13.1
Néctar de fruta de la pasión o maracuyá	13
Pan tostado sueco con frutas	13
Masa *sablée* cruda	13
Jugo de frutas, principalmente de uva, estándar	13
Arroz con leche refrigerado	13
Bebida láctea, leche fermentada o yogur líquido natural, con azúcar y *L. casei*	12.9
Mango (pulpa) crudo	12.9
Crema inglesa fresca y envasada	12.9
Durazno en almíbar bajo en azúcares, en conserva (apertizado) y no escurrido	12.9
Leche fermentada tipo yogur con frutas, azúcar y bífidus	12.9
Yogur o leche fermentada aromatizados, con azúcar y enriquecidos con vitamina D	12.9
Chocolatín artesanal	12.9
Repostería (alimento medio)	12.8
Piña con jugo de piña, en conserva (apertizada) y escurrida	12.8
Queso blanco o leche fermentada con frutas, azúcar, bífidus y aproximadamente un 3% de grasa	12.8
Bebida láctea, leche fermentada o yogur líquido con frutas y azúcar	12.8
Brioche fresco y envasado	12.7
Papilla instantánea de cereales en polvo para bebés de cuatro/seis meses	12.7
Yogur o leche fermentada con frutas y azúcar y enriquecidos con vitamina	12.7
Jugo exprimido de granada	12.6
Piña con jugo de piña, en conserva (apertizada) y no escurrida	12.6
Leche fermentada tipo yogur sobre lecho de frutas, con azúcar y bífidus	12.6
Néctar de plátano	12.6
Yogur o leche fermentada saborizado o con frutas y azúcar (alimento medio)	12.6
Yogur griego saborizado y con azúcar	12.6
Yogur o leche fermentada natural y con azúcar	12.6
Almíbar bajo en azúcares para pera en conserva (apertizada)	12.5
Hinojo (semilla)	12.5
Postre de soya, aromatizado, con azúcar y no enriquecido, fresco y envasado	12.5
Queso blanco o leche fermentada *gourmet* con frutas, azúcar y aproximadamente un 7% de grasa	12.5

Yogur o leche fermentada saborizados o con frutas, no bajos en grasa (alimento medio)	12.5
Bebida láctea, leche fermentada o yogur líquido saborizados, con azúcar y *L. casei*	12.5
Queso blanco o leche fermentada saborizados, con azúcar y aproximadamente un 3% de grasa	12.4
Postre vegetal sin soya (a base de almendra, avena, cáñamo, coco, arroz), aromatizado, con azúcar y no enriquecido, fresco y envasado	12.4
Yogur o leche fermentada saborizados, con nata y azúcar	12.4
Vino Marsala con huevo	12.4
Manzana Pink Lady (pulpa) cruda	12.3
Salsa india tipo *tandoori* o *tikka masala*, fresca y envasada	12.3
Coctel o ensalada de frutas en almíbar bajo en azúcares, en conserva (apertizados) y no escurridos	12.3
Queso blanco o leche fermentada aromatizados, con azúcar y un 0 % de grasa	12.2
Jugo de piña para piña en conserva (apertizada)	12.2
Higo crudo	12.2
Coctel o ensalada de frutas en almíbar bajos en azúcares, en conserva (apertizados) y escurridos	12.2
Yogur o leche fermentada con frutas (alimento medio)	12.2
Pera en almíbar baja en azúcares, en conserva (apertizada) y no escurrida	12.1
Jugo exprimido de piña	12.1
Yogur o leche fermentada saborizados y con azúcar	12.1
Bebida láctea, leche fermentada o yogur líquido saborizados, con azúcar y enriquecidos con vitamina D	12
Puré de frutas (entre ellas, plátano)	12
Yogur o leche fermentada saborizados o con frutas (alimento medio)	12
Pastel de arroz en conserva (apertizado)	12
Queso blanco o leche fermentada con frutas, azúcar y un 0% de grasa	12
Granola en hojuelas o tradicional	11.9
Pan de leche fresco y envasado	11.9
Néctar de durazno	11.9
Queso blanco o leche fermentada con frutas y edulcorantes, bajos en azúcares, con aproximadamente un 3% de grasa	11.9
Jugo de piña a base de concentrado	11.9
Natillas bajas en grasa, refrigeradas	11.8
Crutones al ajo y las finas hierbas o a la cebolla, frescos y envasados	11.8
Puré de manzana, tipo «sin azúcares añadidos»	11.7
Smoothie	11.7
Bebida energética con azúcares añadidos	11.7

Jugo refrigerado de granada	11.6
Postre de soya fermentado, con frutas y azúcar, enriquecido con calcio, fresco y envasado	11.6
Néctar de mango	11.6
Leche fermentada tipo yogur, saborizado y con azúcar y bífidus	11.5
Pan de molde tipo *brioche*, fresco y envasado	11.5
Pera en almíbar baja en azúcares, en conserva (apertizada) y escurrida	11.5
Manzana golden (pulpa y piel) cruda	11.5
Bebida láctea saborizada (aroma desconocido), con azúcar, leche semideslactosada y enriquecida con vitaminas o minerales (o con vitaminas o minerales reconstituidos) (alimento medio)	11.5
Néctar de pera	11.4
Manzana golden (pulpa) cruda	11.3
Tableta de chocolate con leche con edulcorantes y sin azúcares añadidos	11.3
Puré de cualquier fruta, tipo «sin azúcares añadidos»	11.3
Jugo de frutas a base de pulpa y puré de frutas	11.3
Bebida láctea, leche fermentada o yogur líquido saborizados y con azúcar	11.3
Leche fermentada sobre lecho de frutas para colación, rica en proteínas y con azúcar	11.3
Empanada de manzana	11.2
Ensalada de frutas cruda	11.2
Néctar de piña	11.2
Coctel sin alcohol (a base de jugo de frutas y jarabe)	11.2
Jugo de frutas (principalmente naranja), enriquecido con varias vitaminas	11.1
Chocolatín, fresco y envasado	11.1
Manzana gala (pulpa) crudo	11.1
Aperitivo a base de vino o vermut	11.1
Fruta del pan	11
Pan tostado tipo *brioche*, hervido o cocido en agua	11
Manzana (pulpa) hervida o cocida en agua	11
Manzana Canadá (pulpa) cruda	11
Camarones a la gabardina	11
Néctar de frutas estándar	11
Jugo de frutas exprimido, enriquecido con varias vitaminas	11
Néctar de chabacano	11
Bebida de cola con azúcares añadidos y sin cafeína	11
Harina de garbanzo	10.9
Jugo exprimido de manzana	10.9
Queso fresco tipo *petit suisse* con frutas y un 2-3% de grasa, enriquecido con calcio y vitamina D	10.9
Néctar de frutas enriquecido con varias vitaminas	10.9

Postre vegetal (pero no a base de soya, sino de coco y arroz) fermentado, con frutas y azúcar, enriquecido con calcio, fresco y envasado	10.8
Manzana chantecler (pulpa) cruda	10.8
Jugo de frutas a base de concentrado, estándar	10.8
Néctar de frutas (principalmente naranja) estándar	10.8
Jugo de manzana a base de concentrado	10.8
Buñuelo redondo, blando, sin relleno y espolvoreado de azúcar	10.7
Castaña asada	10.6
Manzana Granny Smith (pulpa) cruda	10.6
Melón cantalupo (p. ej., charentais, de Cavaillon) (pulpa) crudo	10.6
Postre de soya fermentado, con frutas y azúcar, no enriquecido, fresco y envasado	10.6
Néctar de manzana	10.6
Coctel Diabolo (a base de limonada y jarabe)	10.6
Bebida de frutas sin gas (sin especificación del contenido de jugo), con azúcar	10.6
Crema de cacahuate	10.5
Piña (pulpa) cruda	10.5
Crema chantillí UHT en envase con *spray*	10.4
Pera (pulpa) cruda	10.4
Ciruela cruda	10.4
Néctar de frutas (principalmente naranja), enriquecido con varias vitaminas	10.3
Paprika	10.3
Cayena	10.3
Salsa para hamburguesas, fresca y envasada	10.3
Jugo de frutas a base de concentrado (alimento medio)	10.3
Puré de frutas (sin plátano)	10.2
Bebida de cola con azúcar añadido	10.2
Queso fresco tipo *petit suisse* saborizado o con frutas y un 2-3% de grasa, enriquecido con calcio y vitamina	10.1
Manzana Granny Smith (pulpa y piel) cruda	10.1
Postre lácteo saborizado, con bajo contenido en grasa y azúcares y refrigerado	10.1
Manzana (pulpa) cruda	10.1
Néctar de frutas (principalmente a base de manzana) estándar	10
Germen de trigo	10
Cereza deshuesada cruda	10
Sustitutivo hipocalórico de comida, polvo reconstituido con leche deslactosada, tipo licuado	10
Jugo de clementina o mandarina exprimido	10
Bebida láctea sabor fresa, con azúcares añadidos y leche semideslactosada y enriquecida con vitamina D	10

NOTAS

Capítulo 1. La microbiota: un nuevo continente por explorar

1. Qin, J., R. Li, J. Raes *et al.*, «A human gut microbial gene catalogue established by metagenomic sequencing», *Nature*, 464 (2010), pp. 59-65.
2. Arumugam, M., J. Raes, E. Pelletier *et al.*, «Enterotypes of the human gut microbiome», *Nature*, 473 (2011), pp. 174-180.
3. Iyer, L. M., L. Aravind, S. L. Coon, D. C. Klein y E. V. Koonin, «Evolution of cell-cell signaling in animals: Did late horizontal gene transfer from bacteria have a role?», *Trends Genet TIG*, 20 (2004), pp. 292-299.
4. Chu, D. M., J. Ma, A. L. Prince, K. M. Antony, M. D. Seferovic y K. M. Aagaard, «Maturation of the infant microbiome community structure and function across multiple body sites and in relation to mode of delivery», *Nat. Med.*, 23 (2017), pp. 314-326.
5. Al Rubaye, H., C. C. Adamson y N. M. Jadavji, «The role of maternal diet on offspring gut microbiota development: A review», *J. Neurosci. Res.*, 99 (2021), pp. 284-293.
6. Slykerman, R. F., J. Thompson, K. E. Waldie, R. Murphy, C. Wall y E. A. Mitchell, «Antibiotics in the first year of life and subsequent neurocognitive outcomes», *Acta Paediatr. Oslo Nor. 1992*, 106 (2017), pp. 87-94.
7. Palleja, A., K. H. Mikkelsen, S. K. Forslund *et al.*, «Recovery of gut microbiota of healthy adults following antibiotic exposure», *Nat. Microbiol.*, 3 (2018), pp. 1255-1265.
8. Hesselmar B., F. Sjoberg, R. Saalman, N. Aberg, I. Adlerberth y A. E. Wold, «Pacifier cleaning practices and risk of allergy development», *Pediatrics*, 131 (2013), pp. e1829-e1837.
9. Aatsinki, A.-K., L. Lahti, H.-M. Uusitupa *et al.*, «Gut microbiota compo-

sition is associated with temperament traits in infants», *Brain Behav. Immun.*, 80 (2019), pp. 849-858.

10. Hantsoo, L., E. Jasarevic, S. Criniti *et al.*, «Childhood adversity impact on gut microbiota and inflammatory response to stress during pregnancy», *Brain Behav. Immun.*, 75 (2019), pp. 240-250.

Capítulo 2. Todo sobre el funcionamiento de la microbiota

1. Belkaid, Y., y T. W. Hand, «Role of the microbiota in immunity and inflammation», *Cell*, 157 (2014), pp. 121-141.
2. Hao, Q., B. R. Dong y T. Wu, «Probiotics for preventing acute upper respiratory tract infections», *Cochrane Database Syst. Rev.*, 2 (2015), CD006895.
3. Ansari, F., F. Pashazadeh, E. Nourollahi, S. Hajebrahimi, Z. Munn y H. Pourjafar, «A systematic review and meta-analysis: The effectiveness of probiotics for viral gastroenteritis», *Curr. Pharm. Biotechnol.*, 21 (2020), pp. 1042-1051.
4. Calarge, C. A., S. Devaraj y R. J. Shulman, «Gut permeability and depressive symptom severity in unmedicated adolescents», *J. Affect. Disord.*, 246 (2019), pp. 586-594.
5. Stevens, B. R., R. Goel, K. Seungbum *et al.*, «Increased human intestinal barrier permeability plasma biomarkers zonulin and FABP2 correlated with plasma LPS and altered gut microbiome in anxiety or depression», *Gut*, 67 (2018), pp. 1555-1557.
6. Kim, H.-N., Y. Yun, S. Ryu *et al.*, «Correlation between gut microbiota and personality in adults: A cross-sectional study», *Brain Behav. Immun.*, 69 (2018), pp. 374-385.
7. Bravo, J. A., P. Forsythe, M. V. Chew *et al.*, «Ingestion of Lactobacillus strain regulates emotional behavior and central GABA receptor expression in a mouse via the vagus nerve», *Proc. Natl. Acad. Sci.*, 108 (2011), pp. 16050-16055.
8. Liu, R. T., R. F. L. Walsh y A. E. Sheehan, «Prebiotics and probiotics for depression and anxiety: A systematic review and meta-analysis of controlled clinical trials », *Neurosci. Biobehav. Rev.*, 102 (2019), pp. 13-23.
9. Putri Laksmidewi, A. A. A., y A. Soejitno, «Endocannabinoid and dopaminergic system: The pas de deux underlying human motivation and behaviors», *J. Neural. Transm. Vienna Austria 1996*, 128 (2021), pp. 615-630.

Capítulo 3. Cuando la microbiota entona una triste canción

1. Fond, G., A. Loundou, N. Hamdani *et al.*, «Anxiety and depression co-morbidities in irritable bowel syndrome (IBS): A systematic review and meta-analysis», *Eur. Arch. Psychiatry Clin. Neurosci.*, 264 (2014), pp. 651-660.
2. Fond, G. B., J.-C. Lagier, S. Honore *et al.,* «Microbiota-orientated treatments for major depression and schizophrenia», *Nutrients,* 12 (2020), p. 1024.
3. Winter, G., R. A. Hart, R. P. G. Charlesworth y C. F. Sharpley, «Gut microbiome and depression: What we know and what we need to know», *Rev. Neurosci.*, 29 (2018), pp. 629-643.
4. Zheng, P., J. Yang, Y. Li *et al.*, «Gut microbial signatures can discriminate unipolar from bipolar depression», *Adv. Sci. Weinh Baden-Wurtt Ger.*, 7 (2020), art. 1902862.
5. Rhee, S. J., H. Kim, Y. Lee *et al.*, «Comparison of serum microbiome composition in bipolar and major depressive disorders», *J. Psychiatr. Res.*, 123 (2020), pp. 31-38.
6. Kılıç, F., Ü. Işık ., A. Demirdaş., D. K. Doğuç y M. Bozkurt, «Serum zonulin and claudin-5 levels in patients with bipolar disorder» *J. Affect. Disord.*, 266 (2020), pp. 37-42.
7. Baumeister, D., R. Akhtar, S. Ciufolini, C. M. Pariante y V. Mondelli, «Childhood trauma and adulthood inflammation: A meta-analysis of peripheral C-reactive protein, interleukin-6 and tumour necrosis factor-a», *Mol. Psychiatry*, 21 (2016), pp. 642-649.

Capítulo 4. Cómo proteger tu microbiota

1. Quirk, S. E., L. J. Williams, A. O'Neil *et al.*, «The association between diet quality, dietary patterns and depression in adults: A systematic review», *BMC Psychiatry*, 13 (2013), p. 175.
2. Lai, J. S., S. Hiles, A. Bisquera, A. J. Hure, M. McEvoy y J. Attia, «A systematic review and meta-analysis of dietary patterns and depression in community-dwelling adults», *Am. J. Clin. Nutr.*, 99 (2014), pp. 181-197.
3. Clappison, E., M. Hadjivassiliou y P. Zis, «Psychiatric manifestations of coeliac disease, a systematic review and meta-analysis», *Nutrients*, 12 (2020), p. 142.
4. Li, Y., M.-R. Lv, Y.-J. Wei *et al.*, «Dietary patterns and depression risk: A meta-analysis», *Psychiatry Res.*, 253 (2017), pp. 373-382.
5. Lassale C., G. D. Batty, A. Baghdadli *et al.*, «Healthy dietary indices and risk of depressive outcomes: A systematic review and meta-analysis of observational studies», *Mol. Psychiatry*, 24 (2019), pp. 965-986.

6. Matison, A. P., K. A. Mather, V. M. Flood y S. Reppermund, «Associations between nutrition and the incidence of depression in middle-aged and older adults: A systematic review and meta-analysis of prospective observational population-based studies», *Ageing Res. Rev.*, 70 (2021), art. 101403.

7. Parletta N., D. Zarnowiecki, J. Cho et al., «A Mediterranean-style dietary intervention supplemented with fish oil improves diet quality and mental health in people with depression: A randomized controlled trial (HELFIMED)», *Nutr. Neurosci.*, 22 (2019), pp. 474-487.

8. Lian, W., R. Wang, B. Xing e Y. Yao, «Fish intake and the risk of brain tumor: A meta-analysis with systematic review», *Nutr. J.*, 16 (2017), p. 1.

9. Anses (Agence nationale de sécurité sanitaire de l'alimentation, de l'environnement et du travail), «Consommation de poissons et exposition au méthylmercure», 2016, <https://www.anses.fr/fr/content/consommation-de-poissons-et-exposition-au-m%C3%A9thylmercure>.

10. Wu, G. D., J. Chen, C. Hoffmann et al., «Linking long-term dietary patterns with gut microbial enterotypes», *Science*, 334 (2011), pp. 105-108.

11. AFSSA-vitamine-D-jus-de-soja.pdf. <https://www.irbms.com/wp-content/uploads/2018/01/AFSSA-vitamine-D-jus-de-soja.pdf>.

12. Antonio, J., A. Ellerbroek, T. Silver, L. Vargas y C. Peacock, «The effects of a high protein diet on indices of health and body composition-a crossover trial in resistance-trained men», *J. Int. Soc. Sports Nutr.*, 13 (2016), p. 3.

13. Fond, G., *Je fais de ma vie un grand projet*, Flammarion, 2018.

14. Graham, P. H., y C. P. Vance, « Legumes: Importance and constraints to greater use», *Plant Physiology*, 131 (2003), pp. 872-877.

15. Srour B., L. K. Fezeu, E. Kesse-Guyot et al., «Ultra-processed food intake and risk of cardiovascular disease: Prospective cohort study (NutriNet-Santé) », *BMJ*, 365 (2019), art. l1451.

16. Srour, B., L. K. Fezeu, E. Kesse-Guyot et al., «Ultraprocessed food consumption and risk of type 2 diabetes among participants of the NutriNet-Santé prospective cohort», *JAMA Intern. Med.*, 180 (2020), pp. 283-291.

17. Fardet, A., «Le Nutri-Score ne fera pas baisser l'obésité», 2017, <https://www.lanutrition.fr/anthony-fardet-le-nutri-score-ne-fera-pas-baisser-lobesite>.

18. Kearns, C. E., L. A. Schmidt y S. A. Glantz, «Sugar industry and coronary heart disease research: A historical analysis of internal industry documents», *JAMA Intern. Med.*, 176 (2016), pp. 1680-1685.

19. Shen, L., C. Huang, X. Lu, X. Xu, Z. Jiang y C. Zhu, «Lower dietary fibre intake, but not total water consumption, is associated with constipation: A population-based analysis», *J. Hum. Nutr. Diet Off. J. Br. Diet Assoc.*, 32 (2019), pp. 422-431.

20. Kong, C.-Y., Z.-M. Li, B. Han et al., «Diet consisting of balanced yogurt, fruit and vegetables modifies the gut microbiota and protects mice against nonalcoholic Fatty Liver disease», *Mol. Nutr. Food Res.*, 63 (2019), p. e1900249.

21. Heyck, M., y A. Ibarra, «Microbiota and memory: A symbiotic therapy to counter cognitive decline?», *Brain Circ.*, 5 (2019), pp. 124-129.

22. Vitaglione, P., I. Mennella, R. Ferracane et al., «Whole-grain wheat consumption reduces inflammation in a randomized controlled trial on overweight and obese subjects with unhealthy dietary and lifestyle behaviors: Role of polyphenols bound to cereal dietary fiber», *Am. J. Clin. Nutr.*, 101 (2015), pp. 251-261.

23. Engen, P. A., S. J. Green, R. M. Voigt, C. B. Forsyth y A. Keshavarzian, «The gastrointestinal microbiome: Alcohol effects on the composition of intestinal microbiota», *Alcohol Res. Curr. Rev.*, 37 (2015), pp. 223-236.

24. Temko, J. E., S. Bouhlal, M. Farokhnia, M. R. Lee, J. F. Cryan y L. Leggio, «The microbiota, the gut and the brain in eating and alcohol use disorders: A "ménage à trois"? », *Alcohol Alcohol*, 52 (2017), pp. 403-413.

25. Savin, Z., S. Kivity, H. Yonath y S. Yehuda, «Smoking and the intestinal microbiome», *Arch. Microbiol.*, 200 (2018), pp. 677-684.

Capítulo 5. Esas dietas de las que tanto se habla: ¿cuáles funcionan y cuáles no?

1. Banks, W. A., S. A. Farr, T. S. Salameh et al., «Triglycerides cross the blood-brain barrier and induce central leptin and insulin receptor resistance», *Int. J. Obes. 2005*, 42 (2018), pp. 391-397.

2. Tobias, D. K., M. Chen, J. E. Manson, D. S. Ludwig, W. Willett y F. B. Hu, «Effect of low-fat diet interventions versus other diet interventions on long-term weight change in adults: A systematic review and meta-analysis», *Lancet Diabetes Endocrinol.*, 3 (2015), pp. 968-979.

3. Bueno, N. B., I. S. V. De Melo, S. L. De Oliveira y T. Da Rocha Ataide, «Very-low-carbohydrate ketogenic diet v. low-fat diet for long-term weight loss: A meta-analysis of randomised controlled trials», *Br. J. Nutr.*, 110 (2013), pp. 1178-1187.

4. Gardner, C. D., J. F. Trepanowski, L. C. D. Gobbo et al., «Effect of low-fat v. low-carbohydrate diet on 12-month weight loss in overweight adults and the association with genotype pattern or insulin secretion: The DIETFITS randomized clinical trial», *JAMA*, 319 (2018), pp. 667-679.

5. Guan, Y. F., et al., «Anti-depression effects of ketogenic diet are mediated via the restoration of microglial activation and neuronal excitability in the lateral habenula», *Brain Behav. Immun.*, 88 (2020), pp. 748-762.

6. Barry, D., S. Ellul, L. Watters, D. Lee, R. Haluska y R. White, «The ketogenic diet in disease and development», *Int. J. Dev. Neurosci.* 68 (2018), pp. 53-58.

7. McDougall, A., M. Bayley y S. E. Munce, «The ketogenic diet as a treatment for traumatic brain injury: A scoping review», *Brain Inj.*, 32 (2018), pp. 416-422.

8. Sarris, J., J. Murphy, D. Mischoulon *et al.*, «Adjunctive nutraceuticals for depression: A systematic review and meta-analyses», *Am. J. Psychiatry*, 173 (2016), pp. 575-587.

9. Wiedeman, A. M., S. I. Barr, T. J. Green, Z. Xu, S. M. Innis y D. D. Kitts, «Dietary choline intake: Current state of knowledge across the life cycle», *Nutrients*, 10 (2018), p. 1513.

10. Alexander, D. D., P. E. Miller, A. J. Vargas, D. L. Weed y S. S. Cohen, «Meta-analysis of egg consumption and risk of coronary heart disease and stroke», *J. Am. Coll. Nutr.*, 35 (2016), pp. 704-716.

11. Burnol, A.-F., «Le fructose, un additif problématique?», *CNRS-Le Journal* (2015) <https://lejournal.cnrs.fr/billets/le-fructose-un-additif-problematique>.

12. Moayyedi, P., M. Simrén y P. Bercik, «Evidence-based and mechanistic insights into exclusion diets for IBS», *Nat. Rev. Gastroenterol. Hepatol.*, 17 (2020), pp. 406-413.

13. Staudacher, H. M., y K. Whelan, «Altered gastrointestinal microbiota in irritable bowel syndrome and its modification by diet: Probiotics, prebiotics and the low FODMAP diet», *Proc. Nutr. Soc.*, 75 (2016), pp. 306-318.

14. Dionne, J., A. C. Ford, Y. Yuan *et al.*, «A systematic review and meta-analysis evaluating the efficacy of a gluten-free diet and a low FODMAPs diet in treating symptoms of irritable bowel syndrome», *Am. J. Gastroenterol.*, 113 (2018), pp. 1290-1300.

15. Chan, M. M. H., *et al.*, «Group education on the low FODMAP diet improves gastrointestinal symptoms but neither anxiety or depression in irritable bowel syndrome», *J. Hum. Nutr. Diet* (2021), publicado en línea, DOI: 10.1111/jhn.12951.

16. Leonard, M. M., A. Sapone, C. Catassi y A. Fasano, «Celiac disease and nonceliac gluten sensitivity: A review», *JAMA*, 318 (2017), pp. 647-656.

17. Gibson, P. R., G. I. Skodje y K. E. A. Lundin, «Non-coeliac gluten sensitivity», *J. Gastroenterol. Hepatol.*, 32 (supl. 1) (2017), pp. 86-89.

18. Lerner, B. A., P. H. R. Green y B. Lebwohl, «Going against the grains: Gluten-free diets in patients without celiac disease-worthwhile or not?», *Dig. Dis. Sci.*, 64 (2019), pp. 1740-1747.

19. Lebwohl, B., J. A. Luchsinger, D. E. Freedberg, P. H. R. Green y J. F. Ludvigsson, «Risk of dementia in patients with celiac disease: A population-based cohort study», *J. Alzheimers Dis.*, 49 (2016), pp. 179-185.

20. Daulatzai, M. A., «Non-celiac gluten sensitivity triggers gut dysbiosis, neuroinflammation, gut-brain axis dysfunction, and vulnerability for dementia», *CNS Neurol. Disord. Drug. Targets*, 14 (2015), pp. 110-131.

21. Hadjivassiliou, M., D. S. Sanders, R. A. Grünewald, N. Woodroofe N., S. Boscolo y D. Aeschlimann, «Gluten sensitivity: From gut to brain», *Lancet Neurol.*, 9 (2010), pp. 318-330.

22. Sainsbury, K., y M. M. Marques, «The relationship between gluten free diet adherence and depressive symptoms in adults with coeliac disease: A systematic review with meta-analysis», *Appetite*, 120 (2018), pp. 578-588.

23. Peters, S. L., J. R. Biesiekierski, G. W. Yelland, J. G. Muir y P. R. Gibson, «Randomised clinical trial: Gluten may cause depression in subjects with non-coeliac gluten sensitivity - an exploratory clinical study», *Aliment Pharmacol. Ther.*, 39 (2014), pp. 1104-1112.

24. Busby, E., J. Bold, L. Fellows y K. Rostami, «Mood disorders and gluten: It's not all in your mind! A systematic review with meta-analysis», *Nutrients*, 10 (2018), p. 1708.

25. Ergün, C., M. Urhan y A. Ayer, «A review on the relationship between gluten and schizophrenia: Is gluten the cause?», *Nutr. Neurosci.*, 21 (2018), pp. 455-466.

26. Rowland, L. M., H. K. Demyanovich, S. A. Wijtenburg, *et al.*, «Antigliadin antibodies (AGA IgG) are related to neurochemistry in schizophrenia», *Front Psychiatry*, 8 (2017), p. 104.

27. Nemani, K., R. Hosseini Ghomi, B. McCormick y X. Fan, «Schizophrenia and the gut-brain axis», *Prog. Neuropsychopharmacol. Biol. Psychiatry*, 56 (2015), pp. 155-160.

28. Levinta, A., I. Mukovozov y C. Tsoutsoulas, «Use of a gluten-free diet in schizophrenia: A systematic review», *Adv. Nutr.*, 9 (2018), pp. 824-832.

29. Berthelot, E., D. Etchecopar-Etchart, D. Thellier, C. Lancon, L. Boyer y G. Fond, «Fasting interventions for stress, anxiety and depressive symptoms: A systematic review and meta-analysis», *Nutrients*, 13 (2021), p. 3947.

30. Oshima, J., y G. M. Martin, «Ageing: Dietary protection for genes», *Nature*, 537 (2016), pp. 316-317.

31. Grundler, F., R. Mesnage, N. Goutzourelas *et al.*, «Interplay between oxidative damage, the redox status, and metabolic biomarkers during long-term fasting», *Food Chem. Toxicol.* 145 (2020), p. 111701.

32. Liu, Z., X. Dai, H. Zhang *et al.*, «Gut microbiota mediates intermittent-fasting alleviation of diabetes-induced cognitive impairment», *Nat. Commun.*, 11 (2020), p. 855.

33. Baik, S.-H., V. Rajeev, D. Y.-W. Fann, D.-G. Jo y T. V. Arumugam, «Intermittent fasting increases adult hippocampal neurogenesis», *Brain Behav.*, 10 (2020), p. e01444.

34. Allaf, M., H. Elghazaly, O. G. Mohamed *et al.*, «Intermittent fasting for the prevention of cardiovascular disease», *Cochrane Database Syst. Rev.*, 1 (2021), CD013496.

35. Fond, G., A. Macgregor, M. Leboyer y A. Michalsen, «Fasting in mood disorders: Neurobiology and effectiveness. A review of the literature», *Psychiatry Res.*, 209 (2013), pp. 253-258.

36. Laurens, C., F. Grundler, A. Damiot et al., «Is muscle and protein loss relevant in long-term fasting in healthy men? A prospective trial on physiological adaptations», *J. Cachexia Sarcopenia Muscle*, 12 (2021), pp. 1690-1703.

37. Jäger, R., A. E. Mohr, K. C. Carpenter et al., «International society of sports nutrition position stand: Probiotics», *J. Int. Soc. Sports Nutr.*, 16 (2019), p. 62.

38. St-Onge, M.-P., A. Mikic y C. E. Pietrolungo, «Effects of Diet on sleep quality», *Adv. Nutr.*, 7 (2016), pp. 938-949.

39. Godos J., G. Grosso, S. Castellano, F. Galvano, F. Caraci y R. Ferri, «Association between diet and sleep quality: A systematic review», *Sleep Med. Rev.*, 57 (2021), p. 101430.

40. Godin, O., M. Leboyer, A. Gaman et al., «Metabolic syndrome, abdominal obesity and hyperuricemia in schizophrenia: Results from the FACE-SZ cohort», *Schizophr. Res.*, 168 (2015), pp. 388-389.

41. Godin, O., M. Leboyer, F. Schürhoff et al., «Predictors of rapid high weight gain in schizophrenia: Longitudinal analysis of the French FACE-SZ cohort», *J. Psychiatr. Res.*, 94 (2017), pp. 62-69.

42. Peuhkuri, K., N. Sihvola y R. Korpela, «Diet promotes sleep duration and quality», *Nutr. Res.*, 232 (2012), pp. 309-319.

43. Wurtman, R. J., J. J. Wurtman, M. M. Regan, J. M. McDermott, R. H. Tsay y J. J. Breu, «Effects of normal meals rich in carbohydrates or proteins on plasma tryptophan and tyrosine ratios», *Am. J. Clin. Nutr.*, 77 (2003), pp. 128-132.

Capítulo 6. La importancia de la hidratación

1. Haghighatdoost, F., A. Feizi, A. Esmaillzadeh et al., «Drinking plain water is associated with decreased risk of depression and anxiety in adults: Results from a large cross-sectional study», *World J. Psychiatry*, 8 (2018), pp. 88-96.

2. Muñoz, C. X., E. C. Johnson, A. L. McKenzie et al., «Habitual total water intake and dimensions of mood in healthy young women», *Appetite*, 92 (2015), pp. 81-86.

3. Comisión Europea, *Nutrition and Health Claims*, 2019, <https://food.ec.europa.eu/safety/labelling-and-nutrition/nutrition-and-health-claims_en>.

4. Streitbürger, D.-P., H. E. Moller, M. Tittgemeyer, M. Hund-Georgiadis, M. L. Schroeter y K. Mueller, «Investigating structural brain changes of dehydration using voxel-based morphometry», *PloS One*, 7 (2012), p. e44195.

5. Benefer, M. D., B. M. Corfe, J. M. Russell, R. Short y M. E. Barker, «Water intake and post-exercise cognitive performance: An observational study of long-distance walkers and runners», *Eur. J. Nutr.*, 52 (2013), pp. 617-624.

6. Edmonds, C. J., R. Crombie y M. R. Gardner, «Subjective thirst moderates changes in speed of responding associated with water consumption», *Front Hum. Neurosci.*, 7 (2013), p. 363.

7. Pross, N., A. Demazières, N. Girard *et al.*, «Effects of changes in water intake on mood of high and low drinkers», *PloS One*, 9 (2014), p. e94754.

8. Edmonds, C. J., y D. Burford, «Should children drink more water? The effects of drinking water on cognition in children», *Appetite*, 52 (2009), pp. 776-779.

9. Edmonds, C. J., L. Crosbie, F. Fatima, M. Hussain, N. Jacob y M. Gardner, «Dose-response effects of water supplementation on cognitive performance and mood in children and adults», *Appetite*, 108 (2017), pp. 464-470.

10. Costa-Vieira, D., R. Monteiro y M. J. Martins, «Metabolic syndrome features: Is there a modulation role by mineral water consumption? A review», *Nutrients*, 11 (2019), p. 1141.

11. Chen, R., Y. Zhuang, Y. Yu *et al.*, «Effect of three kinds of drinking water on learning and memory and hippocampal neurotransmitter of mice», *Wei Sheng Yan Jiu*, 45 (2016), pp. 581-586.

12. Shimodera, S., S. Koike, S. Ando *et al.*, «Lithium levels in tap water and psychotic experiences in a general population of adolescents», *Schizophr. Res.*, 201 (2018), pp. 294-298.

13. Broberg, K., G. Concha, K. Engström, M. Lindvall, M. Grandér y M. Vahter, «Lithium in drinking water and thyroid function», *Environ Health Perspect.*, 119 (2011), pp. 827-830.

14. Chazelas, E., B. Srour, E. Desmetz *et al.*, «Sugary drink consumption and risk of cancer: Results from NutriNet-Santé prospective cohort», *BMJ*, 366 (2019), p. l2408.

15. Anses (Agence nationale de sécurité sanitaire de l'alimentation, de l'environnement et du travail), *Sucres dans l'alimentation*, 2018, <https://www.anses.fr/fr/content/sucres-dans-l%E2%80%99alimentation>.

16. Grosso, G., A. Micek, S. Castellano. A. Pajak y F. Galvano, «Coffee, tea, caffeine and risk of depression: A systematic review and dose-response meta-analysis of observational studies», *Mol. Nutr. Food Res.*, 60 (2016), pp. 223-234.

Capítulo 8. Alfa y omega(-3)

1. Costantini, L., R. Molinari, B. Farinon y N. Merendino, «Impact of omega-3 fatty acids on the gut microbiota», *Int. J. Mol. Sci.*, 18 (2017), p. 1645.

2. Robertson, R. C., C. Seira Oriach, K. Murphy *et al.*, «Omega-3 polyunsaturated fatty acids critically regulate behaviour and gut microbiota development in adolescence and adulthood», *Brain Behav. Immun.*, 59 (2017), pp. 21-37.

3. Anses (Agence nationale de sécurité sanitaire de l'alimentation, de l'environnement et du travail), *Acides gras de la famille oméga-3 et système cardiovasculaire: intérêt nutritionnel et allégations*, <https://www.anses.fr/fr/system/files/NUT-Ra-omega3.pdf>.

4. Van der Kemp, W. J. M., D. W. J. Klomp, R. S. Kahn, P. R. Luijten y H. E. Hulshoff Pol, «A meta-analysis of the polyunsaturated fatty acid composition of erythrocyte membranes in schizophrenia», *Schizophr. Res.*, 141 (2012), pp. 153-161.

5. Hawkey, E., y J. T. Nigg, «Omega-3 fatty acid and ADHD: Blood level analysis and meta-analytic extension of supplementation trials», *Clin. Psychol. Rev.*, 34 (2014), pp. 496-505.

6. Lin, P.-Y., S.-Y. Huang y K.-P. Su, «A meta-analytic review of polyunsaturated fatty acid compositions in patients with depression», *Biol. Psychiatry*, 68 (2010), pp. 140-147.

7. McNamara, R. K., y J. A. Welge, «Meta-analysis of erythrocyte polyunsaturated fatty acid biostatus in bipolar disorder», *Bipolar Disord.*, 18 (2016), pp. 300-306.

8. Lin, P.-Y., C.-C. Chiu, S.-Y. Huang y K.-P. Su, «A meta-analytic review of polyunsaturated fatty acid compositions in dementia», *J. Clin. Psychiatry*, 73 (2012), pp. 1245-1254.

9. Schefft, C., L. L. Kilarski, T. Bschor y S. Kohler, «Efficacy of adding nutritional supplements in unipolar depression: A systematic review and meta-analysis», *Eur. Neuropsychopharmacol.*, 27 (2017), pp. 1090-1109.

10. Mocking, R. J. T., I. Harmsen, J. Assies, M. W. J. Koeter, H. G. Ruhé y A. H. Schene, «Meta-analysis and meta-regression of omega-3 polyunsaturated fatty acid supplementation for major depressive disorder», *Transl. Psychiatry*, 6 (2016), p. e756.

11. Deane, K. H. O., O. F. Jimoh, P. Biswas *et al.*, «Omega-3 and polyunsaturated fat for prevention of depression and anxiety symptoms: Systematic review and meta-analysis of randomised trials», *Br. J. Psychiatry*, 218 (2021), pp. 135-142.

12. Alexander, D. D., P. E. Miller, M. E. Van Elswyk, C. N. Kuratko y L. C. Bylsma, «A meta-analysis of randomized controlled trials and prospective cohort studies of eicosapentaenoic and docosahexaenoic long-chain omega-3 fatty acids and coronary heart disease risk», *Mayo Clin. Proc.*, 92 (2017), pp. 15-29.

13. Umegaki, K., M. Hashimoto, H. Yamasaki *et al.*, «Docosahexaenoic acid supplementation-increased oxidative damage in bone marrow DNA in

aged rats and its relation to antioxidant vitamins», *Free Radic. Res.*, 34 (2001), pp. 427-435.

14. Firth, J., S. B. Teasdale, K. Allott *et al.*, «The efficacy and safety of nutrient supplements in the treatment of mental disorders: A meta-review of meta-analyses of randomized controlled trials», *World Psychiatry*, 18 (2019), pp. 308-324.

15. Rapaport, M. H., A. A. Nierenberg, P. J. Schettler *et al.*, «Inflammation as a predictive biomarker for response to omega-3 fatty acids in major depressive disorder: A proof-of-concept study», *Mol. Psychiatry*, 21 (2016), pp. 71-79.

16. Su, K.-P., P.-T. Tseng, P.-Y. Lin *et al.*, «Association of use of omega-3 polyunsaturated fatty acids with changes in severity of anxiety symptoms: A Systematic review and meta-analysis», *JAMA Netw. Open*, 1 (2018), p. e182327.

17. Gajos, J. M., y K. M. Beaver, «The effect of omega-3 fatty acids on aggression: A meta-analysis», *Neurosci. Biobehav. Rev.*, 69 (2016), pp. 147-158.

18. Forbes, S. C., J. M. Holroyd-Leduc, M. J. Poulin y D. B. Hogan, «Effect of nutrients, dietary supplements and vitamins on cognition: A systematic review and meta-analysis of randomized controlled trials», *Can. Geriatr. J. (CGJ)*, 18 (2015), pp. 231-245.

19. Kishi, T., K. Sakuma, M. Okuya, M. Ikeda y N. Iwata, «Omega-3 fatty acids for treating residual depressive symptoms in adult patients with bipolar disorder: A systematic review and meta-analysis of double-blind randomized, placebo-controlled trials», *Bipolar Disord.*, 23 (2021), pp. 730-731.

20. Cho, M., T. Y. Lee, Y. B. Kwak, Y. B. Yoon, M. Kim y J. S. Kwon, «Adjunctive use of anti-inflammatory drugs for schizophrenia: A meta-analytic investigation of randomized controlled trials», *Aust. N. Z. J. Psychiatry*, 53 (2019), pp. 742-759.

21. Tessier, C., K. Sweers, A. Frajerman *et al.*, «Membrane lipidomics in schizophrenia patients: A correlational study with clinical and cognitive manifestations», *Transl. Psychiatry*, 6 (2016), p. e906.

22. Firth, J., S. Rosenbaum, P. B. Ward *et al.*, «Adjunctive nutrients in first-episode psychosis: A systematic review of efficacy, tolerability and neurobiological mechanisms», *Early Interv. Psychiatry*, 12 (2018), pp. 774-783.

23. Pawełczyk, T., E. Piątkowska-Janko, P. Bogorodzki *et al.*, «Omega-3 fatty acid supplementation may prevent loss of gray matter thickness in the left parieto-occipital cortex in first episode schizophrenia: A secondary outcome analysis of the OFFER randomized controlled study», *Schizophr. Res.*, 195 (2018), pp. 168-175.

24. Morsy, S., S. M. Khalil, M. F. Doheim *et al.*, «Efficacy of ethyl-EPA as a treatment for Huntington disease: A systematic review and meta-analysis», *Acta Neuropsychiatr.*, 31 (2019), pp. 175-185.

25. Hsu, M.-C., C.-Y. Tung y H.-E. Chen, «Omega-3 polyunsaturated fatty acid supplementation in prevention and treatment of maternal depression: Putative mechanism and recommendation», *J. Affect. Disord.*, 238 (2018), pp. 47-61.

Capítulo 9. Vitaminas y minerales

1. «Vitamin D found to influence over 200 genes, highlighting links to disease», *ScienceDaily* (2010) <https://www.sciencedaily.com/releases/2010/08/100823172327.htm>.
2. Chen, C., H. Zhai, J. Cheng et al., «Causal link between vitamin D and total testosterone in men: A mendelian randomization analysis», *J. Clin. Endocrinol. Metab.*, 104 (2019), pp. 3148-3156.
3. Anses (Agence nationale de sécurité sanitaire de l'alimentation, de l'environnement et du travail), *Les compléments alimentaires, nécessité d'une consommation éclairée*, 2019, <https://www.anses.fr/fr/content/les-compl%C3%A9ments-alimentaires-n%C3%A9cessit%C3%A9-dune-consommation-%C3%A9clair%C3%A9e>.
4. Vernay, M., et al., «Statut en vitamine D de la population adulte en France: l'Étude nationale nutrition santé (ENNS, 2006-2007)», *Bulletin épidémiologique hebdomadaire*, 16-17 (2012), pp. 189-194.
5. García-Serna, A. M., y E. Morales, «Neurodevelopmental effects of prénatal vitamin D in humans: Systematic review and meta-analysis», *Mol. Psychiatry*, 25 (2020), pp. 2468-2481.
6. Wang, Z., R. Ding y J. Wang, «The association between vitamin D status and autism spectrum disorder (ASD): A systematic review and meta-analysis», *Nutrients*, 13 (2020), p. e86.
7. Cheng, Y.-C., Y.-C. Huang y W.-L. Huang, «The effect of vitamin D supplement on negative emotions: A systematic review and meta-analysis», *Depress Anxiety*, 37 (2020), pp. 549-564.
8. Álvarez, N., W. Aguilar-Jiménez y M. T. Rugeles, «The potential protective role of vitamin D supplementation on HIV-1 infection», *Front Immunol.*, vol. 10 (2019), p. 2291.
9. Malaguarnera, L., «Vitamin D and microbiota: Two sides of the same coin in the immunomodulatory aspects», *Int. Immunopharmacol.*, 79 (2019), p. 106112.
10. Waterhouse, M., B. Hope, L. Krause et al., «Vitamin D and the gut microbiome: A systematic review of in vivo studies», *Eur. J. Nutr.*, 58 (2019), pp. 2895-2910.

11. Charoenngam, N., A. Shirvani, T. A. Kalajian, A. Song y M. F. Holick, «The effect of various doses of oral vitamin D3 supplementation on gut microbiota in healthy adults: A randomized, double-blinded, dose-response study», *Anticancer Res.*, 40 (2020), pp. 551-556.

12. Vellekkatt, F., y V. Menon, «Efficacy of vitamin D supplementation in major depression: A meta-analysis of randomized controlled trials», *J. Postgrad. Med.*, 65 (2019), pp. 74-80.

13. Okereke, O. I., C. F. Reynolds, D. Mischoulon *et al.*, «Effect of long-term vitamin D3 supplementation v. placebo on risk of depression or clinically relevant depressive symptoms and on change in mood scores: A randomized clinical trial», *JAMA*, 324 (2020), pp. 471-480.

14. Zhang, N., Y. Zhang, M. Li *et al.*, «Efficacy of probiotics on stress in healthy volunteers: A systematic review and meta-analysis based on randomized controlled trials», *Brain Behav.*, 10 (2020), p. e01699.

15. Huang, R., K. Wang y J. Hu, «Effect of probiotics on depression: A systematic review and meta-analysis of randomized controlled trials», *Nutrients*, 8 (2016), p. 483.

16. Ng, Q. X., C. Peters, C. Y. X. Ho, D. Y. Lim y W.-S. Yeo, «A meta-analysis of the use of probiotics to alleviate depressive symptoms», *J. Affect. Disord.*, 228 (2018), pp. 13-19.

17. Liu, B., Y. He, M. Wang *et al.*, «Efficacy of probiotics on anxiety: A meta-analysis of randomized controlled trials», *Depress Anxiety*, 35 (2018), pp. 935-945.

18. Goh, K. K., Y.-W. Liu, P.-H. Kuo, Y.-C. Chung, M.-L. Lu y C.-H. Chen, «Effect of probiotics on depressive symptoms: A meta-analysis of human studies», *Psychiatry Res.*, 282 (2019), p. 112568.

19. El Dib, R., A. G. Periyasamy, J. L. De Barros *et al.*, «Probiotics for the treatment of depression and anxiety: A systematic review and meta-analysis of randomized controlled trials», *Clin. Nutr. ESPEN*, 45 (2021), pp. 75-90.

20. Akkasheh, G., Z. Kashani-Poor, M. Tajabadi-Ebrahimi *et al.*, «Clinical and metabolic response to probiotic administration in patients with major depressive disorder: A randomized, double-blind, placebo-controlled trial», *Nutrition*, 32 (2016), pp. 315-320.

21. Ghorbani, Z., S. Nazari, F. Etesam, S. Nourimajd, M. Ahmadpanah y S. Razeghi, «The effect of synbiotic as an adjuvant therapy to fluoxetine in moderate depression: A randomized multicenter trial», *Arch. Neurosci.*, 5 (2018), p. e60507.

22. Kazemi, A., A. A. Noorbala, K. Azam, M. H. Eskandari y K. Djafarian, «Effect of probiotic and prebiotic vs placebo on psychological outcomes in patients with major depressive disorder: A randomized clinical trial», *Clin. Nutr.*, 38 (2019), pp. 522-528.

23. Kouchaki, E., O. R. Tamtaji, M. Salami *et al.*, «Clinical and metabolic response to probiotic supplementation in patients with multiple sclerosis: A randomized, double-blind, placebo-controlled trial», *Clin. Nutr.*, 36 (2017), pp. 1245-1249.

24. Majeed, M., K. Nagabhushanam, S. Natarajan *et al.*, «Bacillus coagulans MTCC 5856 supplementation in the management of diarrhea predominant Irritable Bowel Syndrome: A double blind randomized placebo controlled pilot clinical study», *Nutr. J.*, 15 (2016), p. 21.

25. Sanchez, M., C. Darimont, S. Panahi *et al.*, «Effects of a diet-based weight-reducing program with probiotic supplementation on satiety efficiency, eating behaviour traits, and psychosocial behaviours in obese individuals», *Nutrients*, 9 (2017), p. 284.

26. Slykerman, R. F., F. Hood, K. Wickens *et al.*, «Effect of Lactobacillus rhamnosus HN001 in pregnancy on postpartum symptoms of depression and anxiety: A randomised double-blind placebo-controlled trial», *EBioMedicine*, 24 (2017), pp. 159-165.

27. Ho, Y.-T., Y.-C. Tsai, T. B. J. Kuo y C. C. H. Yang, «Effects of *Lactobacillus plantarum* PS128 on depressive symptoms and sleep quality in self-reported insomniacs: A randomized, double-blind, placebo-controlled trial», *Nutrients*, 13 (2021), p. 2820.

28. Lee, H. J., J. K. Hong, J.-K. Kim *et al.*, «Effects of probiotic NVP-1704 on mental health and sleep in healthy adults: An 8-week randomized, double-blind, placebo-controlled trial», *Nutrients*, 13 (2021), p. 2660.

29. Salleh, R. M., G. Kuan, M. N. A. Aziz *et al.*, «Effects of probiotics on anxiety, stress, mood and fitness of badminton players», *Nutrients*, 13 (2021), p. 1783.

30. Adikari, A. M. G., M. Appukutty y G. Kuan, «Effects of daily probiotics supplementation on anxiety induced physiological parameters among competitive football players», *Nutrients*, 12 (2020), p. 1920.

31. Venkataraman, R., R. S. Madempudi, J. Neelamraju *et al.*, «Effect of multi-strain probiotic formulation on students facing examination stress: A double-blind, placebo-controlled study», *Probiotics Antimicrob. Proteins*, 13 (2021), pp. 12-18.

32. Nishida, K., D. Sawada, Y. Kuwano, H. Tanaka y K. Rokutan, «Health benefits of Lactobacillus gasseri CP2305 tablets in young adults exposed to chronic stress: A randomized, double-blind, placebo-controlled study», *Nutrients*, 11 (2019), p. 1859.

33. Michael, D. R., A. A. Jack, G. Masetti *et al.*, «A randomised controlled study shows supplementation of overweight and obese adults with lactobacilli and bifidobacteria reduces bodyweight and improves well-being», *Sci. Rep.*, 10 (2020), p. 4183.

34. Da Silva Borges, D., R. Fernandes, A. Thives Mello, E. Da Silva Fontoura, A. R. Soares Dos Santos y E. B. Santos de Moraes Trindade, «Prebiotics may reduce serum concentrations of C-reactive protein and ghrelin in overweight and obese adults: A systematic review and meta-analysis», *Nutr. Rev.*, 78 (2020), pp. 235-248.

35. Fernandes, B. S., O. M. Dean, S. Dodd, G. S. Malhi y M. Berk, «N-Acetylcysteine in depressive symptoms and functionality: A systematic review and meta-analysis», *J. Clin. Psychiatry*, 77 (2016), pp. e457-e466.

36. Jeppesen, R., R. H. B. Christensen, E. M. J. Pedersen *et al.*, «Efficacy and safety of anti-inflammatory agents in treatment of psychotic disorders: A comprehensive systematic review and meta-analysis», *Brain Behav. Immun.*, 90 (2020), pp. 364-380.

37. Yolland, C. O., D. Hanratty, E. Neill *et al.*, «Meta-analysis of randomised controlled trials with N-acetylcysteine in the treatment of schizophrenia», *Aust. N. Z. J. Psychiatry*, 54 (2020), pp. 453-466.

38. Arnone, D., S. Saraykar, H. Salem, A. L. Teixeira, R. Dantzer y S. Selvaraj, «Role of Kynurenine pathway and its metabolites in mood disorders: A systematic review and meta-analysis of clinical studies», *Neurosci. Biobehav. Rev.*, 92 (2018), pp. 477-485.

39. Wang, A. K., y B. J. Miller, «Meta-analysis of cerebrospinal fluid cytokine and tryptophan catabolite alterations in psychiatric patients: Comparisons between schizophrenia, bipolar disorder, and depression», *Schizophr. Bull.*, 44 (2018), pp. 75-83.

40. Hiles, S. A., A. L. Baker, T. De Malmanche y J. Attia, «Interleukin-6, C-reactive protein and interleukin-10 after antidepressant treatment in people with depression: A meta-analysis», *Psychol. Med.*, 42 (2012), pp. 2015-2026.

41. Fond, G., N. Hamdani, F. Kapczinski *et al.*, «Effectiveness and tolerance of anti-inflammatory drugs' add-on therapy in major mental disorders: A systematic qualitative review», *Acta Psychiatr. Scand.*, 129 (2014), pp. 163-179.

42. Wurtman, R. J., y J. D. Fernstrom, «Control of brain monoamine synthesis by diet and plasma amino acids», *Am. J. Clin. Nutr.*, 28 (1975), pp. 638-647.

43. Marchi, M., G. Galli, F. M. Magarini, G. Mattei y G. M. Galeazzi, «Sarcosine as an add-on treatment to antipsychotic medication for people with schizophrenia: A systematic review and meta-analysis of randomized controlled trials», *Expert Opin. Drug Metab. Toxicol.*, 17 (2021), pp. 483-493.

44. Kardashev, A., Y. Ratner y M. S. Ritsner, «Add-on pregnenolone with L-theanine to antipsychotic therapy relieves negative and anxiety symptoms of schizophrenia: An 8-week, randomized, double-blind, placebo-controlled trial», *Clin. Schizophr. Relat. Psychoses*, 12 (2018), pp. 31-41.

45. Ritsner, M. S., C. Miodownik, Y. Ratner *et al.*, «L-theanine relieves positive, activation, and anxiety symptoms in patients with schizophrenia and schizoaffective disorder: An 8-week, randomized, double-blind, placebo-controlled, 2-center study», *J. Clin. Psychiatry*, 72 (2011), pp. 34-42.

46. Zhou, Q., M. L. Verne, J. Z. Fields *et al.*, «Randomised placebo-controlled trial of dietary glutamine supplements for postinfectious irritable bowel syndrome», *Gut*, 68 (2019), pp. 996-1002.

47. Stahl, S. M., «L-methylfolate: A vitamin for your monoamines», *J. Clin. Psychiatry*, 69 (2008), pp. 1352-1353.

48. Davis, A. K., F. S. Barrett, D. G. May *et al.*, «Effects of psilocybin-assisted therapy on major depressive disorder: A randomized clinical trial», *JAMA Psychiatry*, 78 (2021), pp. 481-489.

49. Swardfager, W., N. Herrmann, G. Mazereeuw, K. Goldberger, T. Harimoto y K. L. Lanctôt, «Zinc in depression: A meta-analysis», *Biol. Psychiatry*, 74 (2013), pp. 872-878.

50. Da Silva, L. E. M., M. L. P. De Santana, P. R. de F. Costa *et al.*, «Zinc supplementation combined with antidepressant drugs for treatment of patients with depression: A systematic review and meta-analysis», *Nutr. Rev.*, 79 (2021), pp. 1-12.

51. Li, B., J. Lv, W. Wang y D. Zhang, «Dietary magnesium and calcium intake and risk of depression in the general population: A meta-analysis», *Aust. N. Z. J. Psychiatry*, 51 (2017), pp. 219-229.

52. Yosaee, S., Z. Keshtkaran, S. Abdollahi, F. Shidfar, J. Sarris y S. Soltani, «The effect of vitamin C supplementation on mood status in adults: A systematic review and meta-analysis of randomized controlled clinical trials», *Gen. Hosp. Psychiatry*, 71 (2021), pp. 36-42.

53. Bot, M., I. A. Brouwer, M. Roca *et al.*, «Effect of multinutrient supplementation and food-related behavioral activation therapy on prevention of major depressive disorder among overweight or obese adults with subsyndromal depressive symptoms: The MooDFOOD randomized clinical trial», *JAMA*, 321 (2019), pp. 858-868.

54. Sarris, J., G. J. Byrne, C. Stough *et al.*, «Nutraceuticals for major depressive disorder- more is not merrier: An 8-week double-blind, randomised, controlled trial», *J. Affect. Disord.*, 245 (2019), pp. 1007-1015.

Capítulo 10. Mantener un estilo de vida antiinflamatorio en el día a día

1. Larochette, B., y J. Sanchez-Gonzalez, «Cinquante ans de consommation alimentaire: une croissance modérée, mais de profonds changements», *Insee Première*, n.º 1568 (2015), <https://www.insee.fr/fr/statistiques/1379769>.

2. Mello Rodrigues, V., J. Bray, A. C. Fernandes *et al.*, «Vegetable consumption and factors associated with increased intake among college students: A scoping review of the last 10 years», *Nutrients*, 11 (2019), p. 1634.

Capítulo 11. Recomendaciones para los niños

1. Georgieff, M. K., S. E. Ramel y S. E. Cusick, «Nutritional influences on brain development», *Acta Paediatr. Oslo Nor. 1992*, 107 (2018), pp. 1310-1321.
2. Colombo, J., S. E. Carlson, C. L. Cheatham *et al.*, «Long-term effects of LCPUFA supplementation on childhood cognitive outcomes», *Am. J. Clin. Nutr.*, 98 (2013), pp. 403-412.
3. Bocquet, A., *et al.*, *Allaitement maternel*, ministère de Solidarités, de la Santé et de la Famille, 2005, <https://solidarites-sante.gouv.fr/IMG/pdf/allaitement.pdf>.
4. Lis-Kuberka, J., y M. Orczyk-Pawiłowicz, «Sialylated oligosaccharides and glycoconjugates of human milk: The impact on infant and newborn protection, development and well-being», *Nutrients*, 11 (2019), p. 306.
5. Pilz, S., A. Zittermann, R. Obeid *et al.*, «The role of vitamin D in fertility and during pregnancy and lactation: A review of clinical data», *Int. J. Environ. Res. Public Health*, 15 (2018), p. 2241.
6. Kang, L. J., P. T. Koleva, C. J. Field *et al.*, «Maternal depressive symptoms linked to reduced fecal Immunoglobulin A concentrations in infants», *Brain Behav. Immun.*, 68 (2018), pp. 123-131.
7. Sandler, R. H., S. M. Finegold, E. R. Bolte *et al.*, «Short-term benefit from oral vancomycin treatment of regressive-onset autism», *J. Child Neurol.*, 15 (2000), pp. 429-435.
8. Iglesias-Vázquez, L., G. van Ginkel Riba, V. Arija y J. Canals, «Composition of gut microbiota in children with autism spectrum disorder: A systematic review and meta-analysis», *Nutrients*, 12 (2020), p. 792.
9. Karhu, E., *et al.*, «Nutritional interventions for autism spectrum disorder», *Nutr. Rev.*, 78 (2020), pp. 515-531.
10. Konduracka, E., «A link between environmental pollution and civilization disorders: A mini review», *Rev. Environ. Health*, 34 (2019), pp. 227-233.
11. Siddeek, B., C. Mauduit, U. Simeoni y M. Benahmed, «Sperm epigenome as a marker of environmental exposure and lifestyle, at the origin of diseases inheritance», *Mutat. Res.*, 778 (2018), pp. 38-44.
12. Rock, K. D., y H. B. Patisaul, «Environmental mechanisms of neurodevelopmental toxicity», *Curr. Environ Health Rep.*, 5 (2018), pp. 145-157.

13. Roberts, J. R., E. H. Dawley y J. R. Reigart, «Children's low-level pesticide exposure and associations with autism and ADHD: A review», *Pediatr. Res.*, 85 (2019), pp. 234-241.

14. Naughton, S. X., y A. V. Terry, «Neurotoxicity in acute and repeated organophosphate exposure», *Toxicology*, 408 (2018), pp. 101-112.

15. Argou-Cardozo, I., y F. Zeidán-Chuliá, «Clostridium bacteria and autism spectrum conditions: A systematic review and hypothetical contribution of environmental glyphosate levels», *Med. Sci. (Basel)*, 6 (2018), p. 9.

16. Cekici, H., y N. Sanlier, «Current nutritional approaches in managing autism spectrum disorder: A review», *Nutr. Neurosci.*, 22 (2019), pp. 145-155.

17. Quan, L., X. Xu, Y. Cui et al., «A systematic review and meta-analysis of the benefits of a gluten-free diet and/or casein-free diet for children with autism spectrum disorder», *Nutr. Rev.*, 2022 (nuab073, doi: 10.1093/nutrit/nuab073).

18. Lee, T.-M., K.-M. Lee, C. Y. Lee, H.-C. Lee, K. W. Tam y E.-W. Loh, «Effectiveness of *N*-acetylcysteine in autism spectrum disorders: A meta-analysis of randomized controlled trials», *Aust. N. Z. J. Psychiatry*, 55 (2021), pp. 196-206.

19. Fraguas, D., C. M. Díaz-Caneja, L. Pina-Camacho et al., «Dietary Interventions for autism spectrum disorder: A meta-analysis», *Pediatrics*, 144 (2019), p. e20183218.

20. Mazahery, H., W. Stonehouse, M. Delshad et al., «Relationship between long chain n-3 polyunsaturated fatty acids and autism spectrum disorder: Systematic review and meta-analysis of case-control and randomised controlled trials», *Nutrients*, 9 (2017), p. 155.

21. Cheng, Y.-S., P.-T. Tseng, Y.-W. Chen et al., «Supplementation of omega 3 fatty acids may improve hyperactivity, lethargy, and stereotypy in children with autism spectrum disorders: a meta-analysis of randomized controlled trials», *Neuropsychiatr. Dis. Treat.*, 13 (2017), pp. 2531-2543.

22. Zhou, M. S., M. Nasir, L. C. Farhat, M. Kook, B. B. Artukoglu y M. H. Bloch, «Meta-analysis: Pharmacologic treatment of restricted and repetitive behaviors in autism spectrum disorders», *J. Am. Acad. Child Adolesc. Psychiatry*, 60 (2021), pp. 35-45.

23. Rossignol, D. A., y R. E. Frye, «The effectiveness of cobalamin (B12) treatment for autism spectrum disorder: A systematic review and meta-analysis», *J. Pers. Med.*, 11 (2021), p. 784.

24. Saghazadeh, A., N. Ahangari, K. Hendi, F. Saleh y N. Rezaei, «Status of essential elements in autism spectrum disorder: Systematic review and meta-analysis», *Rev. Neurosci.*, 28 (2017), pp. 783-809.

25. Mensi, M. M., C. Rogantini, M. Marchesi, R. Borgatti y M. Chiappedi, «*Lactobacillus plantarum* PS128 and other probiotics in children and adolescents with autism spectrum disorder: A real-world experience», *Nutrients*, 13 (2021), p. 2036.

26. Kong, X.-J., J. Liu, K. Liu et al., «Probiotic and oxytocin combination therapy in patients with autism spectrum disorder: A randomized, double-blinded, placebo-controlled pilot trial», *Nutrients*, 13 (2021), p. 1552.

27. Santocchi, E., L. Guiducci, M. Prosperi et al., «Effects of probiotic supplementation on gastrointestinal, sensory and core symptoms in autism spectrum disorders: A randomized controlled trial», *Front Psychiatry*, 11 (2020), p. 550593.

28. Kang, D.-W., J. B. Adams, A. C. Gregory et al., «Microbiota transfer therapy alters gut ecosystem and improves gastrointestinal and autism symptoms: An open-label study», *Microbiome*, 5 (2017), p. 10.

29. Del-Ponte B., G. C. Quinte, S. Cruz S., M. Grellert e I. S. Santos, «Dietary patterns and attention deficit/hyperactivity disorder (ADHD): A systematic review and meta-analysis», *J. Affect Disord.*, 252 (2019), pp. 160-173.

30. Chang, J. P.-C., K.-P. Su, V. Mondelli y C. M. Pariante, «Omega-3 polyunsaturated fatty acids in youths with attention deficit hyperactivity disorder: A systematic review and meta-analysis of clinical trials and biological studies», *Neuropsychopharmacol.*, 43 (2018), pp. 534-545.

31. Cooper, R. E., C. Tye, J. Kuntsi, E. Vassos y P. Asherson, «The effect of omega-3 polyunsaturated fatty acid supplementation on emotional dysregulation, oppositional behaviour and conduct problems in ADHD: A systematic review and meta-analysis», *J. Affect Disord.*, 190 (2016), pp. 474-482.

32. Kotsi, E., E. Kotsi y D. N. Perrea, «Vitamin D levels in children and adolescents with attention-deficit hyperactivity disorder (ADHD): A meta-analysis», *Atten. Deficit Hyperact. Disord.*, 11 (2019), pp. 221-232.

33. Gan, J., P. Galer, D. Ma, C. Chen y T. Xiong, «The effect of vitamin D supplementation on attention-deficit/hyperactivity disorder: A systematic review and meta-analysis of randomized controlled trials», *J. Child Adolesc. Psychopharmacol.*, 29 (2019), pp. 670-687.

34. Hemamy, M., N. Pahlavani, A. Amanollahi et al., «The effect of vitamin D and magnesium supplementation on the mental health status of attention-deficit hyperactive children: A randomized controlled trial», *BMC Pediatr.*, 21 (2021), p. 178.

35. Effatpanah, M., M. Rezaei, H. Effatpanah et al., «Magnesium status and attention deficit hyperactivity disorder (ADHD): A meta-analysis», *Psychiatry Res.*, 274 (2019), pp. 228-234.

36. Rucklidge, J. J., M. J. F. Eggleston, J. M. Johnstone, K. Darling y C. M. Frampton, «Vitamin-mineral treatment improves aggression and emotional regulation in children with ADHD: A fully blinded, randomized, placebo-controlled trial», *J. Child Psychol. Psychiatry*, 59 (2018), pp. 232-246.

37. Wang, L.-J., C.-Y. Yang, W.-J. Chou *et al.*, «Gut microbiota and dietary patterns in children with attention-deficit/hyperactivity disorder», *Eur. Child Adolesc. Psychiatry*, 29 (2020), pp. 287-297.

38. Tan, M. L., J. J. Ho y K. H. Teh, «Polyunsaturated fatty acids (PUFAs) for children with specific learning disorders», *Cochrane Database Syst. Rev.*, 9 (2016), p. CD009398.

Capítulo 12. Consejos para las personas mayores

1. Wu, P.-Y., K.-M. Chen y F. Belcastro, «Dietary patterns and depression risk in older adults: Systematic review and meta-analysis», *Nutr. Rev.*, 79 (2021), pp. 976-987.

2. Garcez, M. L., K. R. Jacobs y G. J. Guillemin, «Microbiota alterations in Alzheimer's disease: Involvement of the kynurenine pathway and inflammation», *Neurotox. Res.*, 36 (2019), pp. 424-436.

3. Liu, Y.-H., X. Gao, M. Na, P. M. Kris-Etherton, D. C. Mitchell y G. L. Jensen, «Dietary pattern, diet quality, and dementia: A systematic review and meta-analysis of prospective cohort studies», *J. Alzheimers Dis. JAD*, 78 (2020), pp. 151-168.

4. Morris, M. C., C. C. Tangney, Y. Wang, F. M. Sacks, D. A. Bennett y N. T. Aggarwal, «MIND diet associated with reduced incidence of Alzheimer's disease», *Alzheimers Dement J. Alzheimers Assoc.*, 11 (2015), pp. 1007-1014.

5. Agarwal, P., Y. Wang, A. S. Buchman, T. M. Holland, D. A. Bennett y M. C. Morris, «MIND diet associated with reduced incidence and delayed progression of ParkinsonismA in old age», *J. Nutr. Health Aging*, 22 (2018), pp. 1211-1215.

6. Morris, M. C., C. C. Tangney, Y. Wang *et al.*, «MIND diet slows cognitive decline with aging», *Alzheimers Dement. J. Alzheimers Assoc.*, 11 (2015), pp. 1015-1022.

7. Zhang, Y., J. Chen, J. Qiu, Y. Li, J. Wang y J. Jiao, «Intakes of fish and polyunsaturated fatty acids and mild-to-severe cognitive impairment risks: A dose-response meta-analysis of 21 cohort studies», *Am. J. Clin. Nutr.*, 103 (2016), pp. 330-340.

8. Rutjes, A. W., D. A. Denton, M. Di Nisio *et al.*, «Vitamin and mineral supplementation for maintaining cognitive function in cognitively healthy people in mid and late life», *Cochrane Database Syst. Rev.*, 12 (2018), p. CD011906.

9. Li, S., Y. Guo, J. Men, H. Fu y T. Xu, «The preventive efficacy of vitamin B supplements on the cognitive decline of elderly adults: A systematic review and meta-analysis», *BMC Geriatr.*, 21 (2021), p. 367.

10. Ford, A. H., y O. P. Almeida, «Effect of vitamin B supplementation on cognitive function in the elderly: A systematic review and meta-analysis», *Drugs Aging*, 36 (2019), pp. 419-434.

11. Qiang, Y., Q. Li, Y. Xin et al., «Intake of dietary one-carbon metabolism-related B vitamins and the risk of esophageal cancer: A dose-response meta-analysis», *Nutrients*, 10 (2018), p. 835.

12. Jayedi, A., y M. S. Zargar, «Intake of vitamin B6, folate, and vitamin B12 and risk of coronary heart disease: A systematic review and dose-response meta-analysis of prospective cohort studies», *Crit. Rev. Food Sci. Nutr.*, 59 (2019), pp. 2697-2707.

13. Akbari, E., Z. Asemi, R. Daneshvar Kakhaki et al., «Effect of probiotic supplementation on cognitive function and metabolic status in Alzheimer's disease: A randomized, double-blind and controlled trial», *Front Aging Neurosci.*, 8 (2016), p. 256.

14. Krüger, J. F., E. Hillesheim, A. C. S. Pereira, C. Q. Camargo y E. I. Rabito, «Probiotics for dementia: A systematic review and meta-analysis of randomized controlled trials», *Nutr. Rev.*, 79 (2021), pp. 160-170.

15. Den, H., X. Dong, M. Chen y Z. Zou, «Efficacy of probiotics on cognition, and biomarkers of inflammation and oxidative stress in adults with Alzheimer's disease or mild cognitive impairment: A meta-analysis of randomized controlled trials», *Aging*, 12 (2020), pp. 4010-4039.

Conclusión

1. Kivimäki, M., K. A. Walker, J. Pentti et al., «Cognitive stimulation in the workplace, plasma proteins, and risk of dementia: Three analyses of population cohort studies», *BMJ*, 374 (2021), p. n1804.

Anexos

1. Neville, B. A., C. d'Enfert y M.-E. Bougnoux, «*Candida albicans* commensalism in the gastrointestinal tract», *FEMS Yeast Res.*, 15 (2015), p. fov081.

2. Severance, E. G., K. L. Gressitt, C. R. Stallings et al., «Probiotic normalization of Candida albicans in schizophrenia: A randomized, placebo-controlled, longitudinal pilot study», *Brain Behav. Immun.*, 62 (2017), pp. 41-45.

3. Andreo-Martinez, P., N. Garcia-Martinez, J. Quesada-Medina, E. P. Sanchez-Samper y A. E. Martinez-Gonzalez, «Candida spp. in the gut microbiota of people with autism: A systematic review», *Rev. Neurol.*, 68 (2019), pp. 1-6.

4. Fond, G., C. Lancon, P. Auquier y L. Boyer, «Prevalence of major depression in France in the general population and in specific populations from 2000 to 2018: A systematic review of the literature», *Presse médicale Paris Fr 1983*, 48 (2019), pp. 365-375.

Comer bien para no deprimirse ha sido posible
gracias al trabajo de su autor, el doctor Guillaume Fond,
así como de la traductora Lara Cortés, la correctora Alicia Conde,
el diseñador José Ruiz-Zarco, el equipo de Realización Planeta,
la directora editorial Marcela Serras, la editora ejecutiva Rocío Carmona,
la editora Ana Marhuenda, y el equipo comercial,
de comunicación y marketing de Diana.

En Diana hacemos libros que fomentan
el autoconocimiento e inspiran a los lectores
en su propósito de vida. Si esta lectura te ha gustado,
te invitamos a que la recomiendes y que así, entre todos,
contribuyamos a seguir expandiendo
la conciencia.